"十二五"职业教育国家规划教材
经全国职业教育教材审定委员会审定

国家卫生和计划生育委员会"十二五"规划教材
全国中等卫生职业教育教材

供农村医学专业用

儿科疾病防治

主　编　黄力毅　李　卓

副主编　李代强　李红霞　杨广毅

编　者（以姓氏笔画为序）

安定凯（贵州省毕节市卫生学校）

宋　楠（贵阳护理职业学院）

李　卓（黑龙江省林业卫生学校）

李代强（四川省内江医科学校）

李红霞（山西省吕梁市卫生学校）

杨广毅（新疆伊宁卫生学校）

周志辉（河北联合大学秦皇岛分院）

高丽芳（内蒙古鄂尔多斯市卫生学校）

黄力毅（安徽省淮南卫生学校）

熊永红（新疆巴州卫生学校）

人民卫生出版社

图书在版编目（CIP）数据

儿科疾病防治 / 黄力毅，李卓主编 . —北京：人民卫生
出版社，2014

　ISBN 978-7-117-20038-7

　Ⅰ. ①儿⋯　Ⅱ. ①黄⋯②李⋯　Ⅲ. ①小儿疾病 – 防治 –
中等专业学校 – 教材　Ⅳ. ①R72

中国版本图书馆 CIP 数据核字（2014）第 273530 号

人卫社官网　www.pmph.com	出版物查询，在线购书
人卫医学网　www.ipmph.com	医学考试辅导，医学数据库服务，医学教育资源，大众健康资讯

版权所有，侵权必究！

儿科疾病防治

主　　编：黄力毅　李　卓
出版发行：人民卫生出版社（中继线 010-59780011）
地　　址：北京市朝阳区潘家园南里 19 号
邮　　编：100021
E－mail：pmph @ pmph.com
购书热线：010-59787592　010-59787584　010-65264830
印　　刷：三河市君旺印务有限公司
经　　销：新华书店
开　　本：787×1092　1/16　印张：18
字　　数：449 千字
版　　次：2015 年 1 月第 1 版　2022 年 6 月第 1 版第 11 次印刷
标准书号：ISBN 978-7-117-20038-7/R·20039
定　　价：36.00 元
打击盗版举报电话：010-59787491　E-mail：WQ @ pmph.com
（凡属印装质量问题请与本社市场营销中心联系退换）

出 版 说 明

为全面贯彻党的十八大和十八届三中、四中全会精神,依据《国务院关于加快发展现代职业教育的决定》要求,更好地服务于现代卫生职业教育快速发展的需要,适应卫生事业改革发展对医药卫生职业人才的需求,贯彻《医药卫生中长期人才发展规划(2011—2020年)》《现代职业教育体系建设规划(2014—2020年)》文件精神,人民卫生出版社在教育部、国家卫生和计划生育委员会的领导和支持下,按照教育部颁布的《中等职业学校专业教学标准(试行)》医药卫生类(第一辑)(简称《标准》),由全国卫生职业教育教学指导委员会(简称卫生行指委)直接指导,经过广泛的调研论证,成立了中等卫生职业教育各专业教育教材建设评审委员会,启动了全国中等卫生职业教育第三轮规划教材修订工作。

本轮规划教材修订的原则:①明确人才培养目标。按照《标准》要求,本轮规划教材坚持立德树人,培养职业素养与专业知识、专业技能并重,德智体美全面发展的技能型卫生专门人才。②强化教材体系建设。紧扣《标准》,各专业设置公共基础课(含公共选修课)、专业技能课(含专业核心课、专业方向课、专业选修课);同时,结合专业岗位与执业资格考试需要,充实完善课程与教材体系,使之更加符合现代职业教育体系发展的需要。在此基础上,组织制订了各专业课程教学大纲并附于教材中,方便教学参考。③贯彻现代职教理念。体现"以就业为导向,以能力为本位,以发展技能为核心"的职教理念。理论知识强调"必需、够用";突出技能培养,提倡"做中学、学中做"的理实一体化思想,在教材中编入实训(实验)指导。④重视传统融合创新。人民卫生出版社医药卫生规划教材经过长时间的实践与积累,其中的优良传统在本轮修订中得到了很好的传承。在广泛调研的基础上,再版教材与新编教材在整体上实现了高度融合与衔接。在教材编写中,产教融合、校企合作理念得到了充分贯彻。⑤突出行业规划特性。本轮修订紧紧依靠卫生行指委和各专业教育教材建设评审委员会,充分发挥行业机构与专家对教材的宏观规划与评审把关作用,体现了国家卫生计生委规划教材一贯的标准性、权威性、规范性。⑥提升服务教学能力。本轮教材修订,在主教材中设置了一系列服务教学的拓展模块;此外,教材立体化建设水平进一步提高,根据专业需要开发了配套教材、网络增值服务等,大量与课程相关的内容围绕教材形成便捷的在线数字化教学资源包,为教师提供教学素材支持,为学生提供学习资源服务,教材的教学服务能力明显增强。

人民卫生出版社作为国家规划教材出版基地,获得了教育部中等职业教育专业技能课教材选题立项24个专业的立项选题资格。本轮首批启动了护理、助产、农村医学、药剂、制药技术专业教材修订,其他中职相关专业教材也将根据《标准》颁布情况陆续启动修订。

农村医学专业编写说明

2010年，教育部公布《中等职业学校专业目录（2010年修订）》，新设农村医学专业，目的是培养适合农村基层医疗卫生机构的实践能力较强的技能型医学专门人才，从事常见病、多发病的医疗服务、公共卫生服务、健康管理及康复指导等工作。人民卫生出版社积极落实教育部、国家卫生和计划生育委员会相关要求，推进《标准》实施，在卫生行指委指导下，进行了认真细致的调研论证工作，规划并启动了教材的编写工作。

本轮农村医学专业规划教材与《标准》课程结构对应，设置公共基础课（含公共选修课）、专业技能课（含专业核心课、专业选修课）教材。专业核心课教材与《标准》一致共11种；考虑到学生参加执业助理医师资格考试及农村基层医疗卫生工作需要，专业选修课教材在《标准》建议的基础上增设为13种；教材中，《外科疾病防治》含皮肤病内容，《妇产科疾病防治》含优生优育内容，《公共卫生学基础》含地方病防治内容，《传染病防治》含性传播疾病内容。

本轮教材编写力求贯彻以学生为中心、贴近岗位需求、服务教学的创新教材编写理念，教材中设置了"学习目标""病例／案例""知识链接""考点提示""本章小结""目标测试""实训／实验指导"等模块。"学习目标""考点提示""目标测试"相互呼应衔接，着力专业知识掌握，提高执考应试能力。尤其是"病例／案例""实训／实验指导"模块，通过真实案例激发学生的学习兴趣、探究兴趣和职业兴趣，满足了"真学、真做、掌握真本领""早临床、多临床、反复临床"的新时期卫生职业教育人才培养新要求。

本系列教材将于2015年7月前全部出版。

全国卫生职业教育教学指导委员会

主 任 委 员　秦怀金

副主任委员　金生国　付　伟　周　军　文历阳

秘 书 长　杨文秀

委　　　员　张宁宁　胡小濛　孟　莉　张并立　宋　莉　罗会明
　　　　　　孟　群　李　滔　高学成　王县成　崔　霞　杨爱平
　　　　　　程明兼　万学红　李秀华　陈贤义　尚少梅　郭积燕
　　　　　　路　阳　樊　洁　黄庶亮　王　斌　邓　婵　杨棉华
　　　　　　燕铁斌　周建成　席　彪　马　莉　路喜存　吕俊峰
　　　　　　乔学斌　史献平　刘运福　韩　松　李智成　王　燕
　　　　　　徐龙海　周天增　唐红梅　徐一新　高　辉　刘　斌
　　　　　　王　瑾　胡　野　任光圆　郭永松　陈命家　王金河
　　　　　　封银曼　倪　居　何旭辉　田国华　厉　岩　沈曙红
　　　　　　白梦清　余建明　黄岩松　张湘富　夏修龙　朱祖余
　　　　　　朱启华　郭　蔚　古蓬勃　任　晖　林忠文　王大成
　　　　　　袁　宁　赫光中　曾　诚　宾大章　陈德军　冯连贵
　　　　　　罗天友

第一届全国中等卫生职业教育 农村医学专业教育教材建设评审委员会

顾　　问　陈锦治

主任委员　姚　宏

副主任委员　杜　贤　姚镇坤　陈德军　刘旭平

秘书长　朱启华

副秘书长　窦天舒

委　　员（按姓氏汉语拼音排序）

宾大章　蔡　晋　程锡军　傅一明　黄力毅　菅辉勇

李　莘　李新春　刘晓军　罗　莉　孟宪涛　潘运珍

彭国华　尚志杰　孙忠生　万　红　王　宇　颜　勇

杨　霖　杨　松　张鹰厦　朱爱军

秘　　书　裴中惠

护理专业

序号	教材名称	版次	课程类别	配套教材
1	解剖学基础 *	3	专业核心课	√
2	生理学基础 *	3	专业核心课	
3	药物学基础 *	3	专业核心课	√
4	护理学基础 *	3	专业核心课	√
5	健康评估 *	2	专业核心课	√
6	内科护理 *	3	专业核心课	√
7	外科护理 *	3	专业核心课	√
8	妇产科护理 *	3	专业核心课	√
9	儿科护理 *	3	专业核心课	√
10	老年护理 *	3	老年护理方向	√
11	老年保健	1	老年护理方向	
12	急救护理技术	3	急救护理方向	√
13	重症监护技术	2	急救护理方向	
14	社区护理	3	社区护理方向	√
15	健康教育	1	社区护理方向	

助产专业

序号	教材名称	版次	课程类别	配套教材
1	解剖学基础 *	3	专业核心课	√
2	生理学基础 *	3	专业核心课	√
3	药物学基础 *	3	专业核心课	√
4	基础护理 *	3	专业核心课	√
5	健康评估 *	2	专业核心课	√
6	母婴护理 *	1	专业核心课	√
7	儿童护理 *	1	专业核心课	√
8	成人护理（上册）—内外科护理 *	1	专业核心课	√
9	成人护理（下册）—妇科护理 *	1	专业核心课	√
10	产科学基础 *	3	专业核心课	√
11	助产技术 *	1	专业核心课	√
12	母婴保健	3	母婴保健方向	√
13	遗传与优生	3	母婴保健方向	

护理、助产专业共用

序号	教材名称	版次	课程类别	配套教材
1	病理学基础	3	专业技能课	√
2	病原生物与免疫学基础	3	专业技能课	√
3	生物化学基础	3	专业技能课	
4	心理与精神护理	3	专业技能课	
5	护理技术综合实训	2	专业技能课	√
6	护理礼仪	3	专业技能课	
7	人际沟通	3	专业技能课	
8	中医护理	3	专业技能课	
9	五官科护理	3	专业技能课	√
10	营养与膳食	3	专业技能课	
11	护士人文修养	1	专业技能课	
12	护理伦理	1	专业技能课	
13	卫生法律法规	3	专业技能课	
14	护理管理基础	1	专业技能课	

农村医学专业

序号	教材名称	版次	课程类别	配套教材
1	解剖学基础 *	1	专业核心课	
2	生理学基础 *	1	专业核心课	
3	药理学基础 *	1	专业核心课	
4	诊断学基础 *	1	专业核心课	
5	内科疾病防治 *	1	专业核心课	
6	外科疾病防治 *	1	专业核心课	
7	妇产科疾病防治 *	1	专业核心课	
8	儿科疾病防治 *	1	专业核心课	
9	公共卫生学基础 *	1	专业核心课	
10	急救医学基础 *	1	专业核心课	
11	康复医学基础 *	1	专业核心课	
12	病原生物与免疫学基础	1	专业技能课	
13	病理学基础	1	专业技能课	
14	中医药学基础	1	专业技能课	
15	针灸推拿技术	1	专业技能课	
16	常用护理技术	1	专业技能课	
17	农村常用医疗实践技能实训	1	专业技能课	
18	精神病学基础	1	专业技能课	
19	实用卫生法规	1	专业技能课	
20	五官科疾病防治	1	专业技能课	
21	医学心理学基础	1	专业技能课	
22	生物化学基础	1	专业技能课	
23	医学伦理学基础	1	专业技能课	
24	传染病防治	1	专业技能课	

药剂、制药技术专业

序号	教材名称	版次	课程类别	配套教材
1	基础化学 *	1	专业核心课	
2	微生物基础 *	1	专业核心课	
3	实用医学基础 *	1	专业核心课	
4	药事法规 *	1	专业核心课	
5	药物分析技术 *	1	专业核心课	
6	药物制剂技术 *	1	专业技能课	
7	药物化学 *	1	专业技能课	
8	会计基础	1	专业技能课	
9	临床医学概要	1	专业技能课	
10	人体解剖生理学基础	1	专业技能课	
11	天然药物学基础	1	专业技能课	
12	天然药物化学基础	1	专业技能课	
13	药品储存与养护技术	1	专业技能课	
14	中医药基础	1	专业核心课	
15	药店零售与服务技术	1	专业技能课	
16	医药市场营销技术	1	专业技能课	
17	药品调剂技术	1	专业技能课	
18	医院药学概要	1	专业技能课	
19	医药商品基础	1	专业核心课	
20	药理学	1	专业技能课	

注:1. * 为"十二五"职业教育国家规划教材。
　　2. 全套教材配有网络增值服务。

前　言

　　《儿科疾病防治》是以《中等职业学校专业教学标准(试行)》为基本依据,按照教育部"关于职业教育课程改革"的总体要求,在全国卫生职业教育教学指导委员会的指导下编写的。在编写过程中,我们力求突出专业特色,体现以能力培养为主线,以农村临床常见病、多发病为中心,疾病康复及疾病预防为目的的指导思想,坚持以"三基"(基础理论、基本知识、基本技能)、"五性"(思想性、科学性、先进性、启发性、适用性)、"三特定"(特定对象、特定要求、特定限制)为原则,侧重于对临床基础知识、农村常见病与多发病的病因、发病机制、临床表现、诊断和防治原则的介绍。

　　本教材供中等卫生职业教育农村医学专业教学使用,也可作为广大从事农村基层医疗卫生工作人员的参考书。

　　本教材除按照教育部、国家卫生和计划生育委员会有关教材编写的要求外,还具有以下特点:

　　1.本教材以农村常见疾病为主线,适当考虑各系统疾病的完整性,并围绕执业助理医师资格考试大纲,使本教材的结构既趋于完整,又有利于学习和掌握。

　　2.每章内容重点介绍农村常见病、多发病,且简明扼要、通俗易懂、图文并茂,以适应培养对象,并有利于培养目标的实现。

　　3.本教材中使用的医学名词和常用药名,以全国自然科学名词审定委员会公布的"医学名词"和《中华人民共和国药典》(2010 版)为准,并采用法定计量单位。

　　在本教材编写过程中,得到了各参编单位的大力支持,参编人员以科学严谨、高度负责的态度完成了教材编写任务。本书参考和采纳了有关教材和专著的一些观点,在此一并致谢。

　　由于水平有限,加之时间仓促,教材中难免有不妥或错误之处,恳请广大同行、专家提出宝贵意见。

黄力毅　李　卓

2014 年 10 月

目 录

第一章　绪　论

学习目标

1. 掌握:小儿的年龄分期及各期特点。
2. 熟悉:儿科学的特点。
3. 了解:儿科学的研究内容。

第一节　儿科学的范围和任务

儿科学是一门研究小儿生长发育、卫生保健及疾病防治的综合性医学科学。儿科学属临床医学下的二级学科,其研究对象是从胎儿到青春期的儿童。儿科学的任务:①研究儿童生长发育的规律及影响因素,旨在不断提高儿童体格、智力发育水平和社会适应能力。②研究儿童各种疾病的发生、发展规律,临床诊疗理论和技术,不断降低发病率和死亡率,提高疾病的治愈率。③研究儿童各种疾病的预防措施,包括围生期监护、计划免疫、先天性及遗传性疾病的筛查、儿童保健、青春期心理卫生知识的普及教育等,以减少儿童疾病的发生率。④研究儿童各种疾病康复的可能性及具体措施,尽可能提高患儿的生活质量乃至完全恢复健康。⑤重视循证医学在儿科学中的应用,有效地将规范化医疗与个体化医疗相结合,提高儿科的医疗质量。⑥加强儿科专业队伍建设,加强农村和社区儿科医师的培训,迅速培养各类儿科专业人才。总之,儿科学的宗旨就是:保障儿童健康,提高生命质量。

随着医学研究的进展和医学模式的转变,儿科学不断地向更深层次的三级学科发展,并不断派生出新的专业。其中,特殊专业有传染病和急救医学等,最具特色的专业有新生儿医学和儿童保健医学等。

第二节　儿科学的特点

小儿机体处于不断生长发育中,故儿科学具有与其他临床学科不同的特点,具体如下:

1. 解剖特点　小儿在生长发育过程中,身长、体重及身体各部的比例等都有很大的变化;囟门的闭合、牙齿的萌出、骨化中心的出现有一定的规律;各系统的解剖特点也因年龄而异,如:关节窝较浅,韧带较松弛,易发生关节脱位;呼吸道狭窄,容易堵塞等。

2. 功能特点　小儿各系统器官的功能随年龄增长逐渐发育成熟,不同年龄小儿的生理生化正常值不同,如呼吸、心率、血压、血清和其他体液的生化检验值等。此外,各系统器官功能不成熟常是疾病发生的内在因素,如婴幼儿消化系统功能不成熟易发生消化功能紊乱;

体液调节功能不成熟易发生水电解质酸碱平衡紊乱等。

3. 病理特点　对同一致病因素,不同年龄的儿童、儿童与成人的病理反应和疾病过程有很大的差异,如肺炎球菌所致的肺部感染,婴幼儿表现为支气管肺炎,年长儿与成人则为大叶性肺炎;维生素 D 缺乏所致疾病,小儿表现为佝偻病,成人则为软骨病。

4. 免疫特点　小儿的非特异性免疫功能、特异性免疫功能都不成熟,易患各种感染性疾病。唯一能通过胎盘的免疫球蛋白是 IgG,故新生儿体内有一定量的 IgG,但 6 个月后逐渐消失;新生儿 IgM 缺乏,易受革兰阴性细菌感染;婴儿分泌型 IgA 缺乏,易患呼吸道、消化道感染。

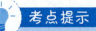

考点提示

唯一能通过胎盘的免疫球蛋白是 IgG

5. 诊断特点　小儿疾病种类与成人有很大的差别,如婴幼儿感染性疾病、遗传性疾病和先天性疾病多见,成人则主要是高血压、冠心病、糖尿病及恶性肿瘤等。小儿患病后的临床表现与成人也有很大的差别。特别是传染性疾病,往往起病急、变化快、病情重、临床表现不典型;病灶局限能力差,易发展成败血症;常伴呼吸、循环衰竭及水电解质紊乱等严重表现。小儿不能自诉病情或表达不准确,体格检查时不能很好地配合,给诊断带来了一定的难度,应认真听取和分析小儿及家长的叙述,进行全面准确的体格检查,结合必要的实验室检查,做出正确的诊断。

6. 治疗特点　小儿疾病的治疗需强调综合治疗,不仅要重视药物治疗,还要重视护理及支持疗法,不仅要重视对主要疾病的治疗,还要重视并发症的治疗。小儿用药剂量必需按照体重或体表面积计算法准确计算。

7. 预后特点　小儿疾病往往来势凶猛,变化多端,但小儿修复及再生能力比成人强,如能及时正确处理,好转较快,后遗症少,预后大多较好。因此,临床上对儿科疾病的早期诊断和合理治疗非常重要。

8. 预防特点　近年来,我国由于广泛开展计划免疫和加强传染病的管理,已使麻疹、脊髓灰质炎、白喉、破伤风、伤寒及乙型脑炎等许多小儿传染病的发病率和死亡率明显下降。由于儿童保健工作的深入开展,普及了科学育儿知识,我国儿童的营养不良、贫血、腹泻及肺炎等常见病、多发病的发病率和病死率也显著降低。目前,许多成人疾病的儿童期预防已受到重视,如冠心病、高血压和糖尿病等都与儿童时期的饮食有关;成人的心理问题也与儿童时期的心理卫生和环境条件有关。

第三节　小儿年龄分期及各期的特点

小儿的生长发育是一个连续不断的动态过程,但又呈现阶段性。根据解剖、生理、病理和心理等特点,在临床实际工作中将小儿年龄划分为 7 个时期,既便于熟悉掌握小儿的特点,又有利于更好地开展儿童保健工作。

(一) 胎儿期

从受精卵形成开始到胎儿娩出为止,约 40 周,共 280 天。胎儿最初 8 周称为胚胎期,是各系统组织器官原基分化、初具人形的关键时期。第 9 周起到出生称为胎儿期,是各系统器官发育完善的时期。胎儿生长发育迅速,完全依赖母体生存,孕母的身心健康、环境因素都可能影响胎儿的生长发育,因此,应加强孕期保健和胎儿期保健。

（二）新生儿期

从出生脐带结扎到生后满 28 天。此期小儿脱离母体转向独立生存,内外环境发生巨大的变化,但其生理调节和适应能力尚不成熟,故发病率、死亡率均高,此期的保健重点是加强保暖、合理喂养和预防感染。胎龄满 28 周到生后 7 天称围生期,此期死亡率最高,应加强围生期保健,重视优生优育。

（三）婴儿期

从出生到 1 岁之前,又称乳儿期。此期生长发育的速度最快,是小儿生长发育的第一个高峰期。由于生长发育迅速,需要的能量、营养相对较多,而消化系统发育尚不完善,易发生营养缺乏性疾病和消化功能紊乱。6 个月以后的婴儿,由于从母体获得的抗体逐渐减少,自身的免疫功能尚未成熟,易发生感染性疾病。此期的保健重点是合理喂养、预防疾病、培养良好的卫生习惯。

（四）幼儿期

从 1 岁到 3 岁之前。体格发育的速度较前稍减慢,智能发育迅速,同时活动范围增大,接触外界事物增多,对危险的识别能力有限,极易发生各种意外,如溺水、烫烧伤、交通事故等。此期的保健重点是安全教育、预防营养缺乏性疾病及各种感染性疾病、培养良好的生活卫生习惯等。

（五）学龄前期

从 3 岁到 6~7 岁。此期体格发育处于稳步增长阶段,智能发育更加迅速,求知欲强、可塑性强、模仿能力强。此期的保健重点是重视学前教育、培养良好的道德品质和生活卫生习惯。随着免疫力的增强,感染性疾病较前减少,免疫性疾病增多,如肾炎、风湿病等,应注意预防免疫性疾病。

（六）学龄期

从 6~7 岁到青春期前。此期体格发育相对缓慢,到本期末,除生殖系统外,各系统器官发育已接近成人水平。智能发育渐趋完善,是接受系统的科学文化教育的关键时期。此期的保健重点是保护视力、预防龋齿、预防心理行为异常及预防免疫性疾病。

（七）青春期

年龄一般为 10~20 岁,女孩的青春期开始年龄和结束年龄都比男孩早 2 年左右,女孩为 11~12 岁到 17~18 岁,男孩为 13~14 岁到 18~20 岁。此期是生长发育的第二个高峰期,生殖系统迅速发育,第二性征逐渐明显,女孩出现月经,男孩出现胡须、喉结和遗精等。由于广泛接触外界,而神经、内分泌调节不够稳定,易发生心理、精神和行为方面的问题。此期的保健重点除加强营养外,还要重视青春期保健、进行心理卫生和性知识的教育。

> **考点提示**
>
> 各期年龄范围及各期特点

第四节　我国儿科学的发展与展望

中医学有数千年的历史,在儿科学方面也有着极其丰富的经验和卓越贡献。早在春秋战国时代,名医扁鹊就被人誉为"小儿医",我国最早的医书《内经》已有小儿疾病的描述。唐代孙思邈所著《备急千金要方》中,按病症分类描述了小儿疾病。唐代在太医署正规培养 5 年制少小科专科医生。宋代儿科发展迅速,钱乙所著《小儿药证直诀》建立了中医儿科学体系,此外,尚有刘昉所著《幼幼新书》、陈文中所著《小儿病源方论》均为著名的儿科专著。16 世纪中叶张琰所著《种痘新书》中,记载了接种人痘预防天花,较西欧真纳发明牛痘早百余年。清代的《幼科铁镜》、《幼幼集成》等都是祖国儿科学的瑰宝。

19 世纪下半叶,西方医学随商品和教会传入我国。20 世纪 30 年代,西医儿科学在我国受到重视,1937 年成立了中华儿科学会,1943 年我国现代儿科学的奠基人诸福棠所著《实用儿科学》首版问世,从此我国有了自己的完整的儿科医学专用书,标志着我国现代儿科学的建立。

中华人民共和国成立以后,党和政府对儿童医疗卫生事业非常重视。在城乡各地建立和完善了儿科医疗机构,并按照预防为主的方针在全国大多数地区建立儿童保健机构,同时普遍开办各种形式的托幼机构。这些机构对保障我国儿童的健康和提高儿童的生命质量起到了至关重要的作用。通过这些机构,小儿的生长发育监测、先天性遗传性疾病的筛查、预防接种、"四病"的防治等得以落实,小儿常见病、多发病能够得到及时的诊治。

21 世纪初,我国政府颁布了《中国儿童发展纲要(2001—2010 年)》,将降低婴儿和 5 岁以下儿童死亡率、提高儿童营养水平和增强儿童体质继续作为儿童健康发展的重要目标。同期,中华儿科学会在北京第 23 届世界儿科学大会上宣布我国儿童医疗保健要与世界接轨,儿科工作的对象从过去的 0~14 岁扩展为现在的孕期 ~18 岁。目前,我国儿童的主要健康问题还是集中在感染性和营养性疾病等方面,但与 20 世纪相比,这些疾病的发生率和严重性已经显著降低,在某些发达地区,严重的营养不良和急性传染病已经少见,而先天缺陷、意外伤害、营养过剩和肿瘤性疾病日益增多。这些疾病谱的变化昭示我国儿科工作者的注意力开始向新的领域发展延伸,儿科学的任务不仅要着重于降低儿童的发病率和死亡率,更应着眼于保障儿童健康,提高生命质量。今后的儿科工作要进一步加强围生期监护、新生儿筛查、儿童期保健及青春期心理卫生教育,重视成人疾病的儿童期干预;进一步加强儿科专业队伍的建设,培养儿科各专业的中青年学科带头人,加强基层儿科医师的培训。总之,我国儿科工作者的未来任重道远,我们必须共同努力,团结协作,务实创新,为提高中华民族的整体素质继续奋斗。

本章小结

儿科学是一门研究小儿生长发育、卫生保健及疾病防治的综合性医学科学。儿科学属临床医学下的二级学科,其研究对象是从胎儿到青春期的儿童。在其解剖、病理、免疫、诊断、治疗、预后及预防等诸方面都有与成人不同的特点。应依据小儿不同年龄阶段的特点制定相应的防治措施,以促进儿童的健康成长。

(黄力毅)

目标测试

A1 型题

1. 小儿从母体获得的抗体从何时起日渐消失
   A. 生后 1~2 个月   B. 生后 3~4 个月   C. 生后 5~6 个月
   D. 生后 7~8 个月   E. 生后 10~12 个月

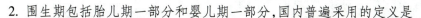

2. 围生期包括胎儿期一部分和婴儿期一部分,国内普遍采用的定义是
   A. 胎龄 27 周~出生时
   B. 胎龄 28 周~生后 7 天
   C. 胎龄 32 周~生后 2 周
   D. 胎龄 36 周~生后 4 周
   E. 胎龄 28 周~生后 1 个月
3. 幼儿期是指
   A. 生后至 1 岁
   B. 1~3 岁
   C. 2~5 岁
   D. 3~5 岁
   E. 4~6 岁

B 型题
(4~6 题共用答案)
   A. 新生儿期
   B. 婴儿期
   C. 幼儿期
   D. 学龄前期
   E. 学龄期
4. 死亡率最高的时期是
5. 小儿易发生意外伤害的时期是
6. 小儿体格发育最快的时期是

第二章 生 长 发 育

学习目标

1. 掌握:体重、身高、头围、骨骼、牙齿、运动、语言。
2. 熟悉:生长发育的规律及影响因素。
3. 了解:小儿心理发育及青春期发育。

第一节　生长发育规律及影响因素

生长发育是小儿不同于成人的基本特点。生长是指小儿整体和各器官的长大,是机体在量方面的增加;发育是指细胞、组织、器官功能的成熟和机体能力的演进,表示质方面的变化。二者紧密相关,不能截然分开。小儿在生长发育的过程中遵循一定的规律,并受诸多因素的影响。

一、小儿生长发育的规律:

(一)生长发育的连续性和阶段性

生长发育是一个连续的过程,但又并非等速进行,具有阶段性。如体格生长,年龄越小,增长越快,生后3个月内生长最快,2周岁后基本稳步成长,至青春期出现第二个生长高峰。

(二)各系统器官发育不平衡性

各系统的发育快慢不同,各有先后。神经系统发育领先;生殖系统发育较晚;淋巴系统则先快而后回缩;皮下脂肪年幼时较发达;肌肉组织的发育到学龄期才加速(图2-1)。

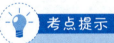
考点提示
生长发育最快和最慢的系统

(三)生长发育的顺序性

小儿的生长发育遵循由上到下、由近至远、由粗到细、由低级到高级、由简单到复杂的顺序或规律。①由上到下或由头至尾:婴儿先会抬头,后抬胸,再会坐、立和行走。②由近到远:婴儿首先学会控制肩和臂,再控制手的活动。③由粗到细:婴儿先会用全手握持物品,再发展到能以手指捏取。④由简单到复杂:儿童先会画直线,进而能画圆、画人。⑤由低级到高级:小儿先学会观看、感觉和认识事物,再发展到记忆、思维、分析和判断。

(四)生长发育的个体差异性

小儿生长发育虽按一定的总规律发展,但在一定范围内因受先天和后天各种因素影响而存在较大的差异。体格生长变异的情况随年龄增长而逐渐加大,到青春期差异更明显。

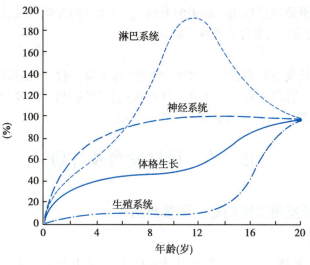

图 2-1　各系统发育不平衡

二、影响小儿生长发育的因素

（一）遗传因素

小儿的生长发育受父母双方遗传因素的影响。种族和家族间的差异影响着皮肤、头发颜色、面型特征、身材高矮、性成熟早晚及对疾病的易感性等。同时，也决定了小儿性格、气质和学习方式等方面的特点。遗传性疾病无论是染色体畸变还是代谢性缺陷对小儿生长发育均有显著影响。所以遗传是影响小儿生长发育最主要的因素。

（二）性别

一般女孩平均身高、体重较同龄男孩为小。女孩青春期开始较男孩早约 2 年，此时其身高、体重可超过男孩，但至青春期末，男孩体格生长最终超过女孩。在骨骼、肌肉和皮下脂肪发育等方面，女孩与男孩也有较大差异。

（三）营养

充足和合理的营养是小儿生长发育的物质基础，是保证小儿健康成长极为重要的因素。年龄越小受营养因素的影响越大。长期营养不足会导致体格发育的迟滞，包括体重下降，身高不增以及器官功能低下，阻碍参加各种学习和社会活动，影响智力、心理和社会能力的发展。儿童摄入过多能量所致的肥胖也会对其生长发育造成严重影响。

（四）孕母状况

胎儿宫内发育受孕母生活环境、营养、情绪、疾病等各种方面的影响。如妊娠早期感染风疹可导致胎儿先天性畸形；严重营养不良、高血压可致流产、早产和胎儿发育迟缓；孕母接受某些药物、X 射线、环境毒物污染和精神创伤等可阻碍胎儿的生长发育。

（五）生活环境

小儿的生活环境包括居住的自然环境、社会环境，家庭的经济状况、文化状况和背景。自然环境是地方性疾病的主要原因，经济水平较高的家庭可为儿童提供安全、良好的居住环境、卫生条件、充足的营养以及健康保健措施，可促进小儿生长发育。反之，将产生不良影响。家庭的文化习俗对孩子的教养和生活习惯等有较大的影响。合理的生活制度、体格锻炼和教养对小儿成长起重要促进作用。和谐的家庭气氛、父母的爱抚以及良好的学校和社会环境对儿童身、心方面的生长发育有着深远影响。

（六）疾病

疾病对小儿生长发育影响很大，急性病常使体重下降，慢性病还影响其身高，先天性疾病对小儿体格和精神神经发育均很不利。任何疾病若持续很长的一段时期，尤其是在小儿生长发育的关键时期，均可对生长造成永久性的影响。

第二节　体格发育及评价

一、体格生长发育常用指标及测量方法

（一）体重

为各器官、组织和体液的总重量，是代表体格生长，尤其是营养情况的重要指标。临床给药、输液、能量的给予常依据体重计算。

平均出生体重为 3kg。由于哺乳量的不足、不显性失水、排尿及排出胎便，生后 1 周内可有暂时性体重下降（生理性体重下降），减少原来体重的 3%~9%，至 7~10 日恢复到出生体重。年龄越小体重增长越快，生后 3~4 个月时可达出生时的 2 倍（6kg），1 岁增至出生时的 3 倍（9kg），2 岁增至出生时的 4 倍（12kg），2 岁后到 11、12 岁前体重稳步增长，平均每年增长 2kg，12 岁以后为青春发育阶段，是生长发育的第二次高峰，受内分泌影响，体重增长较快，且个体差异较大。因个体差异，儿童体重可上下波动 10%。各年龄小儿体重的粗略推算公式如下：

1~6 月：体重（kg）＝出生体重（kg）＋月龄 ×0.7

7~12 月：体重（kg）=6+ 月龄 ×0.25

2~12 岁：体重（kg）=（年龄 –2）×2+12= 年龄 ×2+8

体重测量：应在晨起空腹时将尿排出后脱去衣裤、鞋袜后进行。平时于进食后 2 小时称量为佳。小婴儿用载重 10~15kg 盘式杠杆秤测量，准确读数至 10g；儿童用载重 50kg 杠杆秤测量，准确读数至 50g；7 岁以上用载重 100kg 杠杆秤测，准确读数至 100g。秤量前必须将杠杆秤校正至零点。称量时小儿不可接触其他物体或摇晃，计算体重时应尽量准确地减去衣物等重量。

（二）身长（高）

身长（高）指从头顶至足底的全身长度，包括头部、脊柱和下肢的长度，是反映骨骼发育的重要指标。3 岁以下儿童立位测量不易准确，应仰卧位测量，称为身长。立位与仰卧位测量值相差 1~2cm。同体重一样，年龄越小身长增长越快，出现婴儿期和青春期两个增长高峰。新生儿出生时平均为 50cm，前半年平均每月增长 2.5cm，后半年平均每月增长 1.5cm，一般 6 个月时达 65cm，1 周岁时 75cm，2 周岁时 85cm，2 岁以后平均每年增长 6~7cm。2~12 岁可按下列公式推算：

2~12 岁：身高（cm）= 年龄 ×7+75

青春期出现身高增长的第二个加速期，不能再按上式推算。

有时临床上需要分别测量上部量（从头顶至耻骨联合上缘）和下部量（从耻骨联合上缘至足底）以检查其比例关系。上部量与脊柱的增长有关；下部量与下肢长骨的发育有关。新

生儿上部量与下部量的比例为 60%:40%,中点在脐上。2 岁时中点在脐下,6 岁时中点移至脐与耻骨联合上缘之间,12 岁时上、下部量相等,中点在耻骨联合上缘(图 2-2)。

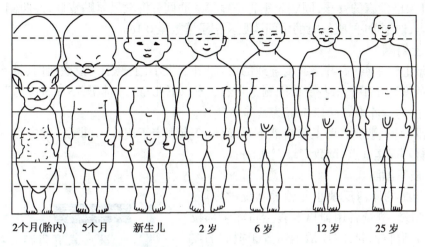

| 2个月(胎内) | 5个月 | 新生儿 | 2 岁 | 6 岁 | 12 岁 | 25 岁 |

图 2-2 头与身体的比例变化

身长(高)测量:3 岁以下小儿用量床测量身长。脱帽、鞋、袜及外衣,仰卧于量床上,头顶接触头板,测量者一手按直小儿膝部,使两下肢伸直紧贴底板,一手移动足板使紧贴小儿足底,并与底板相互垂直,读刻度至 0.1cm。3 岁以上可用身高计或固定于墙上的软尺进行测量。小儿脱鞋、帽,直立,两眼正视前方;足跟靠拢,足尖分开约 60 度,足跟、臀部和肩胛都接触立柱或墙壁。测量者移动身高计的头顶板与小儿头顶接触,板呈水平位时读立柱上厘米数,记录至 0.1cm。

(三) 坐高

指从头顶至坐骨结节的长度。出生时坐高为身高的 66%,以后下肢增长比躯干快,4 岁时坐高为身长的 60%,6~7 岁时小于 60%。此百分数显示了上、下部比例的改变,比坐高绝对值更有意义。

坐高测量:3 岁以下小儿测量顶臀长即为坐高。小儿平卧于量板上,测量者一手提起小儿小腿使膝关节屈曲,大腿与底板垂直而骶骨紧贴底板,一手移动足板紧压臀部,读刻度至 0.1cm。3 岁以上的被测者坐于坐高仪的凳上,身躯先前倾使骶部紧靠量板,再挺身坐直,大腿靠拢紧贴凳面与躯干成直角,膝关节屈曲成直角。两脚平放,下移头板与头顶接触,记录读数至 0.1cm。

(四) 头围

经眉弓上方、枕后结节绕头一周的长度为头围,头围反映脑和颅骨的发育程度。出生时平均为 34cm,生后前 3 个月和后 9 个月头围都增长约 6cm,故 1 岁达 46cm,2 岁为 48cm,5 岁为 50cm,15 岁为 54~58cm(接近成人)。头围过大,常见于脑积水;头围过小,可见于头小畸形或脑发育不全。

头围测量:将软尺 0 点固定于头部一侧眉弓上缘,将软尺紧贴头皮绕枕骨结节最高点及另一侧眉弓上缘回到 0 点,记录读数至 0.1cm。

(五) 胸围

是沿乳头下缘水平绕胸一周的长度,反映胸廓、胸背肌肉、皮下脂肪及肺的发育程度。出生时平均为 32cm(较头围小 1~2cm)。1 岁时胸围与头围大致相等,1 岁以后胸围超过头围,其差值厘米数(cm)约等于其岁数减 1。

胸围测量:取卧位或立位。小儿两手自然平放或下垂,测量者将软尺 0 点固定于一侧乳头下缘(乳腺已发育的女孩,固定于锁骨中线第 4 肋间),将软尺紧贴皮肤,经两侧肩胛骨下缘回至 0 点,取平静呼、吸气时的中间读数。记录读数至 0.1cm。

(六)上臂围

是测量上臂中点(肩峰至鹰嘴连线的中点)处的大小,上臂围可反映肌肉、骨骼、皮下脂肪和皮肤的发育水平。用左上臂围测量判断 5 岁以下儿童营养状况:>13.5cm 为营养良好;12.5~13.5cm 为营养中等;<12.5cm 为营养不良。

上臂围测量:被测者两上肢自然下垂,软尺 0 点固定于肩峰与鹰嘴连线中点,经同一水平线绕上臂一周至 0 点,读数记录至 0.1cm。

(七)皮下脂肪

皮下脂肪的厚薄反映小儿营养状况的好坏。皮下脂肪测量:测量者用拇指及食指将测量部位皮肤及皮下脂肪捏起,将皮褶卡钳置于捏起的皮褶两边至底部并钳住,测量其厚度,读数至 0.5mm。常测量的部位有腹部、肩胛下、三角肌的下缘。

考点提示

体格发育指标的参考值及计算

二、骨骼与牙齿的发育

(一)骨骼的发育

1. 颅骨的发育　颅骨随脑的发育而长大,可通过头围和囟门大小以及骨缝闭合情况来衡量颅骨的发育。前囟出生时约 1~2cm(对边中点连线长度),至 1~1.5 岁闭合(图 2-3)。

后囟出生时很小或已闭合,最迟于生后 6~8 周闭合。颅骨缝约于 3~4 个月闭合。前囟早闭或过小见于小头畸形,晚闭或过大见于佝偻病、先天性甲状腺功能减低症或脑积水患儿。前囟饱满反映颅内压增高,而前囟凹陷见于脱水患儿或极度消瘦者。

2. 脊柱的发育　生后 1 岁以内增长最快。新生儿时脊柱仅轻微后凸,3 个月能抬头时出现颈椎前凸,6 个月会坐时呈胸椎后凸,1 岁能行走时出现腰椎前凸。脊柱所形成的上述三个自然弯曲有利于身体平衡。

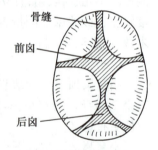

骨缝
前囟
后囟

图 2-3　小儿颅骨与囟门发育

(二)牙齿的发育

乳牙共 20 个,约自 6 个月起(4~10 个月)开始萌出,如 12 个月后尚未出牙者可视为异常,2~2.5 岁出齐。2 岁以内乳牙数目约为月龄减 4~6。出牙顺序一般为下中切牙→上中切牙→上侧切牙→下侧切牙→上下第一乳磨牙→上下乳尖牙→上下第 2 乳磨牙。6 岁左右开始出恒牙,即第 1 磨牙,其长在第 2 乳磨牙之后。7~8 岁开始,乳牙按萌出顺序逐个脱落换之以恒牙。12 岁左右出第 2 磨牙,18 岁以后出第 3 磨牙(智齿),但也有人终生未出此牙。恒牙一般 20~30 岁出齐,共 32 个。

出牙时个别小儿可出现低热、流涎、睡眠不安、烦躁等反应。较严重的营养不良、佝偻病、甲状腺功能减低症、先天愚型等患儿可有出牙较迟,牙釉质差等。

考点提示

前囟、牙齿异常的判断及临床意义

三、体格发育的评估

为客观和正确地评估儿童生长发育状况,必须选择一个正常儿童体格生长的标准参考值以适于作比较。现状标准是用一个国家或地区普查资料为参考指标,作为该地区的小儿发育健康标准,目前我国统一使用的是 2005 年九市城区、郊区 7 岁以下儿童体格发育测量值作为评价标准。常用的体格生长评估方法包括:

1. 均值离差法 以均值为基值,标准差为离散距,一般认为均值加减两个标准差(含 95.4% 的总体)的范围内为正常。

2. 中位数百分位法 以第 50 百分位为中位数,把资料分第 3、25、50、75、97 百分位数 5 个等级,一般在 3~97 百分位(含 95% 的总体)范围内为正常。

3. 生长发育图法 将各项体格生长指标按不同性别和年龄画成正常曲线图(离差法或百分位数法),对个体小儿从出生开始至青春期进行全程监测,将定期连续的测量结果每月或每年标记于曲线图上作比较,以了解小儿生长在人群分布中的地位、发育趋势和生长速度,及时发现偏差,分析原因予以干预。

第三节 神经心理发育及评价

在儿童成长过程中,神经心理的正常发育与体格生长具有同等重要的意义,了解儿童心理发育规律对疾病的早期诊断很有帮助。

一、神经系统发育

胚胎时期和儿童早期的脑的发育最为迅速。出生时脑重约 370g,占体重的 1/9~1/8 左右,10 岁时已接近成人脑重约 1500g。出生时大脑已有主要的沟回,但较浅,大脑皮质较薄,细胞分化较差,但中脑、脑桥、延髓、脊髓发育已较好,以保证生命中枢的功能。大脑皮质的神经细胞于胎儿第 5 个月开始增殖分化,出生时神经细胞数目已与成人相同,但树突与轴突少而短。3 岁时神经细胞基本分化完成,8 岁时接近成人。神经纤维到 4 岁时才完成髓鞘化。故婴儿时期由于髓鞘形成不完善,神经冲动传入大脑,不仅传导慢,而且易泛化,不易形成明显的兴奋灶,易疲劳而进入睡眠状态。小儿生长时期的脑组织耗氧较大,基础代谢状态下,小儿脑耗氧占总耗氧量的 50%,而成人仅为 20%。

二、感知的发育

(一)视觉(视感知)

新生儿视觉不敏锐,在 15~20cm 范围内视觉最清晰,喜欢看类似人脸的图形;2 个月起可协调地注视物体,初步有头眼协调;3 个月头眼的协调较好,可追寻活动的物体或人;4~5 个月开始能认识母亲,见到奶瓶表示喜悦;5~6 个月可以注视远距离的物体。1 岁半至 2 岁两眼调节好,视力为 0.5,6 岁及以后视力才达 1.0。

(二)听觉(听感知)

新生儿出生数天后,听力已相当良好,高调或太大的声音可使新生儿转向声源方向,甚至以哭来表示抗拒。3 个月出现定向反应即头转向声源;6 个月可区别父母声音,唤其名有反应;8 个月开始区别语言的意义,两眼迅速转向声源;1~2 岁能听懂简单的吩咐;3 岁后能更为精细地区别不同声音;4 岁听觉发育完善。听觉的发育对小儿语言的发展有重要意义。

(三) 嗅觉和味觉

新生儿的嗅觉和味觉出生时已基本发育成熟,对母乳香味已有反应,对不同味道如甜、酸、苦等反应也不同。3~4 月时能区别好闻和难闻的气味。4~5 个月的婴儿对食物味道的微小改变很敏感,此期应适当添加各类辅食,使之适应不同味道。

(四) 皮肤感觉

皮肤感觉可分为触觉、痛觉、温度觉和深感觉。新生儿的触觉已很敏感,尤其以嘴唇、手掌、脚掌、前额和眼睑等部位最敏感。痛觉出生时已存在,但比较迟钝。温度觉出生时很灵敏,尤其对冷的反应。

(五) 知觉

知觉是人对事物的综合反映,与上述感觉能力的发育密切相关。5~6 个月时随动作能力的发展及手眼的协调动作,通过看、咬、摸、闻、敲击等活动逐步了解物体各方面的属性。其后,随着语言的发展,小儿的知觉开始在语言的调节下进行。小儿 1 岁末开始有空间和时间知觉;3 岁能辨上下;4 岁辨前后;4~5 岁开始有时间概念,如早晚、今天、明天和昨天等;5 岁能辨自身的左右。

三、运动功能的发育

运动功能的发育是以脑的发育为前提的。妊娠后期出现的胎动为小儿最初的运动形式。新生儿期的运动多为无意识不协调的,此后,尤其是第一年内随大脑的迅速发育,小儿运动功能日臻完善。运动的发育依赖于小儿视感知觉等的参与,又反过来影响其社会心理等功能的发展。

运动功能发育可分为大运动(包括平衡)和细动作两大类。一般规律是:由上而下,由近及远,由不协调到协调,由粗到精细、准确、灵巧。大运动发育可用"二抬四翻六会坐,七滚八爬周会走"(数字代表月龄)口诀记忆。细动作是指手的精细捏弄动作,如 3~4 个月握持反射消失;6~7 个月出现换手与捏、敲等探索动作;9~10 个月可用拇、食指拾物,喜撕纸;12~15 个月学会用匙,乱涂画;18 个月能叠起 2~3 块方积木。具体动作功能发育过程见表 2-1。

四、语言的发育

语言的发育与发音器官、听觉和大脑语言中枢的发育有关。要经过发音、理解和表达三个阶段。

1. 语言准备阶段(出生 ~1 岁) 新生儿已会哭叫,婴儿 1~2 个月开始发喉音,2 个月发"啊"、"伊"、"呜"等元音,6 个月时出现辅音,7~8 个月能发出"爸爸""妈妈"等语音。

2. 理解语言阶段(1~1 岁半) 理解语言在发音阶段已开始。小儿通过视觉、触觉、体位感等与听觉的联系逐步理解一些日常用品,如"奶瓶""电灯"等名称,亲人对婴儿自发的"爸爸""妈妈"等语言的及时应答,也使其逐渐理解这些音的特定含义。

3. 表达语言阶段(1 岁半 ~3 岁) 语言表达在理解的基础上发展。当语言具有特殊意义时,听觉中枢与发音运动中枢间建立起联系通路,小儿便

考点提示

小儿语言发育及运动发育与年龄关系

学会发出有意义的语言。先说单词(1~2岁),后组成句子(3岁以后),从讲简单句到复杂句。各年龄语言发展见表2-1。

表2-1 小儿动作、语言和适应性能力的发育过程

年龄	粗细动作	语言	适应周围人物的能力与行为
新生儿	无规律,不协调动作,紧握拳	能哭叫	铃声使全身活动减少
2个月	直立位及俯卧位时能抬头	发出和谐的喉音	能微笑,有面部表情,眼随物
3个月	仰卧位变为侧卧位,用手摸东西	咿呀发音	头可随看到的物品或听到的声音转动180° 注意自己的手
4个月	扶着髋部时能坐,可以在俯卧位时用两手支持抬起胸部,手能握持玩具	笑出声	抓面前物体,自己弄手玩,见食物表示喜悦,较有意识的哭和笑
5个月	扶腋下能站得直,两手各握一玩具	能嗬嗬地发出单调音节	伸手取物,能辨别人声,望镜中人笑
6个月	能独坐一会,用手摇玩具		能认识熟人和陌生人,自拉衣服,握足玩
7个月	会翻身,自己独坐很久,将玩具从一手换入另一手	能发出"爸爸"、"妈妈"等复音,但无意识	能听懂自己的名字,自握饼干吃
8个月	会爬,会自己坐起来,躺下去,会扶着栏杆站起来,会拍手	重复大人所发简单音节	注意观察大人的行动,开始认识物体,两手会传递玩具
9个月	试独站,会从抽屉中取出玩具	能懂几个较复杂的词句,如"再见"等	看见熟人会手伸出来要人抱,或与人合作游戏
10~11个月	能独站片刻,扶椅或推车能走几步,拇、食指对指拿东西	开始用单词,一个单词表示很多意义	能摹仿成人的动作,招手"再见",抱奶瓶自食
12个月	独走,弯腰拾东西,会将圆圈套在木棍上	能叫出物品名字,如灯、碗指出自己的手、眼	对人和事物有喜憎之分,穿衣能合作,用杯喝水
15个月	走得好,能蹲着玩,能叠一块方木	能说出几个词和自己的名	能表示同意不同意
18个月	能爬台阶,有目标地扔皮球		会表示大小便,懂命令,会自己进食
2岁	能双脚跳,手的动作更准确,会用勺子吃饭	会说2~3字构成的句子	能完成简单的动作,如拾起地上的物品,能表达喜、怒、怕、懂
3岁	能跑,会骑三轮车,会洗手、洗脸,脱穿简单衣服	能说短歌谣,数几个数	能认识画上的东西,认识男女,自称"我",表现自尊心、同情心,怕羞
4岁	能爬梯子,会穿鞋	能唱歌	能画人像,初步思考问题,记忆力强,好发问
5岁	能单腿跳,会系鞋带	开始识字	能分辨颜色,数10个数,知物品用途及性能
6~7岁	参加简单劳动,如扫地、擦桌子、剪纸、泥塑、结绳等	能讲故事,开始写字	能数几十个数,可简单加减,喜独立自主,形成性格

13

五、心理活动的发展

（一）注意力的发展

注意可分为无意注意和有意注意。婴儿时期以无意注意为主,强烈的刺激如鲜艳的色彩、较大的声音或需要的物品(奶瓶等)都能成为小儿无意注意的对象。随年龄增长、活动范围扩大及动作语言的发展,小儿的有意注意逐渐增多,但幼儿期和学龄前期小儿仍以无意注意为主,有意注意的稳定性差,易分散和转移。5~6岁时能较好地控制其注意力。

（二）记忆力的发展

记忆是一个复杂的心理活动过程。包括识记(大脑中形成暂时联系)、保持(大脑中留下痕迹)和回忆(大脑中痕迹恢复)。回忆又可分为再认和重现。再认是指以前感知的事物在眼前再次出现时能认识;重现是指以前感知的事物虽不在眼前,但可在脑中重复出现。5~6个月的婴儿能再认母亲和其他亲近的人,但不能重现,1岁以后才有重现。婴幼儿时期的记忆特点是时间短、内容少,对带有欢乐、愤怒、恐惧等情绪的事物容易记忆。小儿记忆的持久性与精确性随年龄而增长,学龄前期小儿对感兴趣的、能激起强烈情绪体验的事物较易记忆,并保持持久。学龄期儿童有意记忆能力增强,记忆的内容拓宽,复杂性增加。

（三）认知能力的发展

认知是指获得和使用知识。认知过程包括识别、解释、组织、储存和运用信息以及应用知识解决问题等有关行为。瑞士哲学家和心理学家皮亚杰把认知发展过程分为4个阶段,即感觉运动期(出生至2岁)、运筹前期(2~7岁)、具体运筹期(7~11岁)和形式运筹期(10、11岁开始)。

（四）情绪、情感的发展

情绪是人们从事某种活动时产生的兴奋心理状态,属原始、简单的感情,较短暂而外显。情感是人的需要是否得到满足时所产生的一种内心体验,属较高级、复杂的情绪,持续时间长而不甚外显。情感是在情绪的基础上形成和发展的。小儿的情绪表现随年龄增长而变化,新生儿对外界环境的不适表现出不安、啼哭等消极情绪。2个月时积极情绪增多,尤其是看到母亲时,表现非常高兴。6个月后能辨认陌生人时,明显地表现出对母亲的依恋以及分离性焦虑情绪。婴儿与亲人间的这种依恋感情是小儿社会性发展的最早表现。它的建立有利于婴儿获得母亲的养育。没有建立良好依恋感情的婴儿,以后多不善于与人相处和不能很好地面对现实。9~12个月时依恋情绪达到高峰。2岁开始,小儿的情感表现日渐丰富和复杂,如喜、怒、初步的爱、憎等,也会有一些不良的情绪、情感反应,如见人怕羞、怕黑、嫉妒、爱发脾气等。婴幼儿情绪表现常为时间短暂,反应强烈,易变化,易冲动,外显而真实。随年龄增长,儿童对不愉快因素的耐受性逐渐增加,能够有意识地控制自己,情绪反应渐趋稳定。

（五）性格的发展

性格是重要的心理特征,性格的形成受生活环境、个人经历和教育等因素的影响。赞扬与鼓励能使人自信,挫折与打击会让人自卑。性格一旦形成即相对稳定。因此,关爱与鼓励、教育和表率对小儿的性格发展具有重要意义。

第四节 青春期发育及健康问题

青春期的标志是出现第二性征,而第二性征的出现表明生殖系统发育的速度加快,青春期生长的年龄与第二性征出现顺序有很大个体差异。性早熟指女孩在 8 岁以前,男孩 10 岁以前出现第二性征,即青春期提前出现;女孩 14 岁以后,男孩 16 岁以后无第二性征出现为性发育延迟。

男性生殖系统发育包括男性生殖器官的形态、功能和第二性征。男性生殖器官包括睾、附睾、阴茎。第二性征生长主要表现为阴毛、腋毛、胡须、变声及喉结的出现。出生时男婴睾丸大多已降至阴囊,约 10% 男婴的睾丸尚位于下降途中某一部位,一般 1 岁内都下降到阴囊,少数未降者称隐睾。除隐睾外,睾丸发育异常可见脆性 X 染色体综合征(过大),先天性睾丸发育不良(XXY)等。

青春期以前睾丸保持婴儿状态,体积不超过 3.0ml,长径不足 2.0cm,阴茎长度不足 5cm,功能处于静止状态。睾丸增大发育是男性青春期的第一征象。青春期睾丸体积 18ml(12~20ml),长径约 4.0cm,阴茎约 12cm。在阴茎生长一年左右或第二生长高峰之后(青春中期)男孩出现首次遗精,是男性青春期的生理现象,较女孩月经初潮约晚 2 年。一般男性第二性征发育顺序依次是睾丸、阴茎、阴毛、腋毛、胡须、喉结、变声,全部经历 2~5 年,个体差异大。身高生长突增同时阴茎增大或睾丸增大,2 年后达生长高峰,此时,阴毛生长已处Ⅲ、Ⅳ阶级。

女性生殖系统发育包括女性生殖器官的形态、功能发育和第二性征发育。女性生殖器官包括卵巢、子宫、输卵管、阴道。乳房、阴毛、腋毛的发育标志第二性征发育。青春前期卵巢发育非常缓慢。青春期卵巢从原来的纺锤体状开始迅速增长逐渐呈圆形,性功能开始活动。月经初潮时卵巢尚未完全成熟,重量仅成人的 1/3;性功能随卵巢成熟逐渐完善。月经初潮是性功能发育的主要标志,大多在乳房发育一年后。一般女孩第二性征发育顺序依次是乳房、阴毛、初潮、腋毛。X 染色体任何部分缺失均可使卵巢发育不良。

青春期迎来第二次体格发育高峰,体重和身高增长加快,需要加强营养及体育锻炼。由于生殖系统发育成熟,会出现遗精和月经等生理现象,女生和男生开始相互吸引,由于性激素水平增高,青春期孩子易冲动,性格叛逆,此时应加强性知识教育和法制教育,引导青春期孩子树立正确的人生观。

本章小结

　　小儿在不同年龄段的生长发育有不同的特点,除遵循一般的生长发育规律外,会受各种因素影响。可根据不同年龄小儿的体重、身长(高)、牙齿、胸围和神经系统、感知觉、运动、语言、心理的发育等综合判断小儿的生长发育。这是儿科疾病防治及儿童保健的基础。

(安定凯)

目标测试

A1 型题

1. 2 岁以内小儿乳牙总数可按下列哪个公式推算

　　A. 月龄 -(2~4)　　　　　　B. 月龄 -(2~6)　　　　　　C. 月龄 -(2~8)

　　D. 月龄 -(4~6)　　　　　　E. 月龄 -(6~8)

2. 新生儿期是指出生脐带结扎开始至

　　A. 满 7 天　　　　　　　　B. 满 14 天　　　　　　　C. 满 28 天

　　D. 满 29 天　　　　　　　　E. 满 1 个月

3. 小儿生长发育的一般规律,不正确的是

　　A. 由上向下　　　　　　B. 由近及远　　　　　　C. 由不协调到协调

　　D. 由简单到复杂　　　　E. 由精细到粗糙

4. 最能反映近期营养状况的灵敏指标是

　　A. 体重　　　B. 头围　　　C. 身长　　　D. 胸围　　　E. 牙齿

5. 正常新生儿生后第一年中身高增长约

　　A. 35cm　　　B. 32cm　　　C. 30cm　　　D. 27cm　　　E. 25cm

6. 正确测量头围的方法是

　　A. 将软尺绕头部一周测量最大周长

　　B. 将软尺紧贴头皮沿枕骨及眉弓绕头一周

　　C. 将软尺紧贴头皮沿枕骨结节最高点及眉弓绕一周

　　D. 将软尺紧贴头皮沿枕骨结节最高点及眉弓上缘绕一周

　　E. 以上都不是

7. 下列不符合1岁小儿的正常发育情况的是

　　A. 体重9kg　　　　　　B. 身长75cm　　　　　　C. 乳牙6个

　　D. 胸围44cm　　　　　E. 头围46cm

A2 型题

8. 某小儿体重7kg,身高65cm,头围42cm,乳牙2枚,能独坐一会儿,不能听懂自己的名字,此小儿的年龄最可能是

　　A. 9个月　　　B. 8个月　　　C. 7个月　　　D. 6个月　　　E. 5个月

9. 正常小儿,体重8kg,身长68cm,前囟1cm,有乳牙3颗。其可能达到的发育水平是

　　A. 会爬　　　　　　B. 会走　　　　　　C. 会说再见

　　D. 会说自己的名字　　E. 会自己进食

A3/A4 型题

(10~11 题共用题干)

　　某小儿身高85cm,前囟已闭,头围48cm,已会跳,能用简单的语言表达自己的需要,对人、事有喜乐之分。

10. 此小儿的年龄最大的可能是

　　A. 1岁　　　B. 1岁半　　　C. 2岁　　　D. 3岁　　　E. 3岁半

11. 按公式计算此小儿的体重约是

　　A. 9kg　　　B. 10kg　　　C. 12kg　　　D. 13kg　　　E. 14kg

B 型题

(12~13 题共用答案)

　　A. 新生儿期　　B. 婴儿期　　C. 幼儿期　　D. 学龄前期　　E. 学龄期

12. 小儿易发生意外伤害的时期是

13. 小儿体格发育最快的时期是

(14~15 题共用答案)

　　A. 10个月　　B. 1岁半　　C. 1岁8个月　　D. 2岁半　　E. 3岁

14. 正常小儿乳牙出齐最晚的时间是

15. 正常小儿前囟闭合最晚的时间是

第三章 儿童保健及儿科疾病诊治原则

 学习目标

1. 掌握：儿科疾病的诊疗原则、小儿用药的特点、计划免疫与预防接种。
2. 熟悉：各年龄期儿童保健、儿科病史与体格检查。
3. 了解：与小儿沟通的技巧。

第一节 各年龄期儿童保健

儿童保健是研究小儿各年龄期生长发育规律及其影响因素，采取有效措施保障和促进小儿身心健康成长的综合性防治医学。目的是增强小儿的体质，培养良好的生活习惯和优良的品德；降低小儿患病率和死亡率。儿童保健研究的主要内容为：小儿体格生长和心理发育、小儿营养、小儿疾病的预防及管理等。

一、各年龄期儿童的保健重点

（一）胎儿期及围生期

胎儿的发育与孕母的健康、营养状况及生活环境等密切相关，胎儿期的保健主要是以孕母的保健为主。

1. 预防遗传性疾病与先天畸形　应从男女双方的婚前检查做起，并进行家族遗传史调查，禁止近亲结婚。孕母避免接触放射线和铅、汞、苯、有机磷农药等化学毒物；避免吸烟、酗酒；妥善处理孕母的心肾疾病、糖尿病、结核病等慢性疾病，用药慎重；孕早期应预防病毒等感染；高危产妇除定期产前检查外，必要时应进行监测，一旦出现异常情况，及时就诊。

2. 保证孕母充足营养，提供良好的生活环境　妊娠后期应加强铁、锌、钙、维生素 D 等重要营养素的补充。但也应防止营养摄入过多而导致胎儿体重过重，影响分娩和儿童成年后的健康。孕母应避免环境污染，注重劳逸结合。

3. 尽可能避免妊娠期合并症的发生，提高助产技术　预防流产、早产、异常分娩的发生。严格掌握无菌技术，防止新生儿窒息、缺氧、颅内出血等发生，预防宫内、产时及产后感染。

4. 加强对高危儿的监护　对高危妊娠孕妇所分娩的新生儿、早产儿、低体重儿、窒息、低体温、低血糖、低血钙和颅内出血等疾病的高危新生儿应予以特殊监护和积极处理。

（二）新生儿期

新生儿期，特别是生后 1 周内的新生儿发病率和死亡率极高，婴儿死亡中约 2/3 是新生儿,1周以内的新生儿的死亡数占新生儿期死亡数的70%左右,故新生儿期保健重点是生后1周内。此期保健重点是建立新生儿访视制度。

1. 访视的目的　指导家长做好新生儿合理的营养喂养、护理、清洁卫生和疾病预防等工作,宣传科学育儿知识。对新生儿疾病,做到早发现、早治疗,降低新生儿发病率和死亡率。

2. 访视的时间及重点　一般访视为3~4次。①初访:新生儿出生后2天内或出院回家后1~2天内访视。访视的重点是了解母亲孕期情况、新生儿出生情况、分娩方式、出生体重;观察新生儿的面色、呼吸;了解新生儿的喂养、睡眠、哭声、吸吮力和大小便等情况以及母乳分泌情况;测量身长、体重和体温;检查皮肤、黏膜与脐部,注意有无黄疸出现,脐部有无感染、出血等;检查有无听觉障碍以及其他先天畸形;进行喂养和护理指导。②周访:生后5~7天访视。访视的重点为了解新生儿吃奶、哭声、大小便情况以及喂养和护理过程中是否出现新的问题,并根据存在的问题给予指导和示教;注意检查新生儿黄疸程度和脐带是否脱落。③半月访:生后10~14天访视。访视的重点为检查黄疸是否消退,体重是否恢复至出生体重,如有体重恢复不佳者,应分析其原因。足月儿在生后半月应给予生理量维生素D,以预防佝偻病。④满月访:生后27~28天访视。访视的重点主要为了解喂养、护理情况,测量体重和作全面的体格检查。足月儿满月增重不足600g,应分析其原因。满月访结束后作出新生儿期访视小结,并指导家长继续进行婴儿的生长发育监测和定期的体格检查。如有异常情况,如早产儿、低体重儿等可根据实际情况增加访视次数。

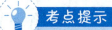

考点提示

新生儿访视制度时间安排

(三)婴儿期

婴儿期生长发育十分迅速,营养素需要量相对较多,而婴儿的消化和吸收功能尚未发育完善,喂养不当易发生消化功能紊乱和营养障碍性疾病。母乳是婴儿期最佳的食物,部分母乳喂养或人工喂养婴儿则应选择配方奶粉。4个月以上婴儿应及时添加辅食,使其适应多种食物,减少以后的挑食和偏食的发生,同时为断奶做准备。定期进行体格检查,便于早期发现佝偻病、缺铁性贫血、营养不良、发育异常等疾病并予以及时的干预和治疗。坚持户外活动,进行空气浴、日光浴和主、被动体操等,以利于婴儿体格生长。此期应给予各种感知觉的刺激,促进大脑发育;按计划免疫程序完成预防接种的基础免疫;预防异物吸入及窒息。此期婴儿出现的湿疹、尿布性皮炎等常见的健康问题,医务人员应根据具体情况给予健康指导。

(四)幼儿期

幼儿期生长发育速度较前减慢,但是社会心理发育最为迅速的时期,行走和语言能力增强,由于感知能力和自我意识的发展,对周围环境产生好奇、喜于模仿。此期应重视与幼儿的语言交流,通过游戏、讲故事等促进幼儿语言发育与大运动能力的发展。同时,应培养幼儿独立生活的能力,安排规律生活,养成良好的生活习惯,如睡眠、进食、排便、游戏、沐浴、户外活动等。定期进行体格检查,预防龋齿。由于此期的儿童已具备一定的活动能力,对危险识别能力较差,故应避免异物吸入、烫伤、跌伤、电击伤等意外伤害。

(五)学龄前期

学龄前期儿童的智能发展快、独立活动范围大,是性格形成的关键时期,具有好奇、多问的特点。因此,加强学龄前期儿童的教育很重要,应注意培养其良好的道德品质和生活自理能力、想象与思维能力,使之具有良好的心理素质。此期可以通过游戏、体育活动增强体质,在游戏中学会遵守规则和与人交往。每年进行 1~2 次的体格检查,进行缺铁性贫血、龋齿、屈光不正等常见病的筛查与矫治。保证充足营养,预防溺水、外伤、误服药物以及食物中毒等意外伤害。

(六)学龄期

学龄儿童大脑皮质发育更加成熟,智能发育旺盛,是获取知识的最重要时期。此期应提供适宜的学习条件,培养良好的学习习惯,加强素质教育;应引导积极的体育锻炼,增强体质同时也培养了儿童的意志力;合理安排生活,供给充足营养,注意用眼卫生和口腔卫生,预防缺铁性贫血、龋齿、屈光不正等常见病的发生;进行安全知识教育,学习交通规则和意外伤害的防范知识等。

(七)青春期

青春期是由小儿过渡到成人的时期,是体格发育的第二个高峰期,注意合理安排生活,供给充足营养,指导青少年选择营养适当的食物,保持良好的饮食习惯,避免因营养不足,影响体格发育和疾病的发生等。培养良好的卫生、生活习惯,保证充足的睡眠,坚持体育锻炼,加强正面教育,宣传吸烟、酗酒、吸毒及滥用药物的危害,帮助青少年养成健康的生活方式。青春期面临巨大的生理和心理变化,他们对性感到困惑和对异性好奇,应进行性知识、青春期卫生和心理卫生的正面教育,还应进行如何与异性正确交往、避孕以及性传播疾病等知识的教育。青少年思想尚未稳定,易受外界不良因素的影响,因此还需进行法制教育。

二、儿童保健的具体措施

(一)护理

对小儿的护理是儿童保健、医疗工作的基础内容,年龄越小的儿童越需要合理的护理。

1. 居室 应阳光充足、通风良好,具有安全措施。冬季室内温度尽可能达到 18~20℃,湿度为 55%~60%。室内物品尽量简洁,窗户、床边等要设置栏杆,以免跌伤和意外事故发生。患病者不应进入小儿居室,尤其是新生儿、早产儿的居室。

2. 衣裤(尿布) 应选择浅色、柔软的纯棉织物,宽松而少接缝,以避免摩擦皮肤和便于穿、脱。存放新生儿衣物的衣柜内不宜放置樟脑丸,以免发生新生儿溶血。新生儿应衣着宽松,保持双下肢屈曲姿势,有利于髋关节的发育。尿布应清洁干燥、柔软,吸水良好。小儿能站立、行走后,尽量不要穿开裆裤,尤其是女婴。

(二)营养

营养是保证儿童生长发育及健康的必要基础,必须及时对家长和有关人员进行有关母乳喂养、辅食添加、进食行为培养、膳食安排等内容的宣教和指导。保证能量及营养素平衡摄食。

(三)计划免疫

详见本章第四节。

(四)儿童心理卫生

儿童保健工作不仅要使小儿在体格方面健康成长,还要按照小儿的生理特点进行正确的引导,使其具有乐观、积极向上的态度和适应社会的良好的心理素质。

1. 习惯的培养 从小培养小儿规律的睡眠习惯,如有相对固定的作息时间,稳定的睡眠环境,保证充足的睡眠时间等;及时添加辅食,进食量根据小儿的意愿,不要强行喂食,培养定时、定位、自己用餐,不偏食、不挑食,培养用餐礼貌;婴儿 3 个月后就可以开始训练大小便习惯,如坚持训练,即能先养成条件反射;从婴儿期起就应培养良好的卫生习惯,如定时洗澡、勤换衣裤、勤剪指甲,3岁以后培养小儿早晚自己刷牙、饭后漱口、饭前便后洗手的习惯等。

2. 社会适应性的培养 小儿的社会适应性行为是各年龄阶段相应神经心理发展的综合表现,与家庭环境、育儿方式、儿童性别、性格、年龄密切相关。

(1)独立能力:在日常生活中应注意培养婴幼儿的独立能力,如自行进食、自己穿衣鞋、独自睡觉、控制大小便等。年长儿则应重点培养其独立判断、解决问题的能力。

(2)控制情绪能力:小儿控制情绪的能力与语言、思维的发展和父母的教育有关,良好的情绪会激发小儿积极的探索欲望与行动。父母及时应答小儿的需要有助于小儿心理的正常发育。用诱导方法而不用强制方法处理小儿的行为问题可以减少对立情绪,有利于儿童控制力的发展。

(3)意志:在日常生活、学习、游戏中应有意识地培养小儿克服困难的意志,增强其自觉、坚持、果断和自制的能力。

(4)社交能力:从小给予小儿积极愉快的感受,如:喂奶时抚摸孩子;与孩子眼对眼微笑说话;常抱孩子,和其说话、唱歌;孩子会走后,常与孩子讲故事、做游戏,这些都会增强孩子与周围环境和谐一致的生活能力。注意培养小儿之间互相友爱,鼓励孩子帮助朋友,培养善良的品德。在游戏中学习遵守规则,学习与人相处,团结友爱,互帮互让。

(5)创造能力:人的创造力与想象力密切相关。引导小儿自己去发现问题和探索问题,可促进小儿思维能力的发展。通过游戏、讲故事、听音乐、绘画、表演和制作小手工等可以更好培养想象力和创造能力。

3. 父母和家庭对小儿心理健康的作用 父母的教养方式和管理态度、与小儿的亲密程度等与其个性的形成和社会适应能力的发展密切相关。从小与父母建立相依感情的小儿,语言和智能发育较好,日后会有良好的人际关系和社交能力。父母采取民主方式教育的小儿善于沟通、机灵、大胆而有分析思考能力;反之,如父母常打骂小儿,则小儿缺乏自信心、自尊心,他们的戒备心理往往使他们对他人的行为和意图产生误解。从小父母过于溺爱的小儿缺乏独立性、任性,且情绪不稳定。父母是孩子的榜样,所以应从提高自身的素质做起,言行一致,以身作则教育小儿。

(五)定期健康检查

新生儿出生28天内由社区卫生服务中心的妇幼保健人员家访3~4次,高危儿应适当增加家访次数。根据各年龄期小儿生长发育的特点和保健需要,定期到固定的社区卫生服务中心儿童保健科进行健康检查,通过连续纵向观察可获得个体儿童的体格生长和社会心理发育趋势,便于早期发现问题,并及时给予正确的健康指导。定期健康检查的时间:6个月以内婴儿每月一次,7~12个月婴儿2~3个月检查一次(高危儿、体弱儿应根据实际情况适当增加检查次数),生后第2、第3年每6个月一次,3岁以上每年一次。定期检查的内容主要为:体格发育各项指标的测量及评价,3岁后每年测视力、血压一次;全身各系统体格检查;常见病的定期实验室检查,如缺铁性贫血、佝偻病、微量元素缺乏等,如有可疑患病小儿应进一步做检查。

(六)体格锻炼

1. 户外活动 一年四季均可带小儿进行户外活动。户外活动可增加儿童对冷空气的适应能力,提高机体免疫力;日光照射能预防佝偻病的发生。带婴儿到人少、空气新鲜的地方,开始户外活动时间每日1~2次,每次10~15分钟,以后逐渐延长至1~2小时;冬季户外活

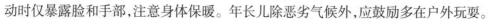

动时仅暴露脸和手部,注意身体保暖。年长儿除恶劣气候外,应鼓励多在户外玩耍。

2. 皮肤锻炼

(1)婴儿抚触:抚触时用少量婴儿油润滑双手,在婴儿面部、胸部、腹部、背部及四肢有规律的轻揉与捏握,每日早晚各 1 次,每次 15 分钟以上。抚触不仅可以给婴儿愉快的刺激,而且有助于感情交流。

(2)温水浴:温水浴可提高小儿皮肤适应冷热变化的能力,保持皮肤清洁,可促进新陈代谢,增加食欲。

(3)擦浴:7 个月以上的婴儿可进行身体擦浴。保持室温 16~18℃,水温 32~33℃,待婴儿适应后,水温可逐渐降至 26℃。先用毛巾浸入温水,拧至半干,然后在婴儿四肢做向心性擦浴,擦后再用干毛巾擦至皮肤微红。

(4)淋浴:适用于 3 岁以上小儿,效果比擦浴更好。每日 1 次,每次冲淋身体 20~40 秒钟,水温 35~36℃,浴后用干毛巾擦至全身皮肤微红。待儿童适应后,可逐渐将水温降至26~28℃。

3. 体育运动 2~6 个月的婴儿可以做婴儿被动操,促进大运动的发育、改善全身血液循环;7~12 个月婴儿可以做婴儿主动操训练坐、爬、仰卧起身、扶站、扶走、双手取物等动作。12~18 个月幼儿在成人的扶持下做幼儿体操,进行有节奏的活动;18 个月 ~3 岁幼儿可配合音乐,做模仿操。年长儿可做如广播体操、健美操的儿童体操、游戏、田径与球类等以增进动作协调性,有益于肌肉骨骼的发育。

(七)预防意外事故

小儿由于认知和识别危险的能力差,对新事物很好奇,喜欢去探究、玩弄,如电源、煤气等,应采取安全措施,预防意外伤害发生。房屋要经常修缮,门窗不要装弹簧,注意玻璃,桌椅要结实,窗户、楼梯、阳台、儿童床要有栏杆。危险品要放在安全或有防护的地方。玩具不应带尖、带刺,不要把体积过小的东西给小儿玩,如玻璃球、钮扣、硬币等,以防误食。药物或有毒的植物种子、花卉均应保管好。保证小儿食物的清洁卫生,防止食物在制作、储备、出售过程中处理不当所致的细菌性食物中毒。教育儿童遵守交通规则,不去江河、池塘边玩水等。教会孩子拨打自救常用电话号码,如发生火灾拨打 119,遭受非法侵犯时拨打 110,意外伤害急救拨打 120。

第二节 儿科病史与体格检查

儿科的病史采集、体格检查和记录在内容、程序、方法等方面与成人有一定差别。只有熟练掌握相关的方法和技巧,才能开展好儿科临床诊疗。

一、病史采集和记录

病史采集要准确,关键是认真听、重点问,从家长或监护人提供的信息中发现对病情诊断有用的线索。在病史询问过程中态度要和蔼可亲,语言要通俗易懂,注重与家长的沟通,要耐心听取,不要轻易打断,取得家长及小儿的信任。切不可先入为主,尤其不能用暗示或诱导的语言让家长做出主观期望的回答,造成诊断困难或误诊等。医务人员可通过微笑、叫患儿的名字,用赞扬语言鼓励患儿或用手轻轻抚摸患儿,与患儿建立起良好的医患关系。病史采集内容包括:

1. 一般项目 患儿姓名(乳名)、性别、年龄(采用实际年龄:新生儿记录天数,婴儿记录月数,1 岁以上记录几岁几个月)、民族、入院日期、父母或抚养人的姓名、职业、年龄、文化程度、家庭住址及(或)其他联系方式(如电话)、病史叙述者与患儿的关系以及病史的可靠程度。

2. 主诉 患儿就诊的主要症状或体征及其持续时间。例如:"发热、咳嗽 3 天""间歇腹痛 2 天"。

3. 现病史 病历的主要部分,即来院就诊的主要原因及发病经过。包括起病情况、主要症状、病情发展及诊治经过。要特别注意小儿病后的一般情况,如精神状态、吃奶或食欲情况、大小便、睡眠等和其他系统的症状。有鉴别意义的有关症状,包括阴性症状,也应询问并记录。已经做过的检查和结果要询问记录,已经进行治疗的患儿要询问用药的情况,如药物名称、剂量、给药方法、时间、治疗的效果及有无不良反应等。

4. 个人史 个人史的内容最具儿科特点,包括出生史、喂养史、生长发育史。不同年龄、不同疾病的患儿在询问时各有侧重点。

(1)出生史:包括母孕期的情况、第几胎第几产、出生体重、出生时是否足月、早产或过期产、分娩方式、出生时有无窒息或产伤、Apgar 评分情况等。怀疑有中枢神经系统发育不全等疾病的婴儿还应了解围生期的相关情况。

(2)喂养史:喂养的方法、喂哺次数及量、断奶时间、添加辅食的时间、品种及数量、进食及大小便情况等。年长儿还应注意了解有无挑食、偏食及吃零食的习惯。

(3)生长发育史:了解小儿体格生长指标如体重和身高的增长情况,前囟闭合及乳牙萌出的时间等;何时能抬头、翻身、坐、爬、站立和行走;何时会有意识地叫爸爸、妈妈。学龄儿童还应询问学习成绩和行为习惯等。

5. 既往史 包括既往患病史和预防接种史

(1)既往患病史 详细询问既往患过的疾病、患病时间和治疗结果。着重了解传染病史、有无药物或食物过敏史,并详细记录,便于治疗时参考。在年长儿或病程较长的疑难病例,应对各系统进行系统回顾。

(2)预防接种史:常规接种的疫苗要逐一询问,接种时间、次数及有无反应。非常规接种的疫苗也应记录。

6. 家族史 家族中有无遗传性、过敏性疾病或急、慢性传染病患者。父母是否近亲结婚、同胞的健康状况(死亡者应了解原因和死亡年龄)。必要时要询问家庭成员及亲戚的健康状况、家庭经济情况、居住环境等。

7. 传染病接触史 疑为传染性疾病患儿,应详细了解可疑的接触史,包括患儿与确诊或疑诊传染病患者的关系、该患者的治疗经过和转归、患儿与该患者的接触方式和时间等。

考点提示

小儿的个人史是最具有儿科特点的病史。

二、体格检查

(一)体格检查的注意事项

体格检查是诊断疾病的重要方法。询问病史时首先要取得患儿的信任及合作,用微笑、叫名字或小名、表扬鼓励、玩具哄逗等方法消除患儿恐惧心理;检查时可坐或躺在家长的怀抱中进行,医生态度要和蔼,动作要轻柔,注意保温,不要过多的身体暴露;检查顺序可根据当时的情况灵活掌握,安静时先检查心肺听诊、心率、呼吸等易受哭闹影响的检查;易引起小儿不安的部位如口腔、咽部等要放在最后检查,有疼痛的部位也应在最后检查;如遇危重患儿应在简单、有针对性地检查后先治疗,全面检查最好放在病情稳定后。小儿免疫功能差,为防止交叉感染,检查前应先洗净双手,使用一次性或消毒过的压舌板,检查者的工作服和听诊器要经常消毒。

(二)检查方法

1. 一般状况　询问病史时,应留心观察小儿的营养发育情况、神志、表情、对周围事物的反应、皮肤颜色、体位、行走姿势和孩子的语言能力等,初步判定小儿的神智状况、发育营养、病情轻重等。

2. 一般测量　除体温、呼吸、脉搏、血压,还应测量身长(高)、体重、头围、胸围等。

(1)体温:①腋下测温法:最常用,也最安全、方便。时间5~10分钟,正常为36~37℃。②口腔测温法:准确、方便,保持3分钟,正常为37℃,用于神志清楚且配合的6岁以上小儿。③肛门内测温法:测温时间短,准确。时间3~5分钟,正常为36.5~37.5℃,1岁以内小儿、不合作的儿童以及昏迷、休克患儿可采用此方法。④耳内测温法:准确、快速,费用较大,临床很少用。

(2)呼吸、脉搏:在小儿安静时进行。仔细观察呼吸频率、节律和深浅。婴幼儿可检查股动脉或通过心脏听诊来检查脉搏;年长儿一般选择较浅的动脉如桡动脉来检查,注意脉搏的速率、节律、强弱及紧张度。各年龄小儿呼吸、脉搏正常值见表3-1。

表3-1　各年龄小儿呼吸、脉搏(次/分)

年龄	呼吸	脉搏	呼吸:脉搏
新生儿	40~45	120~140	1:3
<1岁	30~40	110~130	1:3~4
1~3岁	25~30	100~120	1:3~4
4~7岁	20~25	80~100	1:4
8~14岁	18~20	70~90	1:4

(3)血压:测量血压时应根据小儿不同的年龄选择袖带的宽度,宽度通常为上臂长度的2/3。袖带过宽测出的血压值较实际低,太窄则较实际值高。年幼儿血压不易测准确,新生儿及小婴儿多采用多普勒超声监听仪或心电监护仪测定血压,也可用简易潮红法测量。年龄越小,血压越低。2岁后年龄小儿血压的正常值可用公式推算:收缩压(mmHg)=80+(年龄×2),舒张压为收缩压的2/3。

3. 皮肤和皮下组织　在自然光线下观察皮肤颜色(有无苍白、黄疸、发绀、潮红)、皮疹、瘀点(斑)、脱屑、色素沉着,毛发有无异常,皮肤弹性、皮下脂肪的厚度,有无水肿及水肿的性质。

4. 淋巴结　检查枕后、颈部、耳后、腋窝、腹股沟等处淋巴结的大小、数目、活动度、质地、有无粘连和(或)压痛等。

5. 头部

(1)头颅:观察头颅大小、形状,必要时测量头围;前囟大小及紧张度、是否凹陷或隆起、小婴儿要观察有无枕秃和颅骨软化、血肿、产瘤或颅骨缺损等。

(2)面部:有无特殊面容,眼距大小,鼻梁高低,注意双耳位置和形状等。

（3）眼、耳、鼻　有无眼睑水肿、下垂、闭合不全、眼球突出、斜视、结膜充血、眼脓性分泌物、角膜混浊、瞳孔大小、对光反射；检查双耳外形，外耳道有无异常分泌物、局部红肿及外耳牵拉痛；观察有无鼻翼扇动、鼻腔异常分泌物及通气情况。

（4）口腔：口唇有无苍白、发绀、干燥、口角糜烂、疱疹。口腔黏膜有无白膜和麻疹黏膜斑，牙齿数目及龋齿数，舌质、舌苔颜色。咽部检查放在最后，观察双侧扁桃体是否肿大，有无充血、分泌物、脓点、伪膜及咽部有无溃疡、充血、滤泡增生、咽后壁脓肿等情况。

6. 颈部　有无斜颈、短颈等畸形，颈椎活动情况；甲状腺有无肿大，气管位置是否居中；颈静脉充盈及搏动情况等。

7. 胸部

（1）胸廓：检查有无鸡胸、漏斗胸、肋骨串珠、肋膈沟、肋缘外翻等佝偻病的体征；胸廓两侧是否对称，心前区有无隆起，有无桶状胸、肋间隙饱满、凹陷、增宽或变窄等。

（2）肺：观察呼吸频率、节律和深浅有无异常，有无呼吸困难、三凹征等；因小儿胸壁薄，故叩诊时用力要轻或用直接叩诊法，用两个手指直接叩击胸壁。听诊时正常小儿呼吸音较成人响，呈支气管肺泡呼吸音，听诊时尽量保持小儿安静，小儿啼哭后深吸气时注意有无细湿啰音。

（3）心：观察心前区是否隆起，心尖搏动强弱和搏动范围、正常小儿心尖搏动范围在 2~3cm^2 之内；触诊时有无震颤，并应注意出现的部位和性质。叩诊心界时用力要轻才易分辨清、浊音界线。小儿心脏听诊应在安静环境中进行，听诊器胸件要小。学龄前期及学龄儿童常可闻及生理性杂音或窦性心律不齐。

8. 腹部　观察大小和形状，腹壁有无静脉曲张、脐疝，能否见肠型或蠕动波。新生儿应注意脐部有无分泌物、出血，脐疝大小。触诊时尽量争取小儿的合作，检查者的手应温暖、动作轻柔。如小儿哭闹不止，可利用其吸气时作快速触诊，检查有无压痛时要观察小儿的表情，不能仅依靠小儿的回答。正常婴幼儿肝脏可在肋缘下 1~2cm 处触及，无压痛。小儿腹部听诊时有时可闻及肠鸣音亢进，如听到血管杂音要注意杂音的部位、性质和强弱。

9. 脊柱和四肢　有无畸形、躯干与四肢的比例和佝偻病体征，如"O"形或"X"形腿、手镯、脚镯、脊柱侧弯等；观察有无杵状指、多指（趾）畸形等。

10. 会阴、肛门和外生殖器　观察有无肛门闭锁、肛裂、尿道畸形等；肛门周围有无糜烂、潮红、渗出，有无触痛；女孩有无阴道分泌物、畸形；男孩有无隐睾、包皮过长、鞘膜积液和腹股沟疝等。

11. 神经系统　根据病种、病情、年龄等选择必要的检查。

（1）一般检查：包括小儿神志、精神状况、面部表情、动作语言发育、反应灵敏度、肢体动作能力、有无异常行为等。

（2）神经反射：新生儿期特有的反射如吸吮反射、握持反射、拥抱反射是否存在。有些神经反射有其年龄特点，如新生儿和小婴儿期提睾反射、腹壁反射较弱或不能引出，但跟腱反射亢进，可出现踝阵挛；2 岁以下的小儿巴宾斯基（Babinski）征可呈阳性，但单侧阳性则有临床意义。

（3）脑膜刺激征：有无颈强直、凯尔尼格（Kernig）征和布鲁津斯基（Brudzinski）征，是否阳性，检查方法同成人，由于小儿不配合，要反复检查才能正确判定。

（三）体格检查记录方法

体格检查项目在检查时可根据实际情况来安排顺序，但体格检查结果记录应按一般状况、一般测量、皮肤、浅表淋巴结、头部、颈部、胸部、腹部、脊柱、四肢、肛门和外生殖器、神经系统的顺序书写,不仅阳性体征要记录,重要的阴性体征结果也要记录。

第三节　儿科疾病诊疗原则

儿童时期是一个生长发育的过程,不同时期的小儿在生理、病理、心理和社会特点上有其特有的特点,其患病的原因、疾病过程及转归等方面与成年人有着很大不同,因此在疾病的诊疗上应充分考虑年龄特点。不同年龄小儿的表达能力不同,要求儿科医护人员在治疗过程中要仔细观察和准确判断,熟练掌握小儿的护理、用药和心理等各方面的诊疗原则,确保患儿疾病康复。

一、护理的原则

在疾病治疗过程中,良好的护理是促进患儿康复极为重要的一个环节,许多治疗操作均通过儿科护理工作来实施。护理工作不仅仅是护士的工作,儿科医师也应密切关注和熟悉小儿护理工作,医护共同协作,以提高治疗效果。

1. 细致的临床观察　临床所观察到的患儿细微的或不典型的表现,都应考虑其可能存在的病理改变。如婴儿哭闹可能是正常的生理要求,也可能是疾病的表现,只有细致的观察,才是鉴别两者的关键。

2. 合理的安排小儿病室及生活　病室要整洁、安静、舒适,空气新鲜、流通,温度适宜。可根据年龄、病种、病情和护理要求合理安排病房及病区:①按年龄分病区,如新生儿和早产儿病室、小婴儿病室、年长儿病室等。②按病种分病区,将同类患儿集中管理,传染病则按病种隔离。③按病情分病房,重危者收住抢救监护病室,恢复期病儿可集中一室。安排好小儿生活,保证充足的睡眠和休息,病情观察应尽量不影响患儿的睡眠,诊断和治疗操作尽可能集中时间进行,定时进餐。

3. 防止医源性疾病发生　医护人员在接触患儿的前、后均应洗手,定时清扫、消毒病室,防止交叉感染;正确、规范地应用导尿、穿刺等各种治疗方法,重视无菌操作,防止感染的发生;医护人员在检查或治疗完毕后要及时拉好床栏,拿走所用物品如体温表、药杯等,以免小儿玩耍误伤,喂药喂奶要时将小儿抱起,避免呛咳、呕吐引起窒息,防止意外的发生。

二、饮食治疗原则

根据病情选择适当的饮食,促进疾病康复;不当的饮食可使病情加重,甚至危及生命。

1. 乳品　①稀释乳:可供新生儿或早产儿食用。②脱脂奶:分为半脱脂或全脱脂奶,因脂肪含量低,只供腹泻或消化功能差者短期食用。③酸奶:牛乳加酸或经乳酸杆菌发酵而成,其蛋白凝块小、易消化,供腹泻及消化力弱的病儿食用。④豆奶:适用于乳糖吸收不良和牛乳过敏的小儿。⑤无乳糖奶粉:不含乳糖,含蔗糖、葡萄糖聚合体、麦芽糖糊精、玉米糖浆,适于长期腹泻、有乳糖不耐受的婴儿食用。⑥低苯丙氨酸奶粉:用于确诊为苯丙酮尿症的婴儿。

2. 一般膳食　①普通饮食:采用易消化、营养丰富、热能充足的食物。②软食:介于普通饮食和半流质饮食之间。将食物烹调得细、软、烂,如稠粥、烂饭、面条、馒头、肉糜、鱼羹等,供消化功能尚未完全恢复或咀嚼能力弱的患儿。③半流质饮食:介于软食和流质之间。呈半流体状或羹状,由牛乳、豆浆、稀粥、烂面、蒸蛋羹等组成,可加少量饼干、面包,适用于消化功能弱,不能咀嚼吞咽大块固体食物的患儿。④流质饮食:全部为液体,如牛乳、豆浆、米汤、蛋花汤、冲藕粉、牛肉汤、果汁等,不需咀嚼就能吞咽,且易于消化吸收,适用于高热、消化系统疾病、急性感染、胃肠道手术后病儿,亦可用于鼻饲。流质饮食提供的热量与营养素均低,只供短期食用。

3. 特殊膳食 ①少渣饮食:纤维素含量少,易消化,对胃肠刺激性小,适用于胃肠感染患儿。②无盐及少盐饮食:无盐饮食每日食物中含盐量在3g以下,烹调膳食不另加食盐。少盐饮食则每天供给1g氯化钠,供心力衰竭和肝、肾疾病出现水肿的患儿食用。③高蛋白膳食:在一日三餐中添加富含蛋白质的食物,如鸡蛋、瘦肉、豆制品等,适用于营养不良、消耗性疾病患儿。④低脂肪饮食:膳食中不用或禁用油脂、肥肉等,适用于肝病患儿。⑤低蛋白饮食:膳食中减少蛋白质含量,以碳水化合物如马铃薯、水果等补充热量,用于尿毒症、肝性脑病和急性肾炎的少尿期患儿。⑥低热能饮食:日常三餐的普通饮食中减少脂肪和碳水化合物的摄入量,但要保证蛋白质和维生素的需要量,可选用鱼、蛋、瘦肉、豆类和蔬菜等,供单纯性肥胖症的小儿。⑦贫血饮食:每日增加含铁食物,如动物血、动物肝、各种肉类等。⑧代谢病专用饮食:如低苯丙氨酸奶粉用于苯丙酮尿症的患儿,不含乳糖食物用于半乳糖血症病儿,糖尿病饮食等。

4. 检查前饮食 进行某些化验检查前对饮食有特别的要求,如消化道出血检查的潜血膳食要求患儿连续3天饮食中不含肉类、动物肝脏、血和绿叶蔬菜等的饮食;胆囊和胆管功能检查的胆囊造影膳食要求患儿用高蛋白、高脂肪膳食如油煎荷包蛋等,使胆囊排空等。

5. 禁食 因术后或消化道出血等原因不能进食的小儿,但应注意静脉供给热量,并保持水、电解质平衡。

三、药物治疗原则

处于生长发育中的小儿因器官功能发育尚不完善,对药物的毒副作用较成年人敏感,故药物选择时须慎重、确切,剂量恰当,应充分了解小儿药物的特点,掌握药物性能、毒副作用、适应证与禁忌证,精确计算药物剂量,选择适当的用药方法。

(一) 小儿用药的主要特点

1. 不同年龄小儿药物在组织内的分布不同 如巴比妥类、吗啡、四环素在幼儿脑浓度明显高于年长儿。

2. 不同年龄小儿对药物的反应不同 如吗啡对新生儿呼吸中枢的抑制作用明显高于年长儿,麻黄碱使血压升高的作用在未成熟儿却低得多。

3. 肝脏解毒功能和肾脏排泄功能不足 特别是新生儿和早产儿,肝脏和肾脏发育尚不成熟,对某些药物及其分解产物的代谢延长,增加了药物的血液浓度和药物的毒性作用。

4. 先天遗传因素 家族中有遗传疾病的患儿对某些药物的先天性异常反应,对家族中有药物过敏史者要慎用该类药物。

(二) 小儿用药选择

应结合小儿年龄、病情慎重选择药物,注意观察用药效果和毒副作用。

1. 抗感染药物 小儿患感染性疾病时常使用抗生素,应根据不同病种、病情、年龄等选择用药。小儿应用抗生素必须严格掌握适应证,有针对性地使用,通常以应用一种抗生素为宜,如应用大量或多种抗生素,特别是广谱抗生素时可发生鹅口疮、菌群失调等。使用抗生素时还应注意药物毒副作用,如链霉素、卡那霉素、庆大霉素等有肾毒性和耳毒性;氯霉素可抑制骨髓造血功能,新生儿和未成熟儿使用则可出现"灰婴综合征"。

2. **肾上腺皮质激素的应用** 短疗程多用于哮喘发作、严重感染(与抗生素合用)及过敏性疾病。中疗程用药(几周至几个月)多用于肾病综合征、免疫性疾病及白血病。较长期的用药,对水、电解质、蛋白质、脂肪代谢均有影响,还能抑制骨骼生长,影响体格发育,并可引起骨质疏松、肌肉萎缩和库欣综合征。此类药应避免滥用,因用药后可使机体免疫力、反应性降低,会加重感染,且掩盖了原发疾病的性质,致使延误诊断、治疗,特别强调的是水痘患儿禁用肾上腺皮质激素。

3. **镇静止惊药** 对呼吸中枢有抑制作用的药如吗啡、可待因等一般不用,常用药物有地西泮、苯巴比妥、水合氯醛等。

4. **镇咳、祛痰、止喘药** 婴幼儿一般不用镇咳药,多选用祛痰药口服或雾化吸入,以利痰液咳出。氨茶碱为常用的止喘药,但对神经系统有兴奋作用,新生儿和小婴儿应慎用。

5. **泻药与止泻药** 小儿便秘一般不用泻药,多采用饮食调节或使用开塞露、甘油栓等通便法,以免引起水、电解质紊乱。小儿腹泻时不主张用止泻药,以免加重肠道内毒素吸收。

6. **其他药物的选择** 如小儿在应用利尿剂后较易发生低钠或低钾血症;早产儿、新生儿应用磺胺类、维生素 K_3 等药物可发生高胆红素血症,应慎用;小儿流感时应用阿司匹林,可引起瑞氏综合征(Reye syndrome),常用对乙酰氨基酚、布洛芬等。

(三) 给药方法

根据年龄、疾病及病情综合考虑选择给药途径、药物剂型和用药次数,以保证药效和减少患儿的痛苦。选择给药途径时应尽量选用患儿及其家长可以接受的方式给药。

1. **口服法** 是最常用的给药方法,对患儿身心的不良影响小。婴幼儿一般用糖浆、水剂、冲剂等,也可将药片捣碎后加糖水吞服。年长儿可用片剂或药丸。小婴儿喂药时最好抱起或头略抬高,以免呛咳时将药吐出。

2. **注射法** 比口服法奏效快,但刺激大,易造成患儿恐惧,肌内注射次数过多还可造成臀肌挛缩,如非病情必需不宜采用。静脉推注多在抢救时应用,静脉滴注应根据年龄大小、病情严重程度严格控制滴速。

3. **外用药** 以软膏为多,也可用水剂、混悬剂、粉剂等。必须按规定给药,不可涂之过多过厚,用药时间不可过长。注意防止小儿用手抓摸误入眼、口发生意外。

4. **其他方法** 雾化吸入法较常用,含剂、漱剂只用于能合作的较大患儿。灌肠法小儿使用不多,可用缓释栓剂。

四、药物剂量计算

小儿用药剂量较成人更须准确。可按以下方法计算:

1. **按体重计算** 是最常用、最基本的计算方法。按下列公式计算:每日(次)剂量 = 体重(kg)× 每日(次)每千克体重所需药量。需连续应用数日的药如抗生素、维生素等,按每日剂量计算,再分 2~3 次服用;临时对症治疗用药如退热、催眠药等,常按每次剂量计算。患儿体重应按实际测量值为准,若计算结果超出成人剂量,则以成人量为限。

2. **按体表面积计算** 此法计算药量更为合理、准确,因其与基础代谢、肾小球滤过率等生理活动的关系更为密切。小儿体表面积计算公式为:

如体重≤30kg,小儿的体表面积(m^2)= 体重(kg)× 0.035+0.1

如体重 >30kg,小儿体表面积(m²)=(体重 kg-30)×0.02+1.05

每日(次)剂量 = 体表面积(m²)× 每日(次)每 m² 体表面积所需药量。

3. 按年龄计算 方法简单易行,用于剂量幅度大、不需十分精确的药物,如营养类药、止咳药等。

4. 从成人剂量折算 仅用于未提供小儿剂量的药物,所得剂量一般都偏小,不常用。

小儿剂量 = 成人剂量 × 小儿体重(kg)/50

采用任何方法计算的剂量,都要结合患儿具体情况,才能得出比较确切的药物剂量。如新生儿和小婴儿肾功能较差,一般药物剂量宜偏小;但对新生儿耐受较强的药物如苯巴比妥,则可适当加大剂量。

五、心理治疗原则

儿童心理治疗是指根据传统的和现代的心理分析与治疗理论而建立的系统治疗儿童精神问题的方法,可分为个体心理治疗、群体治疗和家庭治疗等;包括儿童心理、情绪和行为问题,精神性疾病和心身性疾病等。随着医学模式的转变,对小儿的心理治疗或干预不再仅仅是儿童心理学家和儿童精神病学家的工作,而应该贯穿于疾病的诊治过程中。由于心理因素在儿科疾病的治疗、康复中的重要性和普遍性越来越明显,要求儿科医务人员在疾病的治疗中重视各种心理因素,学习儿童心理学的基本原理,掌握临床心理治疗和心理护理的基本方法。

第四节 计划免疫与预防接种

计划免疫是根据小儿的免疫特点和传染病疫情的发生情况,制定的科学的免疫程序,是有计划、有目的地使用生物制品进行预防接种,以确保小儿获得可靠的抵抗疾病的能力,从而达到预防、控制和消灭传染病的目的。预防接种是计划免疫的核心。

一、免疫方式及常用制剂

1. 主动免疫及常用制剂 主动免疫是指给易感者接种特异性抗原,刺激机体产生特异性抗体,从而产生相应的免疫能力。是预防接种主要内容,但主动免疫制剂在接种后经过一定时间产生的抗体,在持续 1~5 年后逐渐减少,故还需适时进行加强免疫,巩固免疫效果。主动免疫常用制剂有菌苗、疫苗等。

2. 被动免疫及常用制剂 被动免疫是指未接受主动免疫的易感者在接触传染源后被给予相应的抗体,而立即获得免疫力。因抗体留在机体中的时间短暂,故主要用于应急预防和治疗。常用制剂有特异性免疫血清、丙种球蛋白等。

二、免疫程序

指儿童应该接种疫苗的先后次序、起始年龄、剂量、间隔时间和要求,达到合理使用疫苗的目的。按照我国卫生部的规定,1 岁以内必须完成卡介苗,脊髓灰质炎三价混合疫苗,百日咳、白喉、破伤风类毒素混合制剂,麻疹减毒疫苗及乙型肝炎病毒疫苗接种的基础免疫(表3-2)。此外,还可根据流行地区和季节,或根据家长自己的意愿,进行流感疫苗、腮腺炎疫苗、流行性脑脊髓膜炎疫苗、乙型脑炎疫苗、风疹疫苗等的接种。

表 3-2 儿童计划免疫程序

预防疾病	结核病	脊髓灰质炎	百日咳、白喉、破伤风	麻疹	乙型肝炎
接种疫苗	卡介苗（减毒活结核菌混悬液）	脊髓灰质炎三价混合疫苗	百日咳菌液、白喉类毒素、破伤风类毒素混合制剂	麻疹减毒活疫苗	乙肝疫苗
初种年龄	生后 2~3 天到 2 个月内	2 个月以上	3 个月以上	8 个月以上	出生时、1 个月、6 个月
接种方法	皮内注射	口服	皮下注射	皮下注射	肌内注射
接种次数	1	3（间隔 1 个月）	3（间隔 4~6 周）	1	3
复种年龄		4 岁时一次	1. 5~2 岁、7 岁时各一次	7 岁时一次	

三、预防接种禁忌证

有一般禁忌证和特殊禁忌证之分。一般禁忌证为急性传染病，包括有传染病接触史未过检疫期者；风湿病、严重心脏病、高血压、肝肾疾病；哮喘、湿疹、荨麻疹等严重过敏者；癫痫或惊厥史的小儿；慢性疾病急性发作者；最近 6 周曾注射丙种球蛋白制剂等。特殊禁忌证为免疫缺陷病、长期使用激素及免疫抑制剂病人禁忌接种活疫苗制剂；患有湿疹、化脓性中耳炎或严重皮肤病者禁忌接种百白破混合疫苗等。

四、预防接种的反应及处理

1. 一般反应 ①局部反应：接种后 24 小时内局部红、肿、热、痛现象，有时伴有局部淋巴结肿大，轻者不必处理，重者（红肿直径 5cm 以上，伴淋巴结炎）可局部热敷，并抬高患肢。②全身反应：主要表现为发热，部分病人可伴有头痛、寒战、恶心、呕吐、腹痛、腹泻等。轻者适当休息，重者可对症处理，高烧持续不退应做进一步检查、处理。

2. 异常反应 ①过敏性休克：于注射后数秒或数分钟内出现休克，如不及时抢救，可在短期内危及生命。应立即让患儿平卧，头稍低，注意保暖，吸氧，立即皮下或静脉注射 1∶1000 肾上腺素 0.5~1ml，必要时可重复注射，病情稍稳定后，尽快转入医院继续治疗。②晕针：在接种注射中或注射后数分钟内发生。轻者心慌、恶心、胃部不适、手足发木等；重者面色苍白、心跳加速、出冷汗、手足发凉。应立即让患儿头低平卧，饮用少量温开水或糖水，几分钟后不能恢复者，可针刺人中、合谷穴，若仍不能恢复者，皮下注射 1∶1000 肾上腺素。③过敏性皮疹：以荨麻疹最常见，在接种后几小时至几天内出现，服用抗组织胺药物后即可痊愈。④全身感染：免疫功能缺陷或功能低下者，接种减毒活疫苗后可扩散为全身感染，应及早发现，积极抗感染及对症处理。

五、各种疫苗的预防接种反应

卡介苗接种后 2 周左右局部可出现红肿浸润，8~12 周后结痂。若化脓形成小溃疡，腋下淋巴结肿大，可局部处理以防感染扩散，但不可切开引流；脊髓灰质炎三价混合疫苗接种后有极少数小儿发生腹泻，但往往不需治疗即可自愈；百日咳、白喉、破伤风类毒素混合制剂接种后局部可出现红肿、疼痛或伴低热、疲倦等，偶见过敏性皮疹、血管性水肿。若全身反应严重，应及时就诊；麻疹疫苗接种后，局部一般无反应，少数可出现轻微的麻疹，给予对症治疗即可；乙型肝炎病毒疫苗接种后个别人可有发热或局部轻痛，一般不必处理。

知识链接

小儿计划免疫程序口诀
出生乙肝卡介苗,二三四月服糖丸,三四五月百白破,八月麻疹周乙脑。

第五节　与小儿沟通的技巧

沟通是人与人之间的信息传递过程,是人类与生俱来的本能,是构成人际关系的基础。医患沟通贯穿于医疗全过程,是实现医患双方共同参与疾病诊治、恢复健康的重要环节,有效的医患沟通有利于医疗质量提高。小儿年龄、生长发育水平及心理发展有其不同特点,故与小儿及家长沟通时要根据小儿年龄、心理特点等组织沟通,并应用相应的沟通技巧。

一、交谈技巧

1. 主动介绍　初次接触患儿及其家长时医生要主动介绍自己,亲切询问小儿乳名、年龄、幼儿园或学校等小儿熟悉的生活与事情。同时鼓励小儿做自我介绍或提出疑问,避免只向家长询问,形成替代沟通的局面,小儿主动合作的积极性低。

2. 使用适当方式　医务人员需了解不同年龄患儿语言表达能力及理解水平,在谈话中,尽量不用模棱两可的语言,如"是不是""要不要"等,不用否定方式,而采用小儿能理解的方式。交流时适时提问、恰当引导、适时应和、适时语言重复,对患儿多鼓励、多夸奖。

3. 耐心倾听　沟通中医生要注意倾听,并与小儿交谈。倾听并不只听患儿所说的词句,还应注意其说话的音调、语言的选择及流畅程度、身体姿势等,即倾听包括注意语言行为和非语言行为。小儿具有自己的思维方式,医生应该关注他们的观点,鼓励他们进一步交谈,不要轻易打断他们的谈话或过早的做出判断,要仔细体会小儿表达的语句,以了解小儿的主要意思和真实情况。必要时可以应用复述、意译、澄清或总结等方法核实小儿的想法。

4. 重视声音效果　注意语气、声调、音量、语速等谈话时声音的技巧,促进与患儿沟通的顺利进行。如谈话中稍加停顿,给患儿理顺思路的时间;稍慢的语速,适当的音量,亲切的语气均能引起患儿的注意与反应。

5. 适时使用幽默　恰当地使用幽默,可以帮助患儿释放就诊时的紧张感,可以调整由于疾病所产生的压力,有效地帮助患儿更开放、更真诚的与医生沟通。

6. 注意保护隐私　即使年龄小,也有其个人世界,面对外部世界,他们需要宁静的自我空间进行幻想。医生要把小儿当做一个独立的人去尊重,与患儿沟通需要保护其隐私。

7. 真诚理解　小儿的情绪变化快,有时喜怒无常,应容许小儿在受伤时哭泣、在受挫时表达愤怒。对患儿某些幼稚、夸大的想象,应采取诚恳态度,表示接受与理解,不能敷衍了事,更不能以此作为讥笑及打断患儿的话题,从而失去患儿的信任。适当的触摸、温和的表情、简单的问候,都可以使患儿减轻伤痛,并逐渐接受即使是不愉快的事实。

二、非语言沟通技巧

1. 亲切和蔼的情感表达　在非语言沟通中,医生亲切和蔼的情感表达是必不可少的。

它有助于患儿缓解紧张情绪,增加交流的主动性。即使是不会用语言表达的婴儿,看到医生表情严肃的面对自己时也会很紧张,甚至哭啼。因此,医生要保持良好的情绪,让患儿经常能见到医生的微笑,缩短医患感情上的距离。恰到好处的肢体动作表达,一个搀扶动作,一个轻拍肩膀的鼓励,一套动作轻柔、标准有序的检查手法,都会拉近医生与患儿的距离,增进医患之间的感情,增加患儿及家属对医生的信赖。

2. 平等尊重的体态动作 平等相待,尊重患儿。患儿对非语言性交流高度敏感,谈话时应与其保持同一水平,并保持目光接触,适当的应用面部表情以及身体的姿势(身体稍向前倾而不是向后靠),表达出医生对交谈感兴趣以及愿意听他谈话,促进交流。

三、游戏沟通技巧

1. 了解游戏 为了适应沟通的需要,医生应对游戏的内容、规则有所了解,以加快与患儿熟悉的过程。如在游戏开始时对规则、程序的制订,游戏结束后对结果的议论等,医生都能参与其中,使患儿在不知不觉中消除对医生的陌生、拘束感,将其作为朋友对待。

2. 安排合理 在游戏组织中,要考虑患儿的不同年龄与心理发展特点,选择安排感兴趣并适合患儿的游戏。如婴幼儿只能做简单的类似藏猫游戏,通过与医生游戏的交流,患儿对医生从开始的生疏逐渐转变为熟悉;对好奇心很强的学龄前患儿,可与之做具有探索性的纸牌、魔术等游戏,加快沟通的过程。

四、分析绘画技巧

绘画可帮助小儿表达感觉,反映小儿的心理状态,医生对患儿的绘画应仔细观察,同时还要结合小儿的背景资料及具体情况全面综合细致的分析。

患儿的特点造就了儿科医患沟通的多样性,实现儿科有效医患沟通不但要求儿科医生要运用语言交谈沟通技巧,还要学会非语言沟通技巧、游戏沟通技巧、分析绘画技巧等多种形式沟通,使医患融洽相处,达到尽快促进患儿恢复健康的目的。

本章小结

> 儿童保健工作应从婚前咨询开始,直到生后各阶段养育。熟悉小儿各年龄期的保健特点及措施,对保障其身心健康非常重要。掌握小儿计划免疫程序,按时预防接种,增强小儿抵抗疾病的能力,达到预防结核、乙肝、脊髓脊髓灰质炎、麻疹等疾病的目的。熟悉儿科病史采集及体格检查的特点,为小儿疾病的诊断打下良好的基础。儿科疾病诊治原则中重点学会小儿用药的特点及药物剂量的计算(特别是按体重计算),对指导小儿合理选择和使用药物尤为重要。此外,了解与小儿沟通的技巧,可为医生诊疗工作顺利进行打下良好基础。

(熊永红)

 目标测试

A1 型题

1. 新生儿期的保健重点是

    A. 体格锻炼   B. 监测生长发育   C. 重视早教

    D. 建立访视制度   E. 培养良好习惯

2. 婴儿期保健的重点是

    A. 提倡母乳喂养,合理添加辅食   B. 进行生长发育系统监测

    C. 完成基础免疫   D. 预防意外伤害和中毒

    E. 先天性代谢性疾病筛查

3. 儿童保健的具体措施为

    A. 护理   B. 计划免疫   C. 意外事故的预防

    D. 儿童心理卫生   E. 以上都是

4. 下列不属于我国规定1岁内必须完成的计划免疫的是

    A. 麻疹疫苗   B. 乙型肝炎疫苗   C. 流脑疫苗

    D. 卡介苗   E. 脊髓灰质炎疫苗

5. 下列哪项不属于预防接种的异常反应

    A. 晕针   B. 过敏性休克   C. 血清病

    D. 发热   E. 过敏性皮疹

6. 儿科病历中最具有儿科特点的内容是

    A. 主诉   B. 现病史   C. 既往史

    D. 个人史   E. 家族史

7. 小儿药物剂量中最常用的计算方法为

    A. 按年龄计算   B. 按体重计算   C. 按体表面积计算

    D. 按成人剂量计算   E. 按疾病种类计算

8. 卡介苗初种的时间一般为

    A. 初生儿   B. 2个月   C. 4~6个月

    D. 8~12个月   E. 3岁

A2型题

9. 6个月大的女婴进行免疫接种后第二天接种部位出现直径3cm的红肿伴淋巴结肿大,属于

    A. 局部轻度反应   B. 局部中度反应   C. 局部重度反应

    D. 全身弱反应   E. 全身重度反应

10. 3个月大的早产儿需补种卡介苗,正确的做法是

    A. 立即接种   B. PPD试验阴性后再接种

    C. PPD试验阳性后再接种   D. 4个月后再接种

    E. 与百白破疫苗同时接种

B型题

(11~13题共用答案)

    A. 孕母保健   B. 完成基础计划免疫

    C. 加强生理、心理卫生教育   D. 预防近视和龋齿

    E. 加强性知识教育

11. 胎儿期保健重点是

12. 学龄期保健重点是

13. 青春期的保健重点是

（14~16题共用答案）
    A. 新生儿   B. 2个月   C. 3个月   D. 5个月   E. 8个月

14. 脊髓灰质炎疫苗开始接种时间是
15. 百日咳、白喉、破伤风联合疫苗开始接种时间是
16. 麻疹疫苗开始接种时间是

第四章　营养与营养障碍性疾病

 学习目标

1. 掌握：母乳喂养的方法及辅食的添加原则；营养不良、维生素D缺乏性佝偻病、手足搐搦症的病因、临床表现、诊断和防治。
2. 熟悉：小儿能量与营养素的需求；人工喂养及混合喂养的方法；小儿肥胖症临床表现、诊断和治疗。
3. 了解：幼儿营养与膳食安排；营养不良、小儿肥胖症的病因、发病机制以及鉴别诊断。

第一节　能量与营养素的需求

营养是指人体获得和利用食物维持生命活动的整个过程。食物中经过消化、吸收和代谢能够维持生命活动的物质称为营养素。营养是保证小儿正常生长发育、身心健康的物质基础。

营养素分为能量、宏量营养素（碳水化合物、蛋白质、脂类）、微量营养素（矿物质及维生素）、其他膳食成分（水、膳食纤维）。

一、儿童能量的需要

能够供给人体能量的三大营养素是碳水化合物、蛋白质、脂类。人体能量代谢的最佳状态是达到能量消耗与摄入平衡，如能量摄入过多或过少，则出现营养失调，对人体健康不利。正常小儿对能量的需要包括基础代谢、生长发育、食物的热力作用、活动消耗和排泄损失五个方面。

 知识链接

能量单位的换算

　　能量的单位是千焦（kJ）或千卡（kcal），1kcal＝4.184kJ 或 1kJ＝0.239kcal。1g 碳水化合物产能 4kcal（16.8kJ）、1g 蛋白质产能 4kcal（16.8kJ）、1g 脂肪的产能 9kcal（37.8kJ）。

1. 基础代谢　指在清醒而安静的状态下，为维持生命各器官进行最基本的生理活动所需要的能量。小儿基础代谢的能量需要量较成人相对较高，且随年龄增长逐渐减少。婴儿基础代谢的能量需要约占总能量的 50%~60%，约为每日 55kcal（230kJ）/kg，7 岁时约为每日

44kcal（184kJ）/kg，12 岁时接近成人约为每日 30kcal（126kJ）/kg。

2. 生长发育所需 此项能量所需为小儿独有的能量需要，与小儿生长发育的速度成正比，生长发育的速度越快，需要量越多。婴儿期生长发育的速度最快，所需能量约占总能量的 25%~30%，以后逐渐减少。

3. 食物的热力作用 指食物在消化、吸收和代谢过程中所消耗的能量。与食物成分有关，蛋白质的食物热力作用最大，婴儿摄入食物含蛋白质量高，此项能量约占总能量的 7%~8%，年长儿为混合膳食约占总能量的 5%。

4. 活动消耗 此项能量需要量与身体大小、活动强度、活动持续时间及类型有关，活动所需能量个体波动较大，并随年龄增长而增加。当能量摄入不足时小儿首先表现为活动减少。

5. 排泄损失 正常情况下未能消化吸收的食物的损失，约占总能量的 10%，腹泻时可成倍增加。

婴儿每日所需总能量约为 110kcal/kg（460kJ/kg），以后每增长 3 岁每日能量需要量约减少 10kcal/kg（42kJ/kg），至 15 岁时为每日 60kcal/kg（250kJ/kg）。

> **考点提示**
>
> 婴儿基础代谢的能量需要约占总能量的 50%~60%，生长发育所需能量约占总能量的 25%~30%。生长发育所需能量为小儿独有的能量需要。

二、营养素的需要

1. 蛋白质 蛋白质主要功能是构成人体组织细胞的主要成分，维持人体的生理功能；次要功能是提供能量，占总能量的 8%~15%。1 岁内婴儿蛋白质的推荐摄入量为每日 1.5~3g/kg。与人体蛋白质氨基酸模式接近的食物，生物利用率高，称为优质蛋白质，其主要来源于动物和豆类蛋白。小儿蛋白质长期供给不足可导致营养不良等疾病；供给过多可导致消化功能紊乱。

2. 脂类 包括脂肪（甘油三酯）和类脂，具有提供能量、维持正常体温和防止散热、保护脏器等作用。脂肪供能占总能量的百分比：6 个月以下为 45%~50%，6 个月 ~2 岁为 35%~40%，2~7 岁为 30%~35%，7 岁以上为 25%~30%。婴儿脂肪的需要量为每日 4g/kg。脂类主要来源于乳类、肥肉、蛋黄及植物油等。脂类供给不足可导致营养不良，供给过多可导致食欲减退和腹泻。

3. 碳水化合物 为供应人体能量的主要物质。多以糖原形式存在于肝脏和肌肉内。2 岁以上小儿糖类提供的能量应占总能量的 55%~65%。糖类主要来源于谷类和根茎类食物，长期供给不足可导致营养不良、酸中毒和水肿。

4. 矿物质 为机体构成成分，是调节人体生理功能所必需物质。在矿物质中，人体含量大于体重的 0.01% 的元素称为常量元素，如钙、钾、镁、钠、磷、氯等。体内含量很少，需通过食物摄入，并具有一定生理功能的元素称微量元素，如碘、硒、铜、铁、锌等。常见矿物质的作用和来源见表 4-1。

表4-1 常见矿物质的作用及来源

种类	作用	来源
钙	参与凝血,构成骨骼和牙齿的主要成分;能降低神经肌肉的兴奋性	某些绿叶蔬菜、乳类、蛋类
磷	是骨骼、牙齿、细胞核蛋白及各种酶的主要成分;协助糖、脂肪和蛋白质的代谢;维持酸碱平衡	乳类、肉类、豆类和谷类
铁	是血红蛋白、肌红蛋白、各类酶系统及细胞色素的主要成分	血、肝、蛋黄、肉类、绿叶蔬菜
锌	多种酶的成分;协助维持正常的味觉;促进生长发育	鱼、蛋、肉、全谷、麦胚
镁	构成骨骼和牙齿成分;激活糖代谢酶;与神经肌肉兴奋性有关;参与细胞代谢过程	谷类、豆类、肉类、乳类、干果
碘	为甲状腺素的主要成分	海带、紫菜、海鱼

5. 维生素 是保障小儿正常发育,维持机体生理功能和调节新陈代谢不可缺少的一类物质,但不供给能量。维生素可分为脂溶性维生素(维生素 A、D、E、K)和水溶性维生素(B族、C)两大类。脂溶性维生素可储存在体内,不需每日供给,蓄积过多可致中毒;水溶性维生素不能储存在体内,需每日供给,缺乏时症状出现迅速,过量一般不发生中毒。常见维生素的作用及来源见表4-2。

表4-2 常见维生素的作用及来源

元素种类	作用	来源
维生素 A	促进生长发育;形成视紫质所必需的成分;维持上皮细胞的完整性	肝、牛奶、鱼肝油、有色蔬菜和水果
维生素 B_1(硫胺素)	构成脱羧辅酶,是糖代谢所必需;促进生长发育;维持神经、心肌活动;促进胃肠蠕动	麦麸、米糠、豆、花生、瘦肉
维生素 B_2(核黄素)	视黄酶的主要成分,参与体内氧化过程;维护皮肤、口腔的健康	肝、蛋、鱼、乳类、谷类、蔬菜
维生素 PP(烟酸、尼克酸)	体内氧化过程所必需,维护皮肤、黏膜和神经的健康,促进消化系统功能	肝、肾、瘦肉、鱼、谷类、坚果
维生素 B_6	各种辅酶的组成成分;参与神经、氨基酸和脂肪代谢	各种食物中,也由肠内细菌合成
维生素 B_{12}	参与核酸的合成;促进四氢叶酸的合成	肝、肾、肉等动物性食物
叶酸	其活动形式是以四氢叶酸参与核苷酸的合成,有造血作用	肝、肾、酵母、绿叶蔬菜
维生素 C	参与人体的氧化和还原过程;对神经递质、胶原蛋白的合成、类固醇的羟化、氨基酸的代谢、抗体及红细胞的生成等均有重要作用	各种新鲜蔬菜和水果
维生素 D	促进肠道对钙磷的吸收,调节钙磷代谢,促进骨骼的发育	人皮肤日光合成、肝、鱼肝油、蛋黄
维生素 K	在肝脏合成凝血酶原	肝、蛋、豆类、青菜;肠内细菌合成

6. 水 人体内所有的新陈代谢和体温调节活动都必须有水的参与才能完成。是机体不可缺少的物质,是体液组成的重要成分。年龄越小需水量相对越大,婴儿需水量为每日 150ml/kg,以后每增长 3 岁每日约减少 25ml/kg,成人每日需水量

 考点提示

1 岁以内婴儿约需能量为每日 110kcal/kg(460kJ/kg),需水量为每日 150ml/kg

为 40~50ml/kg。当水供给不足或丢失过多可导致脱水;摄入过多可导致水中毒。

7. 膳食纤维 主要来源于植物的细胞壁,是不被小肠酶消化的非淀粉多糖。主要包括五种构成物,即纤维素、半纤维素、果胶、树脂及木质素。膳食纤维主要功能是:软化大便,增加粪便体积,促进肠蠕动;降解胆固醇;改善肝代谢;防止肠萎缩。小儿可从谷类、水果蔬菜中获得一定量的膳食纤维。

第二节　小儿喂养与膳食安排

婴儿喂养方式有母乳喂养、部分母乳喂养、人工喂养三种。

一、母乳喂养

母乳是满足婴儿生理和心理发育的最理想的天然食物,母乳含热量高、营养物质比例合适,且含有大量的免疫物质,对婴儿的健康生长发育有着不可替代的作用。大量的研究表明,母乳具有无比的优越性,现在,全世界都在大力提倡母乳喂养,世界卫生组织提出要实现 4 个月内婴儿纯母乳喂养率达到 80% 的总目标。我国把每年 5 月 25 日定为"母乳喂养宣传日"

(一)母乳的成分

母乳的成分随产后不同时期而有所改变,产后 4~5 天内的乳汁称为初乳,量少,稠而略带黄色,含较多球蛋白质、微量元素和免疫物质,每日量约 15~45ml,对新生儿的生长发育及增强抗感染能力十分重要;6~10 天的乳汁为过渡乳,成分介于初乳和成熟乳之间;11 天至 9 个月的乳汁称为成熟乳,量增多,脂肪高、蛋白质及矿物质减少,每日量约 700~1000ml,成分较为稳定;10 个月以后的乳汁称为晚乳,总乳量减少,营养成分降低。各期人乳成分比较见表 4-3。

表 4-3 各期人乳成分(g/L)

	初乳	过渡乳	成熟乳
蛋白质	22.5	15.6	11.5
脂肪	28.5	43.7	32.6
糖类	75.9	77.4	75.0
矿物质	3.08	2.41	2.06
钙	0.33	0.29	0.35
磷	0.18	0.18	0.15

(二)母乳喂养的优点

1. 营养丰富、吸收利用率高 人乳中各种营养素比例适宜,含蛋白质、脂肪、糖类的比例为 1:3:6,符合营养素需要的比例,易消化吸收;钙、磷比例为 2:1,有利于钙的吸收;铁含量与牛乳相同,但吸收率是牛乳的 5 倍;且含微量元素锌、碘、铜较多。人乳中含乙型乳糖多,可促进双歧杆菌、乳酸杆菌生长,同时抑制大肠杆菌生长,减少腹泻的发生。人乳含必需氨基酸比例适宜,蛋白质中含清蛋白多,酪蛋白少,在胃内形成的奶凝块小,易于消化吸收。人乳中含有脂肪酶,利于脂肪的消化吸收。人乳脂肪中含不饱和脂肪酸多,形成的脂肪球小,易消化吸收,并有利于脑的发育。人乳中含有丰富的维生素,但矿物质浓度低,适合婴儿肾发育水平。

2. 增强婴儿抗病能力 母乳中含有抗体及分泌型IgA,可减少呼吸道和消化道的感染;母乳含乳铁蛋白可抑制大肠杆菌及白色念珠菌生长;溶菌酶能抗革兰阳性细菌,使抗体的杀菌效能增强,有杀菌、抗炎、抗病毒和调理细胞因子的作用;双歧因子可促进乳酸杆菌生长,抑制大肠杆菌、痢疾杆菌等生长,减少肠道感染;人乳中还含有大量的巨噬细胞、淋巴细胞、补体等抗感染物质,能增强婴儿的免疫力。

3. 哺喂经济方便 母乳几乎无菌直接哺喂,温度、泌乳速度适宜,且乳量随小儿生长而增加,哺喂时可增进母子感情,有利于婴儿心理健康发育。

4. 有益母体健康 促进子宫收缩与复原,利于产后康复;推迟排卵,减少再次受孕的机会;减少乳腺癌和卵巢癌的发生。

 知识链接

婴儿饥饱的判断

婴儿吃奶后有种满足感,能安静入睡,这说明孩子已吃饱;若吃完奶后哭闹不安或咬着奶头不放,吃后睡不到1小时又醒来哭闹,表示没吃饱。此外,大小便是否正常、体重增长速度是否正常也可反映婴儿饥饱。

(三) 母乳喂养的护理

1. 产前准备 树立孕妇母乳喂养的信心;保证孕母的合理营养和充足的睡眠。

2. 乳头保健 孕母在妊娠后期每日用清水(忌用肥皂、酒精等)擦洗乳头;乳头平坦或内陷者用两手拇指从不同角度按捺乳头两侧并向周围牵拉,每日数次;每次哺乳后挤少许乳汁均匀的涂在乳头上;防止乳头皲裂及内陷而终止哺乳。

3. 早开奶,按需哺乳 孕母、婴儿健康状况良好时应越早开奶越好,一般生后15分钟~2小时内即可哺乳,早开奶可促进产妇缩宫素和催乳素的分泌,可减少产后出血和促进乳汁的分泌。按需哺乳是根据婴儿需要不限制时间和次数随时哺乳。此外,频繁吸吮乳头的刺激也有利于乳汁的分泌。

4. 哺乳指导 哺乳前,母亲洗净双手和乳头,取舒适的体位,然后将婴儿的身体转向母亲,并贴紧母亲,母亲的手呈"C"字形托住乳房,将乳头接触婴儿的嘴唇,当小儿张口时,将乳头和大部分的乳晕放入口中,如果是有效的吸吮,可见到婴儿有吞咽动作,且面颊部不会凹陷。哺乳时要一侧乳房吸空后再吸另一侧,两侧乳房交替进行。若一侧乳房奶量已能满足婴儿需要,下次则先吃未排空的一侧,尽可能使两侧乳房轮流排空。哺乳时注意保持婴儿呼吸道通畅,哺乳后应将婴儿抱直,头部紧靠母亲肩上,轻拍背部,使空气排出,然后保持右侧卧位,防止溢乳。

5. 哺乳禁忌 母亲感染HIV,重症心、肾疾病或精神疾病,急、慢性传染病,活动性结核,乳腺炎等,暂不宜哺乳。乙型肝炎病毒主要是通过胎盘或血液传播,因此,乙型肝炎病毒携带者并非哺乳禁忌证。

6. 断乳 随着小儿年龄的增长,母乳的质和量已不能完全满足小儿生长发育的需要,同时婴儿的各项生理功能的完善也使其逐步适应摄入非流质食物,故小儿应从4~6个月开始添加辅助食物,既满足小儿生长发育的需要,又为断乳做准备。在添加辅助食物的同时要

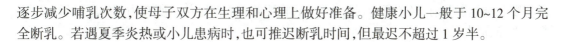

逐步减少哺乳次数,使母子双方在生理和心理上做好准备。健康小儿一般于10~12个月完全断乳。若遇夏季炎热或小儿患病时,也可推迟断乳时间,但最迟不超过1岁半。

二、人工喂养

4~6个月以内的婴儿因各种原因不能用母乳喂养,完全采用配方奶、兽乳等喂养者称为人工喂养。

(一) 兽乳的特点(以牛乳为例)

人工喂养效果不如母乳喂养,乳品的选择应尽可能接近母乳,人工喂养常用牛乳。牛乳中的乳糖含量低于人乳,主要为甲型乳糖,有利于大肠杆菌的生长;牛乳中酪蛋白多,清蛋白少,在胃内形成的凝块大;牛乳的氨基酸比例不当;牛乳中饱和脂肪酸多,形成的脂肪球大,且缺乏脂肪酶,不利于消化吸收;牛乳中不饱和脂肪酸(亚麻酸)低于人乳;钙磷比例不适宜,影响钙的吸收;牛乳中矿物质比人乳高3~3.5倍,肾脏负担较重。缺乏各种免疫因子,故牛乳喂养婴儿患感染性疾病的机会较多。

羊乳的营养价值与牛乳大致相同,乳蛋白质凝块较牛乳小,脂肪颗粒小,比牛乳容易吸收,但羊乳中叶酸含量较少,如长期哺喂可致营养性巨幼红细胞性贫血。

(二) 牛乳的改造

由于种类差异,兽乳所含的营养不适合人类的婴儿,故人工喂养或婴儿断离母乳时应首选配方乳。

1. 配方奶粉 是牛乳经加工处理后的改造奶制品,其营养成分更接近人乳,适合婴儿的消化能力和减少肾脏负荷。如降低酪蛋白、无机盐的含量;添加一些重要的营养素,如乳清蛋白、乳糖、不饱和脂肪酸、维生素和微量元素等。一般市售配方奶粉配有统一规格的专用小勺,如盛4.4g奶粉的专用小勺,一勺宜加30ml温开水;盛8.8g奶粉的专用小勺,一勺宜加60ml温开水。

2. 全牛乳的家庭改造 如无条件用配方奶而采用鲜牛奶喂养婴儿时,需要进行改造。具体方法如下:①加水:降低牛奶矿物质、酪蛋白的比例,减轻婴儿消化道、肾脏负荷。②加热:煮沸3~4分钟,既可达到灭菌的目的,又可使牛奶中的蛋白质变性,使之在胃内不易凝集成大块。③加糖:牛乳中乳糖含量低,加糖的目的是增加能量,使牛乳中宏量营养素的比例适宜,利于吸收,软化大便。一般每100ml牛奶中加蔗糖5~8g。

(三) 奶量摄入的估计(6个月以内)

1. 配方奶粉摄入量估计 一般市售婴儿配方奶粉100g约供能500kcal(2092kJ),婴儿能量需要量约为每日110kcal/kg(460kJ/kg),故需婴儿配方奶粉每日20g/kg。

2. 全牛奶摄入量估计 8%糖牛乳100ml约供能100kcal,婴儿能量需要量约每日110kcal/kg,故婴儿需8%糖牛乳每日110ml/kg。因牛乳蛋白质与矿物质含量较高,应在两次喂乳之间加水,每日需加水40ml/kg,使每日奶、水总液量达150ml/kg。

(四) 人工喂养的注意事项

乳液配制的浓度和量要适宜,不可过稀、过浓或过少。出生后1~2周内的新生儿可用2份牛乳加1份水,以后逐渐增至3:1或4:1乳,1~2个月即可喂全乳。乳液温度与体温相似,即将乳液滴在喂哺者手背或前臂内侧,以不烫手为宜。奶嘴的软硬度应适宜,奶嘴孔的大小以奶瓶倒置时瓶内液体能连续滴出为宜。哺乳前准备好婴儿及奶具,将婴儿抱起置于膝上,使之呈半卧位姿势,将奶瓶斜置,使乳汁充满奶嘴进行哺喂,每次哺喂时间约15~20分钟,喂后将婴儿竖抱于胸前,轻拍后背,排出空气后将婴儿置右侧卧位。所有用过的乳具每次用后都要洗净、消毒。

三、部分母乳喂养

母乳不足或因其他原因不能按时喂母乳者加用如配方奶、兽乳(牛、羊乳)进行喂养的方法称为部分母乳喂养。

1. 代授法 每日用人工喂养替代一次或数次母乳喂养,为代授法。此方法一般用于为断奶做准备或母亲因工作关系不能每次喂母乳者。

2. 补授法 每次先哺喂母乳,不足部分用人工喂养方法补充,适于母乳不足者。

四、辅助食品的添加

不论母乳喂养还是人工喂养,4~6个月后的婴儿单靠乳类食品已不能满足其生长发育的需要,且随乳牙的萌出,婴儿的消化系统发育日趋成熟,应及时添加辅助食品,并为断乳做好准备。

(一)辅食添加原则

婴儿一直进行乳类喂养,由于消化系统发育还不成熟,为使婴儿逐渐适应添加辅食,在食物添加过程中必须遵循循序渐进原则:由少到多,如蛋黄从1/4逐渐增至1个,使婴儿有一个适应的过程;由稀到稠,即从流质到半流质,再到固体食物;由细到粗,如从菜汁到菜泥,到碎菜;由一种到多种,婴儿习惯一种食物后再添加另一种;婴儿患病时,暂缓添加新品种。

(二)过渡期食物的引入

过渡期食物的引入见表4-4。

表4-4 过渡期食物的引入

月龄	食物性状	食物种类	餐数		进食技能
			主要营养源	辅助食物	
4~6	泥状食物	菜泥、水果泥、蛋黄、含铁配方米粉	6次奶(断夜间奶)	逐渐加至1次	用勺喂
7~9	末状食物	稀饭、烂面菜末、蛋、鱼泥、豆腐、肉末	4次奶1次水果	1餐饭	学用杯
10~12	碎食物	软饭、粥、面条、豆制品、碎肉、带馅食品	3次奶1次水果	2餐饭	自用勺

五、幼儿营养与膳食安排

(一)幼儿进食特点

1岁后小儿生长发育逐渐平稳,幼儿进食相对稳定。幼儿神经心理发育迅速,进食时表现出强烈的自我进食欲望,常对某些食物表现出强烈的喜恶,自我选择的食物种类和量也常常是适合自己生理需要的。因此,家长应尽量尊重小儿的选择,避免强迫小儿进食引起心理逆反甚至厌食。家庭成员进食的行为和对食物的喜好会对小儿的进食有一定的影响,因此,家长应言传身教,不挑食、偏食;营造良好的进食环境;专心进食,细嚼慢咽;进食要定时、定量,养成良好的进食习惯。

（二）幼儿的膳食安排

幼儿膳食中能量和各种营养素的摄入量需满足该年龄段儿童的生理需要,蛋白质供给量 40g/d 左右,其中优质蛋白应占总蛋白的 1/2,蛋白质、脂类和糖类的产能之比约为 1 : 3 : 6。膳食安排一般 4~5 餐(奶类 2~3 餐,主食 2 餐)为宜。

第三节　蛋白质 - 能量营养不良

病例

> 　　患儿,男,9 个月。因厌食、消瘦 1 个月入院。2 个月前因母亲患病突然断奶,采用人工喂养后开始少食、哭闹不安,并逐渐消瘦,大便每日 4~6 次,量不多,蛋花汤样便,无脓血。体查:T36℃,R31 次 / 分,P110 次 / 分,体重 5kg,身长 62cm。精神萎靡,皮肤苍白,皮下脂肪减少,心率 110 次 / 分,心音稍低钝,腹部皮下脂肪厚度 0.3cm,余正常。
> 　　请问:该患儿的致病原因及初步诊断是什么?
> 　　应采取哪些治疗措施?

　　蛋白质 - 能量营养不良简称营养不良,是由于能量和(或)蛋白质缺乏引起的一种慢性营养缺乏症,多发生于 3 岁以下婴幼儿。临床特点为体重不增或下降、皮下脂肪减少或消失、皮下水肿,常伴有全身各器官系统的功能障碍、抵抗力低下、多种维生素和矿物质缺乏。临床分为三种类型:消瘦型(能量供给不足所致),水肿型(蛋白质供给不足所致),消瘦 - 水肿型(又称为中间型)。

一、病因及发病机制

（一）病因

　　1. 摄入不足　喂养不当是营养不良重要原因,如母乳不足又未及时添加含蛋白质丰富的食品;奶粉调制过稀;未及时添加或添加不合理辅食;较大儿童具有长期挑食、偏食等不良的饮食习惯。

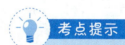

考点提示

　　婴幼儿营养不良最常见的原因是摄入不足(喂养不当)

　　2. 消化吸收障碍　迁延性腹泻、肠吸收不良综合征、过敏性肠炎等疾病影响食物的消化吸收;先天消化道性畸形如唇裂、腭裂、幽门狭窄等影响食物的摄入或消化吸收。

　　3. 需要或消耗量增加　早产、双胎或多胎;急、慢性传染病(如麻疹、肝炎、结核、慢性菌痢等)的恢复期;糖尿病、甲状腺功能亢进、肾病综合征等。

　　4. 其他　护理不当、活动过度、睡眠不足及精神因素等也可因摄入不足或消耗增加而导致营养不良。

（二）发病机制

　　1. 新陈代谢异常　由热量或蛋白质供给不足,机体正常新陈代谢难以维持,以至于消耗自身组织,首先动用体内储存的糖原,糖原不足或消耗过多,可致低血糖,重者可致低血糖性休克,抢救不及时可导致患儿突然死亡;继之动用脂肪,体内脂肪大量消耗,出现血清胆固醇浓度下降、脂肪肝;最后致使蛋白质氧化供能,使机体蛋白消耗,体内蛋白质代谢处于负氮平衡,当血清总蛋白浓度 <40g/L、清蛋白 <20g/L 时可出现低蛋白性水肿。由于组织(脂肪)消耗超过水分消耗,故体液相对较多,细胞外液呈低渗性状态,腹泻时易出现低渗性脱水、代谢性酸中毒、低钾及低钙血症。

2. 各系统器官减低 包括消化、心血管、肾脏、中枢神经系统及免疫功能均受影响,出现食欲不振及腹泻、血压偏低,特异性及非特异性免疫功能明显降低,极易并发各种感染。

二、临床表现

营养不良的早期表现是活动减少、体重不增等。随着营养不良的日益加重,患儿表现为消瘦,体重逐渐下降,皮下脂肪减少甚至消失,严重者可导致生长发育停滞,同时伴精神萎靡不振,各器官功能减退,并易发各种感染。营养不良患儿皮下脂肪减少或消失的顺序是首先为腹部,其次为胸部、背部、臀部、四肢,最后累及的是面颊。皮下脂肪厚度是判断营养不良程度的重要指标。主要可选取在腹部、背部、上臂等处测量,检查者拇指和食指相距 3cm,垂直捏起皮肤及皮下脂肪,用皮脂仪测量。

根据体重下降、皮下脂肪减少及组织器官功能损害的程度将婴幼儿营养不良分为三度,区别要点见表 4-5

表 4-5 婴幼儿营养不良的分度标准

	Ⅰ度	Ⅱ度	Ⅲ度
体重低于正常均值	15%~25%	25%~40%	40% 以上
腹部皮下脂肪厚度	0.8~0.4cm	<0.4cm	消失
身长	正常	减低	明显低于正常
皮肤	干燥	干燥、苍白	干燥、苍白、无弹性
肌张力	正常	明显减低、肌肉松弛	低下、肌肉萎缩
精神状态	正常	烦躁不安	萎靡、烦躁与抑制交替
组织器官功能低下	无	无	明显(体温、代谢率低)

三、并发症

营养不良患儿易出现各种并发症,最常见的是营养性贫血,以营养性缺铁性贫血多见;其次是各种维生素和矿物质缺乏,其中维生素 A 和锌缺乏常见;最严重的并发症是自发性低血糖,常发生在清晨,出现面色苍白、意识不清、呼吸暂停、脉搏减慢、体温不升等,如不积极抢救,可导致死亡;由于免疫功能下降,易出现各种感染,如呼吸道感染、中耳炎、鹅口疮、结核病等。

四、实验室检查

营养不良的早期常缺乏特异、敏感的诊断指标,如血清白蛋白浓度降低是营养不良特征性的改变,但出现较晚,半衰期长而不够灵敏。胰岛素样生长因子 1(IGF-1)水平降低被认为是诊断营养不良早期诊断灵敏、可靠指标。血清胆固醇浓度降低,血清淀粉酶、脂肪酶、胆碱酯酶、碱性磷酸酶等活力均下降,生长激素水平升高。

五、诊断

主要依据病史、体重下降、皮下脂肪减少、全身各器官系统功能障碍等临床表现做出初步诊断,然后按照症状和体征确定分度。营养不良是一组综合征,可由多种因素引起,若不消除病因,营养不良难以治愈,故必须通过详细询问病史和进一步的检查确定病因,做出病因诊断。

六、治疗

营养不良的治疗原则:以消除病因为主,调整饮食,促进消化功能,积极处理各种危及生命的并发症。

(一)消除病因

在病因明确的基础上,积极治疗原发病,如根治消化吸收障碍性疾病、手术纠正消化道畸形、控制感染性疾病、加强护理及改进喂养方法等。

(二)调整饮食

应根据病情轻重、消化功能强弱、患儿对食物耐受能力等调整饮食。Ⅰ度营养不良一般从每日 250~330kJ/kg(60~80kcal/kg)开始。Ⅱ度以上营养不良患儿常伴消化功能紊乱,骤然增加摄食量常不能适应,故饮食调整应遵守循序渐进、由少量逐渐增多的原则。Ⅱ度、Ⅲ度营养不良从每日 165~230kJ/kg(40~55kcal/kg)开始,逐渐增加,最后达每日 500~727kJ/kg。食物选择应尽可能选用高蛋白和高热量,富含维生素和矿物质的乳类、新鲜蔬菜和水果。

(三)促进消化

可给予各种消化酶如胃蛋白酶、胰蛋白酶等。口服多种维生素和铁剂。重症者可用蛋白同化类固醇制剂,如苯丙酸诺龙能促进蛋白质的合成,增进食欲,用法是每次 10~25mg,每周 1~2 次,连续用 2~3 周;食欲极差患儿可每日一次皮下注射胰岛素 2~3U,连用 1~2 周;锌制剂可提高患儿味觉敏感度,有增进食欲的作用,可口服葡萄糖酸锌每天 0.5~1mg/kg。

(四)积极处理危及生命的并发症

一旦发生自发性低血糖,应立即静脉注射 50% 葡萄糖,迅速升高血糖,避免猝死。营养不良患儿易发生腹泻,腹泻时可发生严重脱水、酸中毒、低钾、低钙及低镁血症,应按照小儿液体疗法的要求及时纠正。营养不良患儿免疫力低下,易发生各种感染,应及时选用有效抗生素控制感染。

(五)其他疗法

中医中药对治疗营养不良、调理脾胃、增进食欲有一定疗效,可酌情使用,如木香槟榔丸、小儿化积口服液等。此外,推拿、针灸及捏脊疗法等也有一定的疗效。

七、预防

合理喂养,大力提倡母乳喂养,及时添加辅助食品,纠正不良的饮食习惯;积极防治各种传染病;及时矫正各种先天畸形;推广使用生长发育监测图,如发现体重增长缓慢或不增,尽快查明原因,及早纠正。

第四节 单纯性肥胖

单纯性肥胖是由于小儿长期能量摄入超过消耗,导致体内脂肪过度积聚,体重超过参考值范围的一种营养障碍性疾病。体重超过同性别、同身高正常小儿体重均值的 20% 即称为肥胖。肥胖不仅影响小儿健康,而且与成年时代谢综合征发生密切相关。肥胖症可发生在任何年龄,多见于婴儿期、5~6 岁及青春期。目前,小儿肥胖症的发生率在我国呈逐年上升的趋势。

一、病因

主要病因为能量摄入过多和活动量过少,如长期摄入高脂肪、高能量的食物,缺乏适当的体育锻炼等。此外,肥胖症也与遗传有关,肥胖双亲的后代发生肥胖症的几率高达70%~80%,双亲之一肥胖的后代发生肥胖症的约为 40%~50%,双亲正常,后代发生肥胖症的仅 10%~14%。

二、发病机制

引起肥胖的主要原因是脂肪细胞数量增多或体积增大。人体脂肪细胞数量增多主要在出生前 3 个月、生后第 1 年和 11~13 岁三个阶段,肥胖若发生在这三个阶段,即引起脂肪细胞数量的增多,治疗较困难且易复发,应积极预防。而在其他时期发生的肥胖,脂肪细胞的数目正常而体积增大,治疗较易有效。肥胖儿对外界温度的变化反应不敏感,用于产热的能量消耗较正常儿少,有低体温倾向。肥胖儿常伴有血浆甘油三酯、胆固醇、极低密度脂蛋白及游离脂肪酸增加,高密度脂蛋白减少、嘌呤代谢异常、内分泌变化等。

三、临床表现

肥胖可发生于任何年龄,最常见于婴儿期、5~6 岁和青春期,男童多于女童。患儿表现为食欲旺盛且多喜食高热量、高脂肪食物。明显肥胖儿常有疲劳感,用力时气短或腿痛。严重肥胖小儿可出现胸廓及膈肌活动受限,使肺泡通气量不足,换气量减少,导致低氧血症、红细胞增多、心脏扩大及充血性心力衰竭甚至死亡,称为肥胖 - 换气不良综合征。肥胖小儿性发育较早,故最终身高常略低于正常儿。肥胖小儿常由于怕被人讥笑不愿与其他孩子交往,产生自卑、胆怯、孤独等心理障碍。

体格检查可见患儿皮下脂肪丰满而均匀分布,尤以面颊、肩部及腹部为甚。严重肥胖者可因腹部、臀部及大腿处皮下脂肪过多而使皮肤出现白色或紫色皮纹。女孩胸部丰满;男孩因大腿内侧和会阴部脂肪堆积,阴茎隐匿而被误认为阴茎发育不良。

四、实验室检查

肥胖儿常规应检查血压、血糖等,甘油三酯、胆固醇多增高;血清胰岛素增高;血生长激素水平降低。超声检查常有脂肪肝。

五、诊断及鉴别诊断

小儿肥胖的诊断以同性别、同身高正常小儿体重均值为标准,超过均值 10%~19% 为超重;超过 20% 以上可诊断为肥胖;超过均值 20%~29% 为轻度肥胖;超过均值 30%~49% 为中度肥胖;超过均值 50% 为重度肥胖。体重指数(BMI)是诊断肥胖症的另一个指标,体重指数是指体重与身长的平方之比(kg/m^2),当体重指数超过同年龄、同性别的第 95 百分位数可诊断为肥胖症。单纯性肥胖确诊时应与遗传性疾病、内分泌疾病引起的继发性肥胖相鉴别,如 Prader-Willi 综合征、肥胖生殖无能症、肾上腺皮质增生症等。

六、治疗

肥胖症的治疗原则是控制饮食(减少产热能性食物的摄入)、增加活动及消除心理障碍。其中,饮食疗法和运动疗法是最重要的两项治疗措施。

1. 控制饮食 在满足小儿基础营养及生长发育的前提下,限制患儿每日热能的摄入。多选择高蛋白、低脂肪、低糖类的食物,鼓励患儿多食用体积大、饱腹感明显而热能低的蔬菜类食物,如青菜、萝卜、黄瓜、番茄等,同时加适量的豆制品、瘦肉、鱼及蛋等优质蛋白。养成良好的饮食习惯如避免不吃早餐或晚餐过饱、减慢进食速度、细嚼慢咽等。

2. 增加运动 适当运动可促进脂肪的分解,使脂肪合成减少,蛋白质合成增加。鼓励患儿选择喜欢、有效且易于坚持的运动,如晨跑、散步、游泳等,每日坚持运动 1 小时左右,运动量以运动后轻松愉快、不感到疲劳为宜。不可急于求成,运动过度,这项措施必须循序渐进、持之以恒。

3. 心理护理 引导患儿正确认识自身形体的改变,解除其精神压力,消除自卑心理,帮助患儿树立信心,自觉接受和坚持治疗。

第五节 维生素 D 缺乏性佝偻病

 病例

> 女孩,11 个月。因近 2 个月来烦躁、睡眠不安、入睡后多汗来院就诊。患儿系足月顺产,人工喂养,6 个月开始添加蛋黄、米粉、肉汤、菜汤等辅食,尚不能站立,乳牙未出。查体:T36℃,R32 次/分,P110 次/分,体重 8.0kg,身长 70cm。神清,面色苍白,消瘦,有枕秃,头型呈"方盒样",胸部有明显肋膈沟,心肺正常,腹软,肝在右肋缘下 1cm,质软,肌张力低,余未见异常。血生化:血钙 2.0mmol/L,血磷 1.0mmol/L,碱性磷酸酶增高。X 线示骨干骺端增宽,呈毛刷状,杯口状改变,临时钙化带消失。
>
> 请问:1. 该患儿初步诊断何病?诊断依据是什么?
>
> 2. 应采取哪些治疗措施?
>
> 3. 当你今后遇到此类患儿时,应与哪些疾病鉴别?

维生素 D 缺乏性佝偻病是由于体内维生素 D 的缺乏,导致钙磷代谢异常,引起以骨骼生长发育障碍为主的全身慢性营养性疾病,严重者可致骨骼畸形。本病是儿科常见病,多发病,被我国卫生部列为小儿重点防治的"四病"之一。婴幼儿(尤其是婴儿)是发生维生素 D 缺乏性佝偻病的高危人群。冬春季发病较多,北方患病率高于南方。

一、维生素 D 的概述

1. 维生素 D 来源 ①内源性维生素 D:皮肤中的 7- 脱氢胆固醇在紫外线的光化学作用下转变成胆骨化醇(维生素 D_3),是人类维生素 D 的主要来源。②外源性维生素 D:动物性食物中含维生素 D_3 和植物性食物中含维生素 D_2,主要从食物中摄取,如鱼肝油、蛋黄及某些植物中。③胎儿可通过胎盘从母体获得维生素 D,胎儿体内储存的 25- 羟维生素 D_3,可满足生后一段时间的生长需要。

2. 维生素 D 活化　无论是内源性还是外源性维生素 D 均没有生物活性,进入人体后必须在肝脏 25-羟化酶的作用下转变成 25-羟维生素 D,25-羟维生素 D 通过血液循环,再在肾脏 1-羟化酶的作用下再次羟化转变成具有很强生物活性的 1,25-二羟维生素 D_3。

3. 维生素 D 生理功能　①促进肠道对钙磷的吸收。②促进肾小管对钙磷的重吸收,特别是对磷的重吸收,可提高血磷浓度,有利于骨骼的钙化。③促进骨的发育。一方面促进旧骨质脱钙,增加血中钙、磷的浓度;另一方面促进成骨细胞的功能,使血液内钙、磷沉积于骨骼,使骨骼不断生长。

二、病因及发病机制

(一)病因

1. 围生期维生素 D 不足　胎儿可从母体获得维生素 D,母亲孕期如患有严重营养不良、肝肾疾病、慢性腹泻,或早产、双胎均可导致婴儿体内维生素 D 储存不足。

2. 日光照射不足　是本病最主要原因。日光中紫外线照射不足,造成内源性维生素 D 生成减少。如寒冷地区冬季婴幼儿户外活动少;大城市由于高大建筑物较多阻挡日光照射,大气污染可阻隔部分紫外线;玻璃、衣物等都能影响光照强度。

3. 摄入不足　食物中的维生素 D 含量少,母乳、水果、蔬菜等含维生素 D 少,但母乳喂养的小儿因母乳中钙磷比例适宜,发生佝偻病的几率明显小于人工喂养小儿。

4. 需要量增加　婴幼儿特别是早产、双胎的小儿,生长发育的快,对维生素 D 的需要量相对较多,易发生佝偻病。

5. 疾病的影响　胃肠道及肝胆疾病影响维生素 D 的吸收;肝肾疾病影响维生素 D 的代谢。

> **考点提示**
>
> 婴幼儿佝偻病最主要、最常见的原因

(二)发病机制

维生素 D 缺乏时,肠道对钙、磷的吸收减少,使血钙、血磷降低,引起甲状旁腺继发性功能亢进,释放出较多的甲状旁腺素(PTH)。PTH 分泌增加加速骨质中的钙释放到血液中,使血钙浓度维持在正常或接近正常水平。但 PTH 同时也抑制肾小管对磷的重吸收,尿磷排出增加,钙磷乘积降低,使骨组织钙化过程发生障碍,成骨细胞增生,在局部造成骨样组织堆积、骨质疏松等。临床上出现一系列佝偻病症状和体征、血生化改变等。

三、临床表现

佝偻病好发于 3 个月至两岁的婴幼儿,主要表现为骨骼的改变、肌肉松弛和神经精神症状,严重可致生长发育迟缓,免疫力低下等。临床上可分为四期。

(一)初期

1. 神经精神症状　大多在 3 个月左右发病,主要为神经兴奋性增高的表现,如易激惹、烦躁、多汗、夜惊、枕秃等。其中以多汗最突出,且与室温、季节无关。由于多汗的局部刺激小儿经常摩擦枕部造成头发脱落,形成枕秃。

2. 无骨骼病变,骨骼 X 线可正常,或钙化带稍模糊。

3. 血生化检查　血钙正常或稍低,血磷降低,碱性磷酸酶正常或稍高,血清 1,

$25\text{-}(OH)_2D_3$ 下降。

（二）激期

1. 神经精神症状更明显,出现典型的骨骼改变。

（1）头部改变:①颅骨软化:多见于 3~6 个月婴儿。以手指按压枕骨或顶骨中央犹如压乒乓球样感觉。②方颅:多见于 7~8 个月出现。由于额骨和顶骨的骨样组织堆积过多而形成"方盒样"头型（从上往下看）。③出牙延迟:10 个月以上尚未出牙。④囟门晚闭:超过 18 个月前囟尚未闭合。

（2）胸部改变:①肋串珠:由于骨样组织堆积在肋骨与肋软骨交接处,从上到下排列成串珠样的半球形突起。多见于第 4 肋骨以下,以第 7~10 肋骨明显。称佝偻病串珠。②鸡胸、漏斗胸:胸骨和邻近的软骨向前突出,形成鸡胸;如胸骨剑突部向内凹陷,则形成漏斗胸。③肋膈沟:由于膈肌附着处的肋骨软化,吸气时牵拉内陷形成一水平凹陷称为肋膈沟或郝氏沟。

（3）四肢改变:①手镯、脚镯:多见于 6 个月以上小儿。骨样组织堆积在手腕、足踝部,形成环状隆起,触之似手镯、脚镯。②"O"或"X"形腿:多见于 1 岁以上患儿。由于下肢长骨骨质软化,站立、行走时重力压迫变形所致。

（4）其他:全身肌肉、韧带松弛,患儿表现为坐、立、行晚,可出现蛙状腹、脐疝及肝脾下垂等。小儿坐或站立后,由于韧带松弛、骨质疏松,造成脊柱后突或侧弯、骨盆形成三角骨盆或扁平骨盆,女性成年后可造成难产。

2. 血生化检查 血钙降低,血磷明显降低,碱性磷酸酶明显升高,钙磷乘积明显降低,血清 $1,25\text{-}(OH)_2D_3$ 下降。

3. X 线检查 显示长骨钙化带消失,干骺端呈毛刷样、杯口样改变;骨骺端明显增宽,骨质稀疏,骨皮质变薄（图 4-1）。

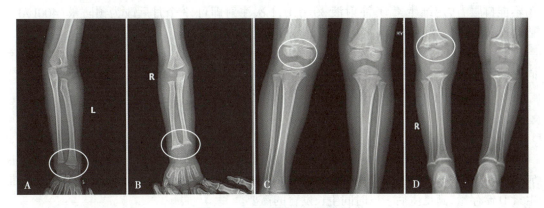

图 4-1 佝偻病骨骼 X 线改变

（三）恢复期

以上各期经治疗后,神经精神症状首先好转,血钙、磷逐渐恢复正常,治疗 2~3 周后骨临时钙化带重新出现,1~2 月后碱性磷酸酶恢复正常。

（四）后遗症期

多见于 2 岁以上的小儿,除遗留不同程度的骨骼畸形外,其余均正常。

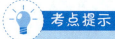

考点提示

佝偻病活动早期的表现主要是神经精神症状（易激惹、烦躁、夜惊、易惊、多汗等），激期主要为骨骼改变（颅骨软化、肋骨串珠、方颅、鸡胸、郝氏沟等），恢复期骨临时钙化带重新出现，后遗症期除骨骼畸形外其余均正常。

四、诊断及鉴别诊断

早诊断以便及时治疗，避免骨骼畸形发生。应根据病史、临床表现、血生化及骨骼 X 线检查等资料进行综合分析做出诊断。因神经精神症状缺乏特异性，避免单纯依据此项做出诊断。血清 25-(OH)D$_3$ 水平是最可靠的诊断依据。此病应与低血磷抗维生素 D 佝偻病、远端肾小管性酸中毒、维生素 D 依赖性佝偻病、肝性或肾性佝偻病、软骨营养不良等疾病相鉴别。

五、治疗

治疗的目的在于控制活动期，防止骨骼畸形和复发。

1. 一般疗法 治疗期间应增加日光照射时间，定期带孩子到户外活动。改善营养，给予含钙、磷及维生素 D 丰富的食物，如肝、蛋黄及薯类食物等。加强护理，不要让患儿过早站立或行走，避免下肢骨骼畸形和病理性骨折的发生。

2. 补充维生素 D 一般采用口服法，每日 50~100μg（2000~4000U）或 1,25-(OH)$_2$D$_3$0.5~2.0μg，1 个月后改为预防剂量（即恢复期用量 400U/d）。大剂量的维生素 D 治疗即突击疗法，既不能缩短病程，且有中毒的危险，因此，大剂量维生素 D 治疗仅用于重症或腹泻不能口服者，用维生素 D$_3$ 注射液 30 万 U，1 次注射即可，3 个月后改为预防量（400U/d）。普通疗法治疗 1 个月后复查，症状改善进入恢复期改为预防量。

3. 钙剂治疗 常用的钙剂有葡萄糖酸钙、活性钙等，剂量为每日 1~3g。维生素 D 治疗同时服用钙剂，突击疗法前 3 日服用钙剂。

4. 手术治疗 严重畸形患儿可给予手术矫形治疗。

六、预防

1. 加强孕妇及哺乳期母亲保健 应多到户外活动和晒太阳，增加内源性维生素 D 的生成。多食富含钙、磷及维生素 D 的食物。妊娠后期适量补充维生素 D（预防量），增加胎儿维生素 D 储存量，满足生后一段时间生长发育的需要。

2. 婴幼儿期的预防 婴幼儿期预防本病的关键是补充适量维生素 D 和多晒太阳。宣传母乳喂养，及时添加富含维生素 D 的辅食，保证小儿每日户外活动时间 2 小时以上。足月儿生后 2 周开始补充维生素 D 400U/d；早产、双胎、低出生体重儿生后 2 周开始补充维生素 D 800U/d，3 个月后改为预防量 400U/d。

第六节 维生素 D 缺乏性手足搐搦症

维生素 D 缺乏性手足搐搦症又叫佝偻病性手足搐搦症或佝偻病性低钙惊厥，是维生素

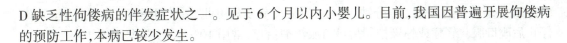

D 缺乏性佝偻病的伴发症状之一。见于 6 个月以内小婴儿。目前,我国因普遍开展佝偻病的预防工作,本病已较少发生。

一、病因及发病机制

是由于维生素 D 缺乏,肠道对钙磷的吸收减少,血钙、血磷降低,而此时甲状旁腺反应低下,不能调节血钙,血钙进一步降低,当血清总钙 <1.75~1.88mmol/L,离子钙 <1mmol/L 时,即出现神经肌肉兴奋性增高的表现(惊厥、手足搐搦、喉痉挛)。

二、临床表现

主要表现为惊厥、手足搐搦和喉痉挛,多伴有不同程度的佝偻病活动期的表现。

1. 典型发作 血清总钙多低于 1.75mmol/L 时可出现惊厥、手足搐搦和喉痉挛。

(1)惊厥发作:一般为无热惊厥。多突然发病,多见于 2~6 个月的婴儿。发作时四肢抽动,两眼上翻,面肌颤动,意识不清。发作次数可一日数次或数日一次。发作时间短至数秒钟,长至数分钟以上,发作时间长者可出现口周发绀。发作停止,意识恢复,但精神萎靡而入睡,醒后活泼如常。

(2)手足搐搦:见于较大婴幼儿。发作时腕部屈曲,四指并拢伸直,拇指内收掌心,似"助产士手"。踝关节伸直,足趾弯曲向下,足底略弯呈弓状,似"芭蕾舞足"。

(3)喉痉挛:多见于 6 月以内小儿。发作时喉部肌肉和声门突发痉挛,呼吸困难。有窒息的危险,严重缺氧甚至可导致死亡。

2. 隐匿型 血清总钙多在 1.75~1.88mmol/L,一般没有典型发作,但可有以下隐性体征:①面神经征:用叩诊锤或手指叩击患儿口角与颧弓之间的面颊部,引起口角和眼角的抽动即为阳性。②陶氏征:用血压计袖带绑在上臂处,打气使血压维持在收缩压和舒张压之间,5 分钟内手出现痉挛即为阳性。③腓反射:用叩诊锤叩击腓骨小头外侧腓神经处,引起足向外侧收缩即为阳性。

三、诊断及鉴别诊断

婴幼儿突发无热惊厥,反复发作,发作后神志清醒,又无神经系统阳性体征,同时有佝偻病存在,应首先考虑本病。血清总钙低于 1.75mmol/L,离子钙低于 1.0mmol/L 即可确诊,但应与低血糖症、低镁血症、婴儿痉挛症、中枢神经系统感染、急性喉炎等疾病鉴别。

四、治疗

发病时应立即控制惊厥,解除喉痉挛,纠正低钙血症,然后补充维生素 D。

1. 急救处理

(1)惊厥发作时,应立即就地抢救。保持呼吸道通畅,患儿取仰头举颏位,及时清除呼吸道分泌物,避免窒息。可试用指压(针刺)人中、十宣穴等方法止惊;喉痉挛发作时,应立即将患儿的舌体轻轻拉出口外,用牙垫置于上下磨牙之间,避免舌咬伤。并进行口对口呼吸或加压给氧。必要时作气管插管术以保证呼吸道通畅。

(2)迅速控制惊厥或喉痉挛,首选地西泮,每次 0.2~0.3mg/kg,缓慢静脉注射,还可用苯巴比妥钠,负荷量为 15~20mg/kg,缓慢静脉注射,或用 10% 水合氯醛 0.5ml/kg 保留灌肠。

2. 钙剂治疗 应尽快补充钙剂。用 10% 葡萄糖酸钙 5~10ml 加入 10% 葡萄糖溶液

5~20ml 中缓慢静脉注射(10 分钟以上)。重症反复发作患儿,每日可重复 2~3 次,直至发作停止后改口服。轻症或惊厥控制后可口服钙剂治疗,常用 10% 氯化钙,每次 5~10ml,每日 3 次,用水稀释 3~5 倍,避免刺激胃黏膜。3~5 天后改用葡萄糖酸钙,避免高氯性酸中毒发生。

3. 维生素 D 治疗 急症情况控制后按维生素 D 缺乏性佝偻病补充维生素 D。

 本章小结

　　合理的营养和喂养是保证小儿生长发育、身体健康的重要物质基础。在小儿对能量需求中,除了基础代谢、食物热力作用、活动所需及排泄损失外,尚有生长发育所需,故小儿每千克每日所需的能量比成人高。小儿喂养方式有母乳、人工、混合喂养三种,其中首选母乳喂养,不能母乳喂养者,人工喂养首选配方奶粉。婴儿 4~6 月要按辅食添加原则及时添加辅食。营养不良是因缺乏能量和(或)蛋白质所致的一种慢性营养缺乏症。临床上以体重明显减轻、皮下脂肪减少和皮下水肿为特征。治疗原则以消除病因为主,同时调整饮食,促进消化功能,积极处理各种危及生命的并发症。肥胖症是由于长期能量摄入超过人体的消耗,使体内脂肪过度积聚,体重超过一定范围的一种营养障碍性疾病。采取控制饮食、增加活动、消除心理障碍的综合治疗措施。维生素 D 缺乏性佝偻病是由于小儿体内维生素 D 不足导致钙、磷代谢紊乱,产生以骨骼病变为特征的一种慢性营养性疾病,日光照射不足是本病的主要病因。临床上根据病情演变分为初期、激期、恢复期及后遗症期 4 个时期。主要有神经、精神症状、骨骼改变、肌肉松弛和运动功能发育延迟等表现。治疗主要在于补充维生素 D 控制活动期,防止骨骼畸形和复发。维生素 D 缺乏性手足搐搦症是由于维生素 D 缺乏引起血钙降低,导致神经肌肉兴奋性增强,出现惊厥、手足搐搦、喉痉挛等症状。本病的直接原因是血钙降低。治疗要点为做好惊厥、喉痉挛的急救,防止患儿窒息及受伤;合理补充钙剂和维生素 D。

(熊永红)

 目标测试

A1 型题

1. 下列哪项属于小儿独有的热量需要
 A. 基础代谢　　　　　　　B. 生长发育　　　　　　　C. 食物特殊动力作用
 D. 排泄损失　　　　　　　E. 活动所需

2. 婴儿生长发育所需能量占总能量的百分比
 A. 15%~25%　　　　　　　B. 25%~30%　　　　　　　C. 30%~45%
 D. 45%~50%　　　　　　　E. 50%~55%

3. 小儿断奶时间最迟不超过
 A. 10 个月　　　　　　　　B. 12 个月　　　　　　　　C. 14 个月
 D. 16 个月　　　　　　　　E. 18 个月

4. 下列哪项不属于母乳喂养的优点
 A. 糖、蛋白质、脂肪比例适宜　　　　　　B. 钙磷比例适宜
 C. 含丰富的抗感染物质　　　　　　　　　D. 维生素 D 含量高
 E. 胃内形成乳凝块小

5. 婴儿营养不良最常见的病因是
   A. 先天储存不足　　　　　B. 喂养不当　　　　　C. 免疫缺陷
   D. 缺乏锻炼　　　　　　　E. 疾病影响

6. 营养不良的最早出现的症状是
   A. 体重不增　　　　　　　B. 肌张力低下　　　　C. 智力发育落后
   D. 身高低于正常　　　　　E. 运动功能发育迟缓

7. 营养不良患儿皮下脂肪最后消减的部位是
   A. 面部　　　B. 胸部　　　C. 腹部　　　D. 臀部　　　E. 下肢

8. 营养不良患儿应用苯丙酸诺龙的主要作用是
   A. 促进消化　　　　　　　B. 促进吸收　　　　　C. 促进糖原合成
   D. 促进蛋白质合成　　　　E. 增强患儿免疫力

9. 引起婴幼儿佝偻病发生的最常见的原因是
   A. 饮食中缺乏钙　　　　　B. 日光照射不足　　　C. 甲状旁腺功能不全
   D. 慢性肝、肾疾病　　　　E. 慢性胃肠道疾病

10. 维生素 D 缺乏性佝偻病活动早期的临床表现是
    A. 全身肌肉松弛　　　　　B. 神经、精神症状　　C. 腕踝畸形
    D. 出牙延迟　　　　　　　E. 颅骨软化

11. 3~6 个月的婴儿患维生素 D 缺乏性佝偻病时最常见的骨骼改变为
    A. 颅骨软化　　　　　　　B. 方颅　　　　　　　C. 肋骨串珠
    D. 郝氏沟　　　　　　　　E. "O"形腿

12. 下列属于维生素 D 缺乏性佝偻病骨样组织堆积的表现是
    A. 颅骨软化　　　　　　　B. 方颅　　　　　　　C. 肋膈沟
    D. 鸡胸　　　　　　　　　E. 脊柱侧弯曲

13. 下列哪项是维生素 D 缺乏性佝偻病早期最可靠的诊断指标
    A. 血钙浓度降低　　　　　　　　　B. 血磷浓度降低
    C. 血清碱性磷酸酶增高　　　　　　D. 血 $1,25-(OH)_2D_3$ 水平下降
    E. 血 PTH 降低

14. 维生素 D 缺乏性手足搐搦症的隐性体征是
    A. 巴宾斯基征　　　　　　B. 凯尔尼格征　　　　C. 面神经征
    D. 布鲁津基征　　　　　　E. 踝阵挛

A2 型题

15. 6 个月女婴,体重 5.6kg,母乳喂养,食量少,未加辅食。体检:精神尚可,面色稍苍白,腹部皮下脂肪 0.5cm,肌肉稍松弛。初步可诊断为
    A. Ⅰ度营养不良　　　　　B. Ⅱ度营养不良　　　C. Ⅲ度营养不良
    D. 小儿贫血　　　　　　　E. 重症肌无力

16. 10 个月男婴,多汗、烦躁,睡眠不安,胸部可见肋膈沟,血清钙降低,血磷降低,碱性磷酸酶增高,该佝偻病患儿应处于
    A. 前驱期　　B. 早期　　C. 激期　　D. 恢复期　　E. 后遗症期

17. 8 个月女婴患中度营养不良时开始提供能量每日应为
    A. 250kJ/kg(60kcal/kg)　　B. 300kJ/kg(70kcal/kg)　　C. 340kJ/kg(80kcal/kg)

D. 375kJ/kg(90kcal/kg)　　　E. 420kJ/kg(100kcal/kg)

18. 患儿,6个月,生后牛乳喂养,突发意识不清、两眼上窜、面肌颤动、四肢抽搐,持续约1分钟后缓解。检查:血清钙1.6mmol/L,血糖4.5mmol/L。初步可诊断为

　　A. 化脓性脑膜炎　　　　　　B. 癫痫　　　　　　　　　C. 手足搐搦症

　　D. 低血糖　　　　　　　　　E. 热性惊厥

A3/A4型题

(19~21题共用题干)

女婴,2岁。人工喂养,不喜进食,未按要求添加辅食,逐渐消瘦。体检:身高79cm,体重7.2kg,腹壁皮下脂肪厚度<0.3cm,皮肤干燥、苍白,肌肉松弛,肌张力明显减低。脉搏缓慢,心音低钝。

19. 此患儿可初步诊断为

　　A. 营养性缺铁性贫血　　　　　　B. 营养不良

　　C. 先天性甲状腺功能减低　　　　D. 小儿腹泻

　　E. 心功能不全

20. 今日清晨该患儿突然出现面色苍白,意识不清、体温不升、呼吸暂停。最可能的原因是

　　A. 急性心力衰竭　　　　　　　　B. 自发性低血糖

　　C. 重度脱水伴休克　　　　　　　D. 低钙血症引起的喉痉挛

　　E. 低钾血症

21. 该情况下,除立即给氧外,首先应采取的急救措施是

　　A. 给予尼可刹米　　　　　　　　B. 立即注射毛花苷C

　　C. 立即测血糖,静脉注射高渗葡萄糖　　D. 立即测血钙,补充钙剂

　　E. 输液纠正脱水

B型题

(22~24题共用答案)

　　A. 果汁、菜汁、鱼肝油　　B. 粥、软饭、烂面条　　　C. 碎菜、碎肉、带馅食品

　　D. 肉末、豆腐、芋头　　　E. 果泥、菜泥、米糊

22. 婴儿4~6个月时添加的辅食是

23. 婴儿7~9个月时添加的辅食是

24. 婴儿10~12个月时添加的辅食是

(25~26题共用答案)

　　A. 体重低于正常均值10%~15%

　　B. 体重低于正常均值15%~25%

　　C. 体重低于正常均值25%~40%

　　D. 体重低于正常均值35%~40%

　　E. 体重低于正常均值40%~60%

25. Ⅰ度营养不良

26. Ⅱ度营养不良

第五章 新生儿与新生儿疾病

学习目标

1. 掌握:新生儿基本概念及分类、足月儿和早产儿特点,新生儿窒息、新生儿败血症、新生儿黄疸的诊断与治疗。
2. 熟悉:新生儿缺氧缺血性脑病、新生儿颅内出血、新生儿寒冷损伤综合征的诊断与治疗。
3. 了解:新生儿肺透明膜病的诊断与治疗,常见新生儿疾病的致病因素。

第一节 新生儿分类

新生儿是指从脐带结扎到生后 28 天内的婴儿。新生儿学是研究新生儿生理、病理、疾病防治及保健等方面的学科,属于儿科学范畴,但又是围生医学的一部分,它与提高人口素质和降低围生期小儿死亡率密切相关。

围生期是指出生前、出生时和出生后的一个特定时期。国内外定义不同,我国采用的是胎龄满 28 周至生后 7 天。

新生儿的分类方法有以下几种:

一、根据胎龄分类

1. 足月儿 胎龄 ≥37 周至 <42 周(259~293 天)的新生儿。

2. 早产儿 胎龄 <37 周(<259 天)的新生儿。

3. 过期产儿 胎龄 ≥42 周(≥294天)的新生儿。

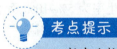
考点提示

新生儿按胎龄分类

二、根据出生体重分类

出生体重是指出生 1 小时内的体重。

1. 正常出生体重儿 指出生体重为 2500~4000g 的新生儿。

2. 低出生体重儿 指出生体重 <2500g 的新生儿。其中出生体重 <1500g 的称为极低出生体重儿,出生体重 <1000g 的称为超低出生体重儿。

3. 巨大儿 指出生体重 >4000g 的新生儿。

三、根据出生体重和胎龄的关系分类

1. 适于胎龄儿（AGA） 指出生体重在同胎龄儿平均出生体重的第 10 至 90 百分位之间的新生儿。
2. 小于胎龄儿（SGA） 指出生体重在同胎龄儿平均出生体重的第 10 百分位以下的新生儿。
3. 大于胎龄儿（LGA） 指出生体重在同胎龄儿平均出生体重的第 90 百分位以上的新生儿。

四、根据出生后周龄分类

1. 早期新生儿 生后 1 周以内的新生儿。其发病率和死亡率在整个新生儿期最高，需要加强监护。
2. 晚期新生儿 出生后第 2 周至第 4 周末的新生儿。

五、高危儿

高危儿指已经发生或可能发生危重疾病而需要特殊监护的新生儿。常见于以下情况：
1. 孕母状况 母亲年龄 >40 岁或 <16 岁；母亲孕期有阴道流血、妊娠高血压、子痫、羊膜早破、胎盘早剥、前置胎盘等；母亲患有糖尿病、感染、慢性心肺疾病、吸烟、吸毒或酗酒史，母亲为 Rh 阴性血型，过去有死胎、死产或性传播病史等。
2. 异常分娩史 各种难产、手术产及分娩过程中使用镇静或止痛药物史等。

考点提示

高危儿的范围

3. 出生时异常的新生儿 包括窒息、早产、过期产、低出生体重儿、巨大儿及各种先天畸形等。

第二节 正常足月儿与早产儿的特点

正常足月儿是指胎龄≥37 周至 <42 周，出生体重在 2500~4000g，无畸形或疾病的活产婴儿。早产儿又称未成熟儿，是指胎龄未满 37 周、器官功能未成熟的活产婴儿。我国早产儿的发生率为 5%~10%，死亡率为 12.7%~20.8%。胎龄愈小，体重愈轻，死亡率愈高。

考点提示

足月儿定义

一、正常足月儿与早产儿外观特点

正常足月儿与早产儿在外观上各具特点，见表 5-1。

表 5-1 正常足月儿与早产儿外观特点

外观	正常足月儿	早产儿
哭声	响亮	低弱
四肢肌张力	良好	低下
皮肤	毳毛少、胎脂多、皮下脂肪丰满	毳毛多、胎脂少、皮下脂肪少
毛发	头发分条清楚、易梳理	头发细而卷、不易梳理
耳壳	软骨发育良好、耳舟成形、直挺	缺乏软骨、耳舟不清楚

续表

外观	正常足月儿	早产儿
指(趾)甲	达到或超过指(趾)端	未达指(趾)端
乳腺	乳晕清楚、结节 >4mm	乳晕不清、无结节或结节 <4mm
跖纹	整个足底遍及足纹	足底纹少
外生殖器	男婴阴囊皱褶多,睾丸已降 女婴大阴唇完全遮盖小阴唇	男婴阴囊皱褶少,睾丸未降 女婴大阴唇不能遮盖小阴唇

二、正常足月儿与早产儿生理特点

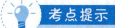

考点提示

早产儿与足月儿外观比较

(一)呼吸系统

胎儿娩出后,由于脐带结扎、终止胎盘循环而造成缺氧、二氧化碳积聚,刺激呼吸中枢;加上环境因素的改变,本体感受器和皮肤温度感受器受刺激等因素,出现第一次吸气,接着啼哭,肺泡张开,自主呼吸建立。

正常新生儿呼吸频率较快,约为 40~60 次/分左右,胸廓呈圆桶状,肋间肌薄弱,呼吸主要靠膈肌的升降,呈腹式呼吸。早产儿因呼吸中枢相对不成熟,呼吸常不规则,甚至有呼吸暂停(即呼吸停止 >20 秒,伴心率 <100 次/分及发绀);因肺泡表面活性物质少,易发生呼吸窘迫综合征。

(二)循环系统

出生后血液循环途径和血流动力学发生重大变化,包括胎盘 - 脐血液循环终止、肺循环压力下降、体循环压力上升、卵圆孔及动脉导管功能上关闭。新生儿心率波动范围较大,通常为 90~160 次/分,早产儿心率更快,可达 120~160 次/分。足月儿血压平均为 9.3/6.7kPa(70/50mmHg),早产儿较低,部分可伴有动脉导管开放。

(三)消化系统

足月儿出生时吞咽功能已经完善,但食管下部括约肌松弛,胃呈水平位,幽门括约肌紧张,易发生溢乳、呕吐,早产儿更多见。肠壁较薄、通透性高,有利于营养物质的吸收,但肠腔内毒素和消化不全产物也容易进入血液循环,引起中毒症状。足月儿除淀粉酶外,其余消化酶均已具备。早产儿各种消化酶不足,胆酸分泌少,对脂肪的消化吸收较差。新生儿肝内尿苷二磷酸葡萄糖醛酸基转移酶的量及活力不足,可出现生理性黄疸;肝脏对多种药物处理能力差,易发生药物中毒。早产儿肝功能更不成熟,生理性黄疸出现的程度重,持续时间长,且易发生胆红素脑病,同时肝脏合成蛋白能力差,肝糖原储备少,易发生低蛋白血症和低血糖。足月儿在生后 24 小时内开始排出胎便,呈墨绿色糊状,无臭味,是由胎儿肠道分泌物、胆汁及咽下的羊水等组成,约 2~3 天排完过渡到正常粪便。若生后 24 小时仍不排胎便,应排除肛门闭锁或其他消化道畸形。早产儿由于胎粪形成较少及肠蠕动差,常导致胎粪排出延迟。

(四)泌尿系统

足月儿出生时,肾结构发育已完成,但功能仍不成熟。由于肾小球滤过率低,浓缩功能差,不能迅速有效地处理过多的水和溶质,易发生水肿或脱水,碳酸氢根肾阈值低,易发生代谢性酸中毒。新生儿肾小管对糖的吸收能力低下,早产儿尤甚,易发生尿糖。

新生儿一般在生后 24 小时内排尿,若生后超过 48 小时仍无尿,需查找原因。出生后第一周内每日排尿可达 20 次。

（五）血液系统

足月儿出生时血红蛋白偏高，一般为 140~200g/L，平均 170g/L，早产儿可稍低。血红蛋白中胎儿血红蛋白占 70%~80%，以后逐渐被成人型血红蛋白取代。出生时白细胞计数为（15~20）×10^9/L，早产儿较低为（6~8）×10^9/L；分类以中性粒细胞为主，出生后 4~6 天与淋巴细胞相近，以后以淋巴细胞为主，4~6 岁时两者比例相等，以后以中性粒细胞为主。足月儿血小板数与成人接近，早产儿血小板量较足月儿略低，贫血常见；维生素 K 储存不足，易导致出血，尤其是肺出血和颅内出血。

（六）神经系统

新生儿脑相对较大，约占体重 10%~12%。大脑皮质的兴奋性低，睡眠时间长。脊髓相对长，其末端约在第 3~4 腰椎下缘，故腰穿时应在第 4~5 腰椎间隙进针。足月儿出生时已具备多种原始反射，如觅食反射、吸吮反射、握持反射、拥抱反射等，正常情况下，上述反射于生后数月自然消失。若生后原始反射减弱或消失，常提示有神经系统疾病。此外，正常足月儿也可出现年长儿的病理性反射如凯尔尼格征、巴宾斯基征等，腹壁反射和提睾反射不稳定，偶可出现阵发性踝阵挛。

神经系统的成熟与胎龄有密切关系，胎龄越小，原始反射越难引出或反射不完整。早产儿易发生缺氧，导致缺氧缺血性脑病、颅内出血。

（七）体温调节

新生儿体温调节中枢功能发育不完善，皮下脂肪薄，体表面积相对较大，易散热。寒冷时无寒战反应而主要依靠棕色脂肪化学产热，如保暖不当，可发生低体温、低氧血症、低血糖、代谢性酸中毒或寒冷损伤。当环境温度过高，进水少，可导致脱水热。中性温度是指使机体代谢、氧及能量消耗最低并能维持体温正常的最适环境温度，对新生儿至关重要。体重、出生日龄不同，中性温度也不同。

早产儿体温调节功能更差，棕色脂肪含量少，产热量更低；体表面积相对较大，皮下脂肪少，易散热，寒冷时更易发生体温低下而致寒冷损伤综合征。

（八）能量及体液代谢

新生儿每日所需总能量约为 418~502kJ/kg（100~120kcal/kg）。新生儿需水量因出生体重、胎龄、日龄而异。生后第 1 天需水量为每日 60~100ml/kg，以后每日增加 30ml/kg，直至每日 150~180ml/kg。足月儿钠需要量约为 1~2mmol/（kg·d），<32 周早产儿约 3~4mmol/（kg·d），新生儿生后 10 天内血钾较高，一般不需补充。

（九）免疫系统

新生儿免疫功能不足，皮肤黏膜屏障功能差，易擦伤；脐部为开放伤口；白细胞吞噬作用差；呼吸道纤毛运动差，胃酸、胆酸分泌少，杀菌力差；分泌型 IgA 缺乏，易患呼吸道和消化道感染；血 - 脑屏障发育未完善，细菌容易侵入脑部引起细菌性脑膜炎的发生。IgA 和 IgM 不能通过胎盘给胎儿，因此新生儿易患细菌感染，尤其是革兰阴性杆菌感染。IgG 虽可通过胎盘，但早产儿体内含量低。

三、新生儿几种特殊生理状态

1. 生理性黄疸　参见本章第九节。

2. 生理性体重下降　新生儿出生数日内，由于摄入少，水分丢失，胎粪排出，出现体重下降，但一般不超过 10%，生后 10 天左右恢复到出生时体重。

3. 乳腺肿大和假月经 男女新生儿均可在生后 4~7 天出现乳腺增大,如蚕豆或核桃大小,大多 2~3 周消退,切忌挤压,以免感染。乳腺肿大是由于受母体的雌激素影响所致。部分女婴生后 5~7 天阴道流出少许血性分泌物,或大量非脓性分泌物,可持续 1 周。假月经是由于出生后母体的雌激素影响中断所致。

4. 口腔内改变 新生儿在口腔上腭中线和齿龈部位,有散在黄白色、米粒大小的颗粒,是由上皮细胞堆积或黏液腺分泌物积留形成,俗称"马牙",数周后可自然消退;两侧颊部各有一隆起的脂肪垫,俗称"螳螂嘴",利于吸吮乳汁。以上均属生理现象,不可挑割,以免发生感染。

5. 新生儿红斑及粟粒疹 新生儿出生后 1~2 天,在头部、躯干及四肢常出现大小不等的多形性斑丘疹,称为"新生儿红斑",1~2 天后自然消失。也可因皮脂腺堆积,在鼻尖、鼻翼及颜面部形成小米粒大小黄白色皮疹,称为"新生儿粟粒疹",脱皮后自然消失。

四、足月儿及早产儿护理

1. 保暖 胎儿娩出后即放入经过预热的暖包中,可减少其热量的散失。早产儿应特别注意保持体温,一般室内温度在 24~26℃,新生儿适宜的环境湿度应为 50%~60%。若有条件最好放入保温暖箱中,出生体重越小,则中性温度越高(表 5-2)。足月儿生后第 1 天为 33℃,以后渐低。

表 5-2 不同出生体重和日龄的早产儿暖箱温湿度参考数值

出生体重(g)	适中温度				相对湿度
	35℃	34℃	33℃	32℃	
1000	初生 10 天内	10 天后	3 周内	5 周后	55%~65%
1500	—	初生 10 天内	10 天后	4 周后	
2000	—	初生 2 天内	2 天后	3 周后	
2500	—	—	初生 2 天内	2 天后	

2. 喂养 合理喂养是保证新生儿生长发育的关键。目前国内外均提倡母婴同室,母乳喂养。正常新生儿生后 30 分钟内即可抱至母亲处哺乳,以促进乳汁分泌。不能母乳喂养者先试喂 5%~10% 的糖水 10ml,无异常者可给配方乳,每 3~4 小时 1 次,提倡按需哺乳。早产儿亦首选母乳,对吮吸能力差、吞咽功能不协调或患病的早产儿可由母亲挤出乳汁经鼻饲喂养或应用早产儿配方奶。奶量根据所需能量及婴儿耐受情况计算,遵循从少量渐增的原则,以食奶后安静、无腹胀和理想的体重增长(15~30g/d,生理性体重下降期除外)为标准。

正常新生儿生后应肌内注射 1 次维生素 $K_1$0.5~1mg,早产儿常有出血倾向,故应连续肌注 3 天,每日一次。生后 4 天加维生素 C 50~100mg/d;10 天后加维生素 A 500~1000U/d,维生素 D 400~1000U/d;4 周后添加铁剂,每日给元素铁 2mg/kg。早产儿同时加用维生素 E 和叶酸。

3. 防止窒息及给氧 出生后应立即清理口腔及呼吸道分泌物以防窒息,若有缺氧及青紫则间断给氧,但吸入高浓度氧或吸氧时间过长可引起早产儿视网膜病和慢性肺部疾病,切忌给早产儿常规吸氧。呼吸暂停者可经弹、拍打足底或托背等恢复呼吸,必要时可给予氨茶碱静脉滴注或机械正压通气。

4. 预防感染　注意对新生儿脐部、皮肤皱襞、口腔及臀部的护理,一旦发现感染灶,应积极处理。

5. 皮肤黏膜护理　保持皮肤清洁,勤洗澡,勤换尿布,每次大便后用温水清洗臀部,防止红臀或尿布疹发生。脐带残端保持清洁和干燥,脱落后如有分泌物可用聚维酮碘消毒;如有肉芽组织,可用硝酸银局部烧灼;如有化脓感染,用过氧化氢溶液或碘酒消毒。口腔黏膜不宜擦洗。衣物宜宽大,质软,不用纽扣。尿布应选用柔软、吸水性强的棉布。

6. 预防接种　①生后 3 天内接种卡介苗,以预防结核病。②出生 1 天内、1 个月和 6 个月时应各注射乙肝疫苗 1 次。预防接种应在体重 2000g 以上进行。

第三节　新生儿窒息

病例

患儿,出生 8 小时。胎膜早破 4 小时,羊水呈黄绿色,黏稠状。胎心率减慢,95 次 / 分,剖宫产娩出,脐绕颈 2 圈。生后 1 分钟 Apgar 评分 5 分。体检:神志清楚,呼吸不规则,哭声低弱,四肢青紫,肌张力低。

请问: 1. 该患儿初步诊断何病? 诊断依据是什么?

2. 该患儿的致病原因可能是?

3. 如何实施复苏措施?

新生儿窒息是指新生儿在出生后无自主呼吸或呼吸抑制而导致低氧血症、高碳酸血症和代谢性酸中毒。是引起新生儿死亡和儿童伤残的重要原因之一。

一、病因及发病机制

(一) 病因

凡是影响胎盘或肺气体交换的任何因素均可引起窒息。主要与胎儿在宫内所处的环境及分娩过程等密切相关。

1. 孕母的因素　孕母有慢性或全身性疾病,如心、肺功能不全、糖尿病、高血压、严重贫血等;妊娠合并症如妊娠高血压综合征等;孕妇吸烟或被动吸烟、吸毒、年龄 <16 岁或≥35 岁及多胎妊娠等。

2. 胎盘因素　前置胎盘、胎盘早剥或胎盘老化等。

3. 脐带因素　脐带脱垂、绕颈、打结或过短等。

4. 胎儿因素　早产儿、巨大儿;先天性畸形如食管闭锁、肺膨胀不全、先天性心脏病等;羊水、黏液或胎粪吸入阻塞呼吸道;宫内感染等。

5. 分娩因素　宫缩乏力、头盆不称、胎位不正等;使用高位产钳、胎头吸引、臀助产术等;产程中麻醉药、镇痛药或催产素使用不当等。

(二) 发病机制

1. 呼吸改变　胎儿或新生儿缺氧初期,呼吸代偿性加深加快,如缺氧未及时纠正,随即转为呼吸停止、心率减慢,称原发性呼吸暂停。此时患儿肌张力存在,血压稍升高,循环尚好,但有发绀。此阶段若病因解除,经清理呼吸道和物理刺激即可恢复自主呼吸。若缺氧持续存在,则出现喘息样呼吸,继而出现呼吸停止,称继发性呼吸暂停。此时肌张力消失,心率和血压持续下降,此阶段如无外界正压呼吸帮助则无法恢复自主呼吸而死亡。

2. 各器官缺血缺氧改变 缺氧和酸中毒可引起机体体内血液重新分布,肺、肠、肾、肌肉和皮肤等非生命器官血管收缩,血流量减少,以保证生命器官如脑、心和肾上腺等的血流量。如缺氧持续存在,无氧代谢使代谢性酸中毒进一步加重,体内储存糖原耗尽,脑、心肌和肾上腺的血流量也减少,导致心肌功能受损,心率和动脉血压下降,生命器官供血减少,脑损伤发生。非生命器官血流量则进一步减少而导致各脏器受损。

二、临床表现

(一)胎儿缺氧(宫内窒息)

早期有胎动增加,胎心率≥160次/分;晚期则胎动减少,甚至消失,胎心率<100次/分;羊水被胎粪污染呈浅绿色、黄绿色甚至棕黄色。

(二)新生儿窒息诊断和分度

Apgar分是一种简易的临床评价新生儿有无窒息及其程度的方法。内容包括皮肤颜色、心率、对刺激的反应、肌张力和呼吸五项指标;每项0~2分,共10分(表5-3),8~10分为正常,4~7分为轻度窒息,0~3分为重度窒息。分别于生后1分钟、5分钟和10分钟进行,如新生儿需复苏,15、20分钟仍需评分。美国儿科学会和妇产科学会1996年共同制定了以下窒息诊断标准:①脐动脉血血气分析显示严重代谢性或混合性酸中毒,pH<7。② Apgar评分0~3分,且持续时间>5分钟。③有神经系统表现,如惊厥、昏迷、或肌张力低。④多脏器受损。

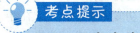

考点提示

Apgar评分的五项指标及评分标准

表5-3 新生儿Apgar评分标准

体征	评分标准		
	0	1	2
皮肤颜色	青紫或苍白	躯干红,四肢青紫	全身红
心率(次/分)	无	<100	>100
弹足底或插鼻管反应	无反应	有些动作,如皱眉	哭,喷嚏
肌张力	松弛	四肢略屈曲	四肢活动
呼吸	无	慢,不规则	正常,哭声响

(三)多器官受损表现

窒息可造成多器官受损,不同组织细胞对缺氧的易感性不同,其中脑细胞最敏感,其次为心肌、肝和肾上腺;而纤维、上皮及骨骼肌细胞耐受性较高。①中枢神经系统:缺氧缺血性脑病和颅内出血。②呼吸系统:羊水或胎粪吸入综合征、急性呼吸窘迫综合征及肺出血等。③心血管系统:持续性肺动脉高压和缺氧缺血性心肌损害,表现为心律失常、心力衰竭、心源性休克等。④泌尿系统:肾衰竭和肾静脉血栓形成等。⑤代谢方面:低血糖或高血糖、低钙、低钠血症、酸中毒等。⑥消化系统:应激性溃疡、坏死性小肠结肠炎及黄疸加重或时间延长等。

三、实验室检查

对宫内窒息的胎儿,可通过羊膜镜了解羊水胎粪污染程度或胎头露出宫口时取头皮血做血气分析,评估宫内窒息程度;生后应检测动脉血气分析、血糖、电解质、血尿素氮和肌酐等各项生化指标。

四、预防

加强围产期保健,发现高危妊娠及时处理。加强胎儿监护,避免宫内窒息。大力培训产、儿科医护人员,完善复苏设备,推广ABCDE复苏技术。

五、治疗

生后应立即进行复苏及评估,而不能延迟至1分钟Apgar评分后再进行。

(一) ABCDE复苏方案

采用目前国际公认的ABCDE复苏方案。A(airway)清理呼吸道、B(breathing)建立呼吸、C(circulation)维持正常循环、D(drugs)药物治疗、E(evaluation)评估。前三项最重要,其中A是根本,B是关键,评估始终贯穿于整个复苏过程中。

(二) 复苏程序

1. 最初复苏步骤(要求在生后30秒内完成) ①保暖:婴儿娩出后立即置于预热的开放式抢救台上。②减少散热:用温热干毛巾揩干头部及全身。③摆好体位:肩部以布卷垫高2~3cm,使颈部轻微伸仰。④清理呼吸道:立即吸净口、咽和鼻腔的黏液,吸引时间不应超过10秒。⑤触觉刺激:经上述处理后婴儿仍无呼吸,可拍打足底1~2次或摩擦背部皮肤刺激呼吸。

2. 建立呼吸 ①触觉刺激后如出现正常呼吸,心率>100次/分,皮肤红润或仅手足发绀可予以观察。②如无规律呼吸或心率<100次/分,应立即用复苏气囊进行面罩正压通气。30秒后重新评估,处理同前,如无规律性呼吸或心率<100次/分,需进行气管插管正压通气。

3. 维持正常循环 如气管插管正压通气30秒后,心率<60次/分,应同时进行胸外心脏按压。用双拇指或中食指按压胸骨体下1/3处,频率为90次/分,按压深度为胸廓前后径的1/3,按压和通气比为3:1。

4. 药物治疗 ①肾上腺素:经胸外心脏按压30秒后,心率仍<60次/分,应立即给予1:10 000肾上腺素0.1~0.3ml/kg,静脉注射或气管滴入,5分钟后可重复一次。②扩容剂:应用肾上腺素30秒后,如心率<100次/分,并有血容量不足表现时,给予生理盐水扩容,剂量为每次10ml/kg,于10分钟以上缓慢静脉滴注。③碳酸氢钠:原则上不主张应用,但经上述处理无效,确定有严重代谢性酸中毒,可给予5%碳酸氢钠3~5ml/kg,加等量5%葡萄糖液,缓慢静脉滴注。④多巴胺或多巴酚丁胺:扩容后有循环不良者可加用多巴胺或多巴酚丁胺每分钟5~20μg/kg,静脉滴注。使用时应从小剂量开始,根据病情逐渐增加剂量,最大不超过每分钟20μg/kg。⑤纳洛酮:仅用于其母产前6小时内用过吗啡类麻醉或镇痛药所致新生儿呼吸抑制时,每次0.1mg/kg,静脉或气管内注入。

考点提示

新生儿窒息复苏ABCDE方案

(三) 复苏后监护与转运

复苏后仍需监测体温、心率、呼吸、血压、尿量、肤色及窒息引起的多器官损伤,如并发症严重,需转运到 NICU 治疗,转运中需注意保暖、监测生命指标和给予必要的治疗。

第四节 新生儿缺氧缺血性脑病

 病例

日龄为 1 天的新生儿,因呻吟、呼吸困难伴烦躁 4 小时入院。患儿为 G_1P_1,孕 36 周,出生前 2 小时发现胎心变慢,经剖宫产娩出,羊水被胎粪污染。查体:T36.2℃,R65 次 / 分,P168 次 / 分,前囟平,双侧瞳孔等大,对光反射正常,颜面发绀,双肺可闻及少许细湿啰音,腹部膨隆,肝脾不大,四肢肌张力高,拥抱反射增强。实验室检查: WBC12×10^9/L,Hb120g/L。

请问: 1. 该患儿初步诊断何病? 诊断依据是什么?
2. 该患儿应进一步做哪些检查? 请写出治疗原则。

缺氧缺血性脑病(HIE)是指各种围生期因素引起的部分或完全缺氧、脑血流减少或暂停所致的胎儿或新生儿脑损伤。早产儿发病率明显高于足月儿,由于在活产新生儿中足月儿占绝大多数,故以足月儿多见。缺氧缺血性脑病是引起新生儿死亡和致残的主要原因之一。

一、病因

缺氧是发病的核心,围生期窒息是最主要的原因。围生期窒息的原因见本章第三节新生儿窒息。另外,生后肺部疾患、心脏病变及严重失血或贫血也可引起脑损伤。

 考点提示

新生儿缺氧缺血性脑病的主要病因

二、发病机制

(一)脑血流改变

1. 当缺氧缺血为部分性或慢性时,体内迅速发生代偿性血液重新分配,以保证重要脏器心、脑和肾上腺的血液供应,而肺、肠、肾、肌肉及皮肤等处血流供应减少。随着缺氧时间延长,代偿机制丧失,出现第二次血液重新分配,大脑半球血流减少,以保证代谢最旺盛部位,如基底神经核、脑干、丘脑及小脑的血供。大脑皮质矢状旁区及其下部的白质最易受损。

2. 如缺氧缺血为急性完全性,则上述代偿机制不会发生,脑损伤易发生在基底神经节、脑干、丘脑及小脑等代谢最旺盛的部位,而大脑皮质和其他器官不会发生缺血损伤。这种由于脑组织内在特性的不同而具有对损害特有的高危性称为选择性易损。

3. 缺氧和高碳酸血症还可导致脑血管自主调节功能障碍,形成"压力被动性脑血流",即脑血流灌注完全随全身血压的变化而波动。当血压高时,脑血流过度灌注可致颅内血管破裂出血;当血压下降、脑血流减少,则引起缺血性脑损伤。

(二)脑组织代谢改变

葡萄糖是脑组织能量的最主要来源。正常情况下,85%~95% 的脑组织能量由葡萄糖氧

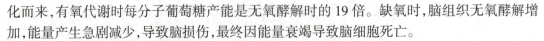

化而来,有氧代谢时每分子葡萄糖产能是无氧酵解时的 19 倍。缺氧时,脑组织无氧酵解增加,能量产生急剧减少,导致脑损伤,最终因能量衰竭导致脑细胞死亡。

（三）病变的范围和分布

主要取决于损伤时脑成熟度、缺氧的严重程度及持续时间。足月儿主要病变在脑灰质的坏死及梗死,后期表现为软化和纤维化;早产儿主要表现为脑室周围白质软化和脑室周围室管膜下出血。

三、临床表现

根据意识、肌张力、原始反射改变、有无惊厥、病程及预后等,临床上分为轻、中、重度。其惊厥常发生在生后 24 小时,脑水肿在 24~72 小时内最严重。

（一）轻度

生后 12~24 小时内症状明显,表现过度兴奋或兴奋与抑制交替,如易激惹,对刺激反应过强等,肌张力正常或增强,原始反射活跃,无惊厥发生,脑电图正常。症状一般在 72 小时内消失,预后好,不留后遗症。

（二）中度

生后 24~72 小时症状明显,表现为意识淡漠或嗜睡,肌张力减低,原始反射减弱,可有惊厥、肌阵挛、瞳孔缩小、周期性呼吸等,脑电图异常。症状一般在 14 天内消失,可能有后遗症。

（三）重度

12~72 小时症状明显,表现为昏迷,肌张力低下、原始反射消失、瞳孔对光反射消失,心动过缓、呼吸不规则或暂停,脑电图明显异常。症状一般持续数周,重症多在 1 周内死亡,存活者多留有后遗症。

四、实验室检查

1. 血清肌酸磷酸激酶同工酶（CPK-BB） 正常值 <10U/L,脑组织受损时升高。

2. 神经元特异性烯醇化酶（NSE） 正常值 <6μg/L,神经元受损时血浆中此酶活性升高。

3. 头颅超声检查 具有无创、价廉、可在床边操作和进行动态随访等优点。

4. 头颅 CT 检查 有助于了解脑水肿范围、颅内出血类型,对预后的判断有一定的参考价值,最适检查时间为生后 2~5 天。

5. 核磁共振（MRI） 可显示颅后窝及脑干等 B 超和 CT 不易探及部位病变,具有分辨率高、清晰、无创的特点。

6. 脑电图 可客观地反映脑损害程度,判断预后及有助于惊厥的诊断。

五、诊断与鉴别诊断

主要根据围生期窒息史和神经系统临床表现,结合实验室检查和影像学检查可做出诊断。应与先天性病毒感染、遗传代谢性疾病及寄生虫感染等疾病引起的神经系统疾病鉴别。

六、预防

积极推广新法复苏,防止围生期窒息是预防缺氧缺血性脑病发生的关键。

七、治疗

（一）支持疗法

维持良好的通气换气功能是支持治疗的核心，根据病情选择不同方式的氧疗，保持 PaO_2 > 7.98~10.64kPa（60~80mmHg）、$PaCO_2$ 和 pH 在正常范围；维持良好的循环功能保持血压和心率在正常范围，低血压可用多巴胺或加用多巴酚丁胺；维持血糖在正常高值 4.16~5.55mmol/L（75~100mg/dl），以保持神经细胞代谢所需能量。

（二）控制惊厥

首选苯巴比妥，负荷量 20mg/kg 缓慢静脉滴注，若不能控制惊厥，1 小时后可加 10mg/kg。12~24 小时后给维持量，每日 3~5mg/kg。疗效不佳者可加用地西泮或水合氯醛。

考点提示

新生儿缺氧缺血性脑病发生惊厥时首选的药物

（三）治疗脑水肿

避免输液过量，每日液体总量不超过 60~80ml/kg。颅内压增高时，首选利尿剂呋塞米，每次 1mg/kg，静脉注射，严重者可用 20% 甘露醇，每次 0.25~0.5g/kg，静脉注射，每 6~12 小时 1 次，连用 3~5 天。一般不主张使用糖皮质激素。

第五节　新生儿颅内出血

 病例

患儿 2d，产钳助娩。今晨抽搐 2 次，哭声尖，拒乳，前囟饱满。脑脊液化验正常，血钙 2.3mmol/L，血糖 2.4mmol/L，血白细胞 10.3×10^9/L，中性粒细胞 0.6。

请问：1. 该患儿的致病原因可能是？

2. 应采取哪些治疗措施？

3. 当你今后遇到此类患儿时，应与哪些疾病鉴别？

新生儿颅内出血（NICH）是新生儿期最严重的脑损伤，是由产伤或缺氧引起的颅腔内出血，临床特征为窒息、中枢神经系统兴奋或抑制的表现相继出现。早产儿多见，病死率高，存活者常留有神经系统后遗症。

一、病因及发病机制

（一）早产

胎龄 32 周以下的早产儿，脑室周围的室管膜下及小脑软脑膜下均留存未成熟的毛细血管网，其血管壁仅有一层内皮细胞、缺少胶原和弹力纤维支撑。对缺氧十分敏感，易发出血及出血性脑梗死。

（二）血流异常

缺血缺氧窒息时低氧血症、高碳酸血症所致压力被动性脑血流。当动脉压力升高时，脑血流量增加引起毛细血管破裂出血；当动脉压力降低时，脑血流量减少引起毛细血管缺血性损伤而出血；低氧、高碳酸血症还可引起脑血管扩张，血管内压增加，毛细血管破裂出血或静脉淤滞、血栓形成,脑静脉血管破裂出血。

（三）产伤

胎位不正、胎儿过大、产程延长、使用高位产钳和胎头吸引器、急产、臀牵引等机械性损伤均可使胎儿头部过度挤压出现天幕、大脑镰撕裂和脑表浅静脉破裂而导致硬膜下出血。其他如头皮静脉穿刺、吸痰、搬动、气管插管等也可造成头部过分受压,引起毛细血管破裂而出血。

（四）其他

维生素 K 缺乏或患出血性疾病;母亲患原发性血小板减少性紫癜或孕期使用苯妥英钠、苯巴比妥、利福平等药物可引起新生儿血小板或凝血因子减少;不适当地输入碳酸氢钠、葡萄糖酸钙、甘露醇等高渗溶液,可导致毛细血管破裂。

二、临床表现

症状与体征主要与出血部位和出血量有关,轻者可无症状,大量出血者可在短期内死亡。常见的症状与体征有:①神志改变:激惹、嗜睡或昏迷。②呼吸改变:增快或减慢,不规则或暂停。③颅内压力增高:脑性尖叫,前囟隆起,血压升高,惊厥,角弓反张。④眼征:凝视、斜视、眼球上转困难、眼球震颤等。⑤瞳孔对光反应消失。⑥肌张力:增高、减弱或消失。⑦其他:不明原因的贫血和黄疸。

出血部位不同,临床上分为以下几种类型:

1. 脑室周围 - 脑室内出血　常见于胎龄小于 32 周、体重低于 1500g 早产儿,90% 发生在出生后 72 小时内。主要表现为呼吸暂停、嗜睡、肌张力低下和拥抱反射消失。

2. 原发性蛛网膜下腔出血　早产儿多见,与缺氧、酸中毒、产伤有关。大多数出血量少,无临床症状,预后良好。

3. 硬膜下出血　多见于足月巨大儿,是产伤性颅内出血最常见的类型。出血量少者可无症状;出血明显者一般在出生 24 小时后出现惊厥、偏瘫和斜视等神经系统症状。严重者可在出生后数小时内死亡。也有在新生儿期症状不明显,数月后发生慢性硬脑膜下积液。

4. 脑实质出血　多见于足月儿,如出血部位在脑干,则早期可发生瞳孔变化、呼吸不规则和心动过缓等,前囟张力可不高。主要后遗症为脑瘫、癫痫和精神发育迟缓。

5. 小脑出血　多见于胎龄小于 32 周的早产儿或有产伤史的足月儿,严重者除一般神经系统症状外主要表现为脑干症状,如频繁呼吸暂停、心动过缓等。

> 💡 **考点提示**
>
> 新生儿颅内出血的临床表现

三、实验室检查

1. 实验室检查　脑组织受损时血清肌酸磷酸激酶同工酶（CPK-BB）升高,神经元受损时血浆中神经元特异性烯醇化酶（NSE）升高。

2. 影像学检查　头颅超声检查对颅脑中心部位分辨率高,多在生后 3~7 天进行。但蛛网膜下腔、颅后窝和硬膜外等部位出血 B 超不易发现,需 CT、MRI 确诊。

四、诊断

根据产伤、缺氧和早产等病史,结合神经系统的临床表现可初步诊断,确诊需头颅影像学检查。

五、预防

做好孕妇保健工作,避免早产;提高产科技术,减少新生儿窒息和产伤;对患有出血性疾病的孕妇及时给予治疗;提高医护质量,避免各种可能导致医源性颅内出血的因素发生。

六、治疗

1. 支持疗法 保持患儿安静,尽可能避免搬动和刺激性操作,维持正常的 PaO_2、$PaCO_2$、pH、渗透压和灌注压。

2. 控制惊厥 参见本章第四节。

3. 止血 可选择使用维生素 K_1、酚磺乙胺、巴曲酶等。

4. 降低颅内压 如有颅内压力增高症状可用呋塞米,每次 0.5~1mg/kg,每日 2~3 次静脉注射。对中枢性呼吸衰竭者可用小剂量甘露醇,每次 0.25~0.5g/kg,每 6~8 小时静脉注射 1 次。

5. 脑积水 乙酰唑胺每日 50~100mg/kg,分 3~4 次口服,可减少脑脊液的产生。梗阻性脑积水上述治疗多无效,可行脑室 - 腹腔分流术。

第六节 新生儿肺透明膜病

案例

患儿,男,出生 12 小时。33 周早产,出生体重 1300g。Apgar 评分 1 分钟 8 分。生后 5 小时开始出现呼吸困难和青紫,并进行性加剧,伴呻吟,呼吸暂停而急诊入院。体检:R56 次 / 分,P116 次 / 分。反应差,呻吟,鼻翼扇动,唇周发绀。双肺呼吸音低。X线胸片示肺野透亮度下降,并见均匀颗粒状阴影。

请问:1. 该患儿的临床诊断可能是?

2. 其最主要病因是?

3. 应采取哪些治疗措施?

新生儿肺透明膜病(HMD)又称新生儿呼吸窘迫综合征(NRDS),是由于缺乏肺表面活性物质,呼气末肺泡萎陷,致使生后不久出现进行性加重的呼吸窘迫和呼吸衰竭。主要见于早产儿,胎龄愈小,发病率愈高。

一、病因与发病机制

肺表面活性物质是由肺泡Ⅱ型上皮细胞分泌,于孕 18~20 周开始产生,缓慢增加,35~36周迅速增加达到肺成熟水平。肺表面活性物质覆盖在肺泡表面,可降低其表面张力,防止呼气末肺泡萎陷,保持功能残气量,稳定肺泡内压,减少液体自毛细血管向肺泡渗出。

由于肺表面活性物质不足或缺乏,肺泡萎陷,肺泡难以充分扩张,潮气量和肺泡通气量减少,导致 CO_2 潴留(呼吸性酸中毒)。肺通气量减少,而肺血流相对正常,通气 / 血流值降低,引起缺氧,导致代谢性酸中毒。缺氧及混合性酸中毒使肺毛细血管通透性增高,导致肺间质水肿和纤维蛋白沉着于肺泡表面形成嗜伊红透明膜,加重气体弥散障碍,加重缺氧和酸中毒,进而抑制肺表面活性物质合成,形成恶性循环。

二、临床表现

生后 2~6 小时(严重者生后即刻)出现呼吸窘迫,表现为呼吸急促(>60 次/分)、发绀、鼻翼扇动、吸气性三凹征和明显的呼气呻吟。呼吸窘迫呈进行性加重是本病特点。严重时呼吸浅表,呼吸节律不整、呼吸暂停及四肢松弛。体格检查可见胸廓扁平,听诊呼吸音减低,可闻及细湿啰音。恢复期由于肺动脉压力降低,易出现导管水平的左向右分流即动脉导管开放。表现为喂养困难,呼吸暂停,水冲脉,心率增快或减慢,心前区搏动增强,胸骨左缘第2 肋间可听到收缩期或连续性杂音,严重者可出现心力衰竭。一般生后第 2、3 天病情严重,由于 3 天后肺表面活性物质的合成和分泌自然增加,4~5 天达正常水平,故 3 天后病情将明显好转。并发颅内出血及肺炎者病程较长。

三、实验室检查

(一)实验室检查

1. 泡沫试验 将患儿胃液 1ml 加 95% 酒精 1ml,振荡 15 秒,静置 15 分钟后沿管壁有多层泡沫表明肺表面活性物质多可除外呼吸窘迫综合征,无泡沫表明肺表面活性物质少可考虑为呼吸窘迫综合征,两者之间为可疑。

2. 卵磷脂/鞘磷脂(L/S)值 羊水或患儿气管吸引物中 L/S≥2 提示"肺成熟",1.5~2 为可疑,<1.5 为"肺未成熟";肺表面活性物质中其他磷脂成分的测定也有助于诊断。

3. 血气分析 PaO_2、pH 下降及 $PaCO_2$ 增高。

(二)X 线检查

X 线检查是目前确诊呼吸窘迫综合征最佳方法。X 线片有特征性表现:毛玻璃样改变、支气管充气征、重者呈"白肺"。动态拍摄 X 线胸片有助于诊断及治疗效果的评估。

四、诊断

典型的临床表现和 X 线胸片即可确诊,必要时可做泡沫试验。如出生 12 小时后出现呼吸窘迫,一般不考虑本病。

五、预防

加强高危妊娠和分娩的监护及治疗,预防早产。对孕 24~34 周需提前分娩或有早产迹象的胎儿,出生 48 小时前给予孕母肌注地塞米松或倍他米松。对胎龄 <30~32 周的早产儿,生后 30 分钟内可常规应用肺表面活性物质,若条件不允许也应争取 24 小时内应用。

六、治疗

应采取综合急救措施使患儿度过极期,目的是保证通换气功能正常,待患儿自身肺表面活性物质产生增加,呼吸窘迫综合征得以恢复。机械通气和应用肺表面活性物质是治疗的重要手段。

(一)一般治疗

监测生命体征,注意保温,保证液体和营养供应,纠正酸中毒,若合并感染,依据细菌学培养和药敏结果选择相应抗生素治疗。

（二）氧疗和辅助通气

1. 吸氧　根据发绀程度选用鼻导管、面罩或头罩吸氧,因早产儿易发生氧中毒,故以维持 PaO_2 在 6.7~10.7kPa（50~80mmHg）和经皮血氧饱和度 85%~95% 为宜。

2. 持续气道正压或常频机械通气

（三）肺表面活性物质替代疗法

肺表面活性物质目前已常规用于预防或治疗呼吸窘迫综合征,可明显降低呼吸窘迫综合征的病死率及气胸发生率,同时可改善肺顺应性和通换气功能,降低呼吸机参数。首次剂量 100~200mg/kg,再次给予 100mg/kg;经气管内给药,应用越早效果越好。

第七节　新生儿寒冷损伤综合征

病例

> 患儿,女,日龄 7 天,胎龄 34 周,体重 2000g,以反应差,拒食入院。查体:T34℃,R30 次 / 分,反应差,嗜睡,颜面部发绀伴轻度水肿,周身皮肤及四肢可见花纹,心率100 次 / 分,原始反射未引出,双下肢大、小腿外侧皮肤发凉、硬,指压凹陷,胸腹检查未见异常。
>
> 请问：1. 该患儿初步诊断何病? 诊断依据是什么?
>
> 　　　2. 该患儿应进一步做哪些检查? 请写出治疗原则。

新生儿寒冷损伤综合征简称新生儿冷伤,亦称新生儿硬肿症。是由于寒冷和（或）多种疾病所致,主要表现为低体温和皮肤硬肿,重症可发生多器官功能损害。主要发生在寒冷季节,重症感染及缺氧时四季均可发生。

一、病因和发病机制

（一）寒冷和保温不足

新生儿尤其是早产儿的解剖、生理特点是发生低体温和皮肤硬肿的重要原因。①体温调节中枢不成熟。环境温度低时,体温易降低。②体表面积相对较大,皮下脂肪少,皮肤薄,环境温度低时散热增加,导致低体温。③总液体含量少,体内储存能量少,对失热的耐受能力差。④棕色脂肪是寒冷时产热的主要物质,胎龄越小含量越少,代偿能力有限,易使体温低下。⑤皮下脂肪中饱和脂肪酸含量高（为成人 3 倍）,其熔点高,低体温时易凝固出现皮肤硬肿。

（二）某些疾病

严重感染、缺氧、心力衰竭和休克等使能源物质消耗增加、能量摄入不足,加之缺氧又使氧化产能发生障碍,即使在正常散热的条件下,也可出现低体温和皮肤硬肿。严重的颅脑疾病也可抑制尚未成熟的体温调节中枢使散热大于产热,出现低体温甚至皮肤硬肿。

（三）多器官功能损害

低体温及皮肤硬肿,可使局部血液循环受阻,引起缺氧和代谢性酸中毒,导致皮肤毛细血管壁通透性增加,出现水肿。如低体温持续存在和（或）硬肿的面积扩大,缺氧和代谢性酸中毒加重,则可引起多器官功能损害。

二、临床表现

主要发生在寒冷季节或重症感染时。多于生后 1 周内发病,早产儿多见。低体温、皮肤硬肿是本病的特征性表现。

(一)一般表现

反应低下,吮乳差或拒乳、哭声低弱或不哭,活动减少,可出现呼吸暂停等。

(二)低体温

指体温 <35℃。轻症为 30~35℃,重症 <30℃,可出现四肢或全身冰冷。

(三)皮肤硬肿

皮肤发硬,紧贴皮下组织,按之有橡皮样感,呈暗红色或紫红色,伴水肿者有指压凹陷。硬肿常呈对称分布,其发生顺序依次为:小腿→大腿外侧→整个下肢→臀部→面颊→上肢→全身。硬肿的面积可按头颈部 20%、双上肢 18%、前胸及腹部 14%、背部及腰骶部 14%、臀部 8% 及双下肢 26% 计算。严重硬肿可使患儿关节活动受限,胸部受累可致呼吸困难。

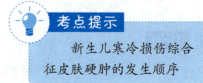

考点提示

新生儿寒冷损伤综合征皮肤硬肿的发生顺序

(四)多器官功能损害
重症可出现休克、DIC、急性肾衰竭和肺出血等。

三、实验室检查

根据病情需要,检测血常规、动脉血气和血电解质、尿素氮、肌酐、血糖、DIC 筛查试验。必要时可做 ECG 及 X 线胸片等。

四、诊断

有保温不足或诱发本病的疾病,出现体温降低和皮肤硬肿,即可诊断。依据体温及皮肤硬肿范围可分为:①轻度:体温≥35℃,皮肤硬肿范围 <20%。②中度:体温 <35℃,皮肤硬肿范围 20%~50%。③重度:体温 <30℃,皮肤硬肿范围 >50%,常伴有器官功能障碍。

五、预防

积极治疗诱发冷伤的各种疾病;尽早开始喂养,保证充足的能量供应;注意保暖,产房温度不宜低于 24℃,生后应立即擦干皮肤,用预热的被毯包裹,有条件者放置暖箱中,待体温稳定后再放入婴儿床;早产儿生后应置于暖箱中,箱温为中性温度,待体重 >1800g 在室温下体温稳定时,可出暖箱。

六、治疗

(一)复温

目的是通过提高环境温度,恢复和保持正常体温。其复温的原则为逐渐复温。

1. 若肛温 >30℃,腋温 - 肛温≥0,可通过减少散热,使体温回升。将患儿置于已预热至中性温度的暖箱中,一般在 6~12 小时内可恢复正常体温。

2. 当肛温 <30℃时,多数患儿腋温 - 肛温 <0,虽少数患儿腋温 - 肛温≥0,但只要肛温 <30℃,一般均应将患儿置于箱温比肛温高 1~2℃的暖箱中进行外加温。每小时提高箱温 0.5~1℃(箱温最高不超过 34℃),在 12~24 小时内恢复正常体温。

若无上述条件,也可采用温水浴、热水袋、火炕、电热毯或母亲将患儿抱在怀中等加热方法。

（二）能量和液体补充

供给充足的能量有助于复温和维持正常体温。能量供给从每日 210kJ/kg（50kcal/kg）开始,逐渐增加至每日 419~502kJ/kg（100~120kcal/kg）。可进乳者应尽早喂乳,喂养困难者给予部分或完全静脉营养。有明显心、肾功能损害者,应严格控制输液速度及液体入量。

（三）控制感染

根据血培养和药敏结果应用抗生素。

（四）纠正器官功能紊乱

对心力衰竭、休克、弥散性血管内凝血、肾衰竭等,应给以相应治疗。

第八节　新生儿败血症

> 患儿,男,日龄 5 天,因"反应差,拒食 1 天,皮肤黄染 10 小时"入院。查体:T35℃,P156 次/分,R58 次/分,反应差,嗜睡,皮肤、巩膜黄染,肝肋下 2cm,脐部见少许分泌物。四肢肌张力稍低。
> 　请问: 1. 该患儿初步诊断何病? 诊断依据是什么?
> 　　　　2. 该患儿应进一步做哪些检查? 请写出治疗原则。

新生儿败血症是指病原体侵入新生儿血液循环,并在其中生长、繁殖、产生毒素而造成的全身性感染性疾病,其发病率约占活产儿的 1‰~10‰,病死率为 13%~15%。

一、病因和发病机制

（一）病原菌

我国以葡萄球菌最多见,其次为大肠杆菌等革兰阴性杆菌。近年来随着 NICU 的发展,静脉留置针、气管插管和广谱抗生素的广泛应用以及极低出生体重儿存活率明显提高,表皮葡萄球菌、绿脓杆菌、克雷伯杆菌、肠杆菌等机会致病菌,产气荚膜梭菌、厌氧菌以及耐药菌株所致的感染有增加趋势。空肠弯曲菌、幽门螺杆菌等已成为新的致病菌。

（二）解剖生理特点

非特异性免疫功能和特异性免疫功能均差,如新生儿皮肤黏膜柔嫩易损伤,屏障功能差;脐残端未完全闭合,离血管近,细菌易进入血液;呼吸道纤毛运动差;胃液酸度低,胆酸少,杀菌力弱,肠黏膜通透性高;血-脑屏障功能不全均有利于细菌侵入血液循环。新生儿体内 IgG 含量低,尤其早产儿含量更低易感染;IgM 和 IgA 分子量较大,不能通过胎盘等。

（三）感染途径

1. 出生前感染　孕母有感染时,致病菌可通过血行感染胎儿。

2. 出生时感染　分娩时,因胎膜早破、产程延长,细菌上行污染羊水,胎儿吞下或吸入后感染;助产过程消毒不严引起感染。此型感染发病较早,多在生后 3 天内,多为革兰阴性杆菌感染。

3. 出生后感染 主要的感染途径,细菌经脐部、皮肤、黏膜、呼吸道或消化道等侵入血液,尤以脐部多见。此型发病多较晚,多为革兰阳性球菌。

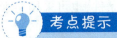

考点提示
新生儿败血症主要的感染途径

二、临床表现

新生儿败血症缺乏特异性表现。根据发病时间分早发型和晚发型。

（一）分型及特点

1. 早发型 生后 7 天内起病;感染发生在出生前或出生时,多为母亲垂直传播引起,病原菌以大肠杆菌等革兰阴性杆菌为主;常呈暴发性多器官受累,病死率高。

2. 晚发型 出生 7 天后起病;感染发生在出生时或出生后,由水平传播引起,病原菌以葡萄球菌、机会致病菌为主;常有脐炎、肺炎或脑膜炎等感染,病死率较早发型低。

（二）共同表现

1. 一般表现 早期症状、体征常不典型,可出现反应差、嗜睡、发热或体温不升、不吃、不哭、体重不增等症状。

2. 提示败血症可能的表现 ①黄疸:有时是败血症的唯一表现,表现为黄疸迅速加重、消退延迟或退而复现。②肝脾大:出现较晚,一般为轻至中度肿大。③出血倾向:皮肤黏膜瘀点、瘀斑,严重者消化道出血、肺出血等。④休克:面色苍灰,皮肤呈大理石样花纹,血压下降,尿少或无尿,硬肿症出现常提示预后不良。⑤其他:如胃肠功能紊乱、中毒性肠麻痹、呼吸暂停及发绀。

考点提示
新生儿败血症早期缺乏典型症状体征

3. 并发症 可合并肺炎、脑膜炎、坏死性小肠结肠炎、化脓性关节炎和骨髓炎等。

三、实验室检查

1. 周围血象 白细胞总数升高 >20×10⁹/L 或降低 <5×10⁹/L,中性粒细胞中杆状核细胞所占比例≥0.20,出现中毒颗粒或空泡,血小板计数 <100×10⁹/L 有诊断价值。

2. 病原学检查 包括直接涂片检菌、血培养、局部感染灶分泌物培养、脑脊液培养等。阳性结果有助于诊断,阴性结果也不能排除败血症。

3. 其他检查 急相蛋白、C 反应蛋白、触珠蛋白、α-酸性糖蛋白等在感染初期可增加,感染控制后迅速下降。

四、诊断

新生儿败血症临床表现常不典型,症状无特异性,根据病史中有高危因素、临床症状体征、周围血象改变、C 反应蛋白增高等可考虑本病发生。病原菌或病原菌抗原的检出是本病的确诊依据。

五、预防

加强孕期保健,防治孕妇感染;严格无菌操作,提高助产技术,如有相关病史可于产后应用抗生素;加强新生儿护理,防止脐炎发生。

六、治疗

1. 抗生素治疗 ①早期用药:对于临床上高度怀疑败血症的新生儿,不必等待血培养结果即应使用抗生素。②静脉、联合用药:病原菌未明确前可结合当地菌种流行病学特点和耐药菌株情况选择两种抗生素联合使用;病原菌明确后可根据药敏试验选择用药;药敏不敏感但临床有效者可暂不换药。③足疗程:经抗生素治疗后病情好转,血培养为阴性应继续治疗 5~7 天;血培养阳性,疗程至少需 10~14 天;有并发症者应治疗 3 周以上。④注意药物毒副作用:1 周以内的新生儿,尤其是早产儿肝肾功能未发育完善,给药次数宜减少,给药间隔时间宜延长。氨基糖苷类抗生素因可致肾毒性和耳毒性目前已不主张在新生儿期内使用。

2. 处理严重并发症 ①休克时输新鲜血浆或全血,每次 10ml/kg;应用多巴胺或多巴酚丁胺,每分钟 5~20μg/kg。②纠正酸中毒和低氧血症。③减轻脑水肿。

3. 支持、对症治疗 注意保温,供给足够能量和液体,维持血糖和血电解质在正常水平。

4. 清除感染灶 及时处理脐、皮肤、黏膜和其他部位的感染灶。

5. 免疫疗法 ①静注免疫球蛋白,每日 300~500mg/kg,连用 3~5 天。②重症患儿可行换血疗法,换血量 100~150ml/kg。③中性粒细胞明显减少者可输粒细胞 $1×10^9$/kg。④血小板减低者输血小板 0.2~0.4U/kg。

第九节 新生儿黄疸

病例

> 日龄 3 天新生儿,以皮肤、黏膜及巩膜黄染 2 天入院。查体:皮肤及巩膜明显黄染,口唇黏膜苍白,心率 168 次 / 分,呼吸 37 次 / 分,双肺听诊未闻及干湿啰音,肝肋下 2cm,脾未触及,肌张力及神经反射正常。实验室检查:血清胆红素 320μmol/L,未结合胆红素 290μmol/L,Hb124g/L,网织红细胞 0.06。
>
> 请问: 1. 该患儿初步诊断何病?诊断依据是什么?
>
> 　　　2. 该患儿应进一步做哪些检查?请写出治疗原则。

新生儿黄疸(neonatal jaundice)又称为新生儿高胆红素血症,是新生儿时期因胆红素在体内聚积引起的皮肤或其他器官黄染。分为生理性和病理性黄疸两种。新生儿血中胆红素 >86~120μmol/L(5~7mg/dl)可出现肉眼可见的黄疸。部分病理性黄疸可引起胆红素脑病,严重者病死率高,存活者多留有后遗症。

一、新生儿胆红素代谢特点

(一)胆红素生成过多

新生儿胆红素是血红素的分解产物,约 80% 来源于血红蛋白,20% 来源于肝脏和其他组织中的血红素及骨髓中红细胞前体。新生儿每日生成的胆红素为 8.8mg/kg,成人则为 3.8mg/kg;胎儿时期血氧分压低,红细胞数量代偿性增加,出生后氧分压升高,大量的红细胞破坏,且新生儿红细胞寿命短(早产儿低于 70 天,足月儿约 80 天,成人为 120 天),血红蛋白的分解速度是成人的 2 倍。

(二)白蛋白结合胆红素能力不足

胆红素进入血液循环,与白蛋白联结后,运送到肝脏进行代谢。与白蛋白结合的胆红素,不能透过细胞膜及血 - 脑屏障引起细胞和脑组织损伤。刚出生的新生儿常有不同程度的酸中毒,可减少胆红素与白蛋白联结。早产儿胎龄越小,白蛋白含量越低,其结合胆红素的量也越少。

(三)肝细胞处理胆红素能力差

未结合胆红素进入肝细胞后,与 Y、Z 蛋白结合,经胆汁排至肠道。新生儿出生时肝细胞内 Y 蛋白含量极少,肝细胞内尿苷二磷酸葡萄糖醛酸基转移酶含量也低,因此,生成结合胆红素的量较少。出生时肝细胞将结合胆红素排泄到肠道的能力暂时低下,早产儿尤为明显,可出现暂时性肝内胆汁淤积。

(四)特殊的肠肝循环

成人肠道内的结合胆红素,被细菌还原成尿胆原及其氧化产物,大部分随粪便排除,小部分被结肠吸收后,由肾脏排泄和经门静脉至肝脏重新转变为结合胆红素,再经胆道排泄,即胆红素的"肠肝循环"。新生儿出生时肠腔内具有 β- 葡萄糖醛酸苷酶,可将结合胆红素转变成未结合胆红素,加之肠道内缺乏细菌,导致未结合胆红素的产生和吸收增加。此外,胎粪约含 80~180mg 的胆红素,如排泄延迟,可使胆红素吸收增加。

当新生儿饥饿、缺氧、脱水、酸中毒、头颅血肿或颅内出血时,更易出现黄疸或使原有黄疸加重。

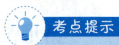
考点提示
新生儿胆红素代谢特点

二、新生儿黄疸分类

(一)生理性黄疸

由于新生儿胆红素代谢特点,约 50%~60% 的足月儿和 80% 的早产儿出现生理性黄疸,其特点为:一般情况良好,足月儿生后 2~3 天出现黄疸,4~5 天达高峰,5~7 天消退,最迟不超过 2 周;早产儿黄疸多于生后 3~5 天出现,5~7 天达高峰,7~9 天消退,最长可延迟到 4 周。足月儿血清胆红素 <205μmol/L(12mg/dl),早产儿 <257μmol/L(15mg/dl)。每日血清胆红素升高 <85μmol/L(5mg/d1)。

(二)病理性黄疸

特点为:①出现过早:生后 24 小时内出现。②程度过重:血清胆红素足月儿 >221μmol/L,早产儿 >257μmol/L,每日血清胆红素升高 >85μmol/L。③持续时间长:足月儿黄疸时间超过 2 周,早产儿超过 4 周。④黄疸退而复现。⑤血清结合胆红素 >34μmol/L。符合其中任何一项者即可诊断为病理性黄疸。

三、常见的病理性黄疸

(一)新生儿溶血病

新生儿溶血病是指母、子血型不合引起的同族免疫性溶血。ABO 血型不合最为常见,Rh 血型不合较少见。

1. 病因及发病机制 ABO 溶血主要发生

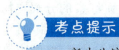
考点提示
新生儿溶血病最常见的原因

在母亲为 O 型而胎儿为 A 型或 B 型的情况下。母亲不具有的胎儿显性红细胞 A 或 B 血型抗原(由父亲遗传)通过胎盘进入母体(分娩时),刺激母体产生相应抗体,当再次怀孕(其胎儿 ABO 血型与上一胎相同),不完全抗体(IgG)进入胎儿血液循环,与红细胞相应抗原结合,形成致敏红细胞,被单核-吞噬细胞系统破坏引起溶血。由于自然界存在 A 或 B 血型物质如某些植物、寄生虫、伤寒疫苗、破伤风及白喉类毒素等,O 型母亲在第一次妊娠前,已接受过 A 或 B 血型物质的刺激,血中抗 A 或抗 B(IgG)效价较高,因此怀孕第 1 胎时抗体也可进入胎儿血液循环引起溶血。Rh 溶血是母亲 Rh 阴性(缺乏 D 抗原),而胎儿红细胞具有 D 抗原(Rh 阳性),母亲所产生的相应抗体在进入小儿身体后即产生免疫性溶血。由于自然界无 Rh 血型物质,Rh 溶血病一般不发生在第 1 胎。当 Rh 阴性母亲既往输过 Rh 阳性血或有流产或人工流产史,因其怀孕前已被致敏,故第 1 胎可发病。

2. 临床表现　症状轻重取决于溶血程度,ABO 溶血病相对较轻,Rh 溶血病临床表现相对较重,严重者甚至死胎。

(1)黄疸:多数 ABO 溶血病的黄疸在生后第 2~3 天出现,而 Rh 溶血病一般在 24 小时内出现并迅速加重。血清胆红素以未结合胆红素升高为主,如溶血严重可造成胆汁淤积,结合胆红素升高。

(2)贫血:程度不一,重症 Rh 溶血病患儿生后即可有严重贫血或伴心力衰竭。如患儿抗体持续存在,贫血可持续至生后 3~6 周。

(3)肝脾大:Rh 溶血病患儿多有不同程度的肝脾增大,ABO 溶血病很少发生。

(4)并发症:严重者可出现胆红素脑病。

3. 实验室检查

(1)血型及血常规检查:母、子血型不合;患儿红细胞数和血红蛋白明显降低。

(2)改良直接抗人球蛋白试验:即改良 Coombs 试验,测定患儿红细胞上结合的血型抗体,为确诊试验。

(3)抗体释放试验:测定患儿红细胞上结合的血型抗体,也为确诊试验。

(4)游离抗体试验:测定患儿血清中来自母体的血型抗体。用于估计是否继续溶血和换血效果,但不是确诊试验。

4. 诊断　既往有不明原因的死胎、流产、新生儿有重度黄疸和贫血的孕妇及其丈夫均应进行 ABO 和 Rh 血型检查进行产前诊断;生后诊断可根据母子血型不合,新生儿早期出现黄疸,改良 Coombs 或抗体释放试验阳性即可确诊。

5. 治疗

(1)产前治疗:进行血浆置换、宫内输血等方法治疗,孕妇于预产期前 1~2 周口服苯巴比妥。

(2)新生儿治疗:①光照疗法:未结合胆红素在光的作用下,转变成水溶性异构体,经胆汁和尿液排出。一般选用波长 425~475nm 的蓝光,日光灯或太阳光也有一定疗效。使用蓝光治疗,光疗箱以单面光 160W、双面光 320W 为宜,双面光优于单面光;上、下灯管距床面距离分别为 40cm 和 20cm;光照时,婴儿双眼用黑色眼罩保护,以免损伤视网膜,除会阴、肛门部用尿布遮盖外,其余均裸露,持续照射时间以不超过 3 天为宜。光疗可出现发热、腹泻和皮疹等副作用,但多不严重,可继续光疗,光疗时皮肤呈青铜色即青铜症,此时应停止光疗,青铜症可自行消退。此外,光疗时应适当补充水分及钙剂。②药物治疗:为减少胆红素脑病的发生,输血浆每次 10~20ml/kg 或白蛋白每次 1g/kg。使用肝酶诱导剂苯巴比妥每日 5mg/kg,也可加用尼可刹米每日 100mg/kg,分 2~3 次口服,共 4~5 日。纠正代谢性酸中毒,应用 5%

碳酸氢钠提高血 pH,以利于未结合胆红素与白蛋白联结。③换血疗法:选择合适血型,一般选用脐静脉或其他较大静脉进行换血,换血量为患儿血量的 2 倍(约 150~180ml/kg),目的是换出部分血中游离抗体、致敏红细胞和胆红素,纠正贫血。

(二)新生儿肝炎综合征

多由病毒引起的以皮肤黄染、粪便颜色变浅和肝脏肿大为临床特征的慢性感染性疾病。起病隐匿,重者可发展成肝硬化、肝功能衰竭而死亡。

1. 病因 多数为胎儿宫内感染或分娩时感染引起,常见有乙型肝炎病毒、巨细胞病毒、风疹病毒、单纯疱疹病毒、肠道病毒及 EB 病毒等。

2. 临床表现 胎儿早期感染可致多发性畸形、死胎及流产,妊娠后期及新生儿期感染,其黄疸常发生在生后数天或 3~4 周,逐渐加重,可伴有呕吐、厌食或体重不增,粪便可由黄色转变为灰白色,尿色变深,肝脏增大、肝功能损害。

3. 实验室检查 肝功能检查:丙氨酸氨基转移酶(ALT)、直接和间接胆红素均升高。甲胎蛋白测定为阳性。病原学检查可确定病原。

4. 治疗 包括营养、保肝、短期激素疗法及根据病原学检查选择敏感药物治疗等。

(三)新生儿胆道闭锁

新生儿胆道闭锁是新生儿期阻塞性黄疸的常见原因。

1. 病因 病因尚不明确,多数因在宫内病毒感染导致生后进行性胆管炎、胆管纤维化和胆管闭锁。

2. 临床表现 出生时多数正常,一般于生后 1~3 周或更晚出现黄疸,呈进行性加重;粪便逐渐变为白色,尿色如茶;肝脏进行性肿大伴肝功能损害,逐渐发展为肝硬化。

3. 治疗 强调早发现、早手术,提高成活率。

 本章小结

本章主要介绍了正常新生儿与患病新生儿的相关知识。重点为新生儿及患病新生儿的概念;正常新生儿、早产儿的分类及特点;常见新生儿疾病的病因、临床表现、诊断、治疗及预防。学习难点是新生儿及患病新生儿的临床表现、治疗措施。学习中注意区别正常新生儿与患病新生儿的不同点及不同新生儿疾病的异同点,以便将来准确地运用于临床实践。

(宋 楠)

 目标测试

A1 型题

1. 下列哪项不是新生儿缺氧缺血性脑病的主要表现

　　A. 意识改变　　　　　　　B. 瞳孔改变　　　　　　　C. 肌张力改变

　　D. 惊厥　　　　　　　　　E. 体温改变

2. 新生儿窒息复苏,应在出生后首先

　　A. 用吸管吸出鼻、口腔及咽喉中黏液和分泌物

　　B. 用面罩供氧

　　C. 弹足底或刺激皮肤以引起啼哭

D. 注射 5% 碳酸氢钠和呼吸兴奋剂

E. 心脏按压

3. 新生儿肺透明膜病病因中最直接的因素是

　　A. 新生儿窒息　　　　　　　B. 母亲患糖尿病　　　　　　C. 胎盘早剥

　　D. 肺表面活性物质缺乏　　　E. 肺内液体过多

4. 新生儿缺氧缺血性脑病最常见的病因为

　　A. 围生期窒息　　　　　　　B. 一氧化碳中毒　　　　　　C. 产伤

　　D. 贫血　　　　　　　　　　E. 脑血管栓塞

5. 不是新生儿颅内出血的原因的是

　　A. 缺血缺氧　　　　　　　　B. 快速输注高渗液体　　　　C. 产伤

　　D. 早产　　　　　　　　　　E. 低血糖

6. 治疗新生儿硬肿症的关键措施是

　　A. 供给足够的能量　　　　　B. 供给足够的液体　　　　　C. 预防各种感染

　　D. 逐渐复温　　　　　　　　E. 加强皮肤护理

7. 新生儿硬肿症的主要临床表现是

　　A. 皮肤凉硬、体温不升　　　B. 呕吐和腹泻　　　　　　　C. 皮肤坏死形成坏疽

　　D. 体温波动在 1℃ 以上　　　E. 皮肤大理石斑纹

8. 新生儿败血症的特征性表现是

　　A. 无特征性表现　　　　　　B. 发热、拒乳　　　　　　　C. 有感染灶

　　D. 低体温　　　　　　　　　E. 白细胞总数增高

9. 新生儿败血症诊断哪项最有确诊价值

　　A. 血沉　　　　　　　　　　　　　　B. 血白细胞计数和分类

　　C. 皮肤表面、脐部分泌物培养　　　　D. 发热

　　E. 血培养

10. 新生儿败血症临床表现出现较少的是

　　A. 体温不升　　　　　　　　B. 水肿　　　　　　　　　　C. 黄疸

　　D. 肝、脾大　　　　　　　　E. 哭声无力

A2 型题

11. 一新生儿,胎龄 32 周,出生体重 2.2kg,身长 46cm,皮肤红嫩,头发细软,胎毛多,足纹少,该新生儿为

　　A. 足月儿　　　　　　　　　B. 早产儿　　　　　　　　　C. 过期产儿

　　D. 足月小样儿　　　　　　　E. 低出生体重儿

12. 男婴,胎龄 39 周,出生体重 3.1kg,日龄 6 天,母乳喂养,一般情况尚好,但生后第 3 天面部出现黄染,第 5 天加重。检查示:血红蛋白 152g/L,血清总胆红素 170μmol/L。该男婴可诊断为

　　A. 新生儿生理性黄疸　　　　B. 新生儿败血症　　　　　　C. 新生儿肝炎

　　D. 新生儿母乳性黄疸　　　　E. 新生儿溶血病

13. 患儿生后第 5 天,吃奶差,精神萎靡 2 天,体温 37.1℃,呼吸急促,皮肤黄疸,双肺闻及少许湿啰音,脐窝有少量稀薄分泌物,脾肋下 1cm,血清胆红素 158μmol/L,以未结合胆红素为主,最可能诊断是

A. 新生儿肺炎 B. 新生儿肝炎 C. 新生儿溶血症

D. 新生儿败血症 E. 新生儿硬肿症

14. 胎龄 39 周,自然分娩,生后有窒息史。第二天出现拒乳、意识淡漠、阵发性发绀、拥抱反射消失。最有可能为下列哪种疾病

A. 新生儿脑膜炎 B. 新生儿缺氧缺血性脑病

C. 新生儿溶血症 D. 新生儿败血症

E. 新生儿肺炎

A3/A4 型题

(15~17 题共用题干)

一足月新生儿,第 1 胎第 1 产,出生后 26 小时出现黄疸,肝肋下 2cm,已排胎粪。血清总胆红素 305μmol/L,子血型 B 型,Rh 阳性,母血型 O 型,Rh 阳性。

15. 该患儿发生黄疸最可能的原因是

A. 生理性黄疸 B. 新生儿 ABO 溶血症 C. 新生儿败血症

D. 新生儿 Rh 溶血症 E. 先天性胆道闭锁

16. 对该患儿首选的治疗措施是

A. 蓝光疗法 B. 肝酶诱导剂 C. 手术治疗

D. 抗菌治疗 E. 密切观察

17. 对该患儿病情观察的重点是

A. 肝脾大小 B. 黄疸程度 C. 反射、肌张力

D. 体温高低 E. 食欲好坏

(18~20 题共用题干)

一新生儿,生后 8 天出现拒乳、体温不升、不哭、黄疸及尿少。体检:皮肤呈大理石样花纹样,血压下降,皮肤瘀斑。血白细胞 21×10^9/L。

18. 其最可能的诊断为

A. 新生儿冷伤 B. 新生儿肺炎 C. 新生儿化脓性脑膜炎

D. 新生儿黄疸 E. 新生儿败血症

19. 主要的合并症是

A. 肺炎 B. 休克 C. 新生儿化脓性脑膜炎

D. 新生儿黄疸 E. 新生儿硬肿症

20. 最主要的治疗措施是

A. 营养支持 B. 吸氧 C. 免疫疗法

D. 清除感染病灶 E. 控制感染、纠正休克

B 型题

(21~23 题共用答案)

A. 胎龄 <20 周 B. 胎龄 <26 周

C. 胎龄 >26 周至 <37 周 D. 胎龄 ≥37 周至 <42 足周

E. 胎龄 ≥42 足周

21. 足月儿指

22. 早产儿指

23. 过期产儿指

第六章 消化系统疾病

1. 掌握：口炎和腹泻病的病因、临床表现、诊断、预防和治疗；小儿液体疗法。
2. 熟悉：小儿体液的特点；儿科常用溶液及其配制。
3. 了解：小儿消化系统解剖生理特点；口炎和腹泻病的发病机制以及鉴别诊断。

第一节 小儿消化系统解剖生理特点

(一)口腔

足月新生儿出生时已具有较好的吸吮能力和吞咽功能,早产儿则较差。新生儿及小婴儿口腔黏膜薄嫩,血管丰富,唾液腺不发达,唾液分泌少,故口腔黏膜干燥,易发生损伤和局部感染。婴儿 3~4 个月时,唾液分泌量开始增加,但由于婴儿口底浅,不能及时吞咽所分泌的全部唾液,因此常出现生理性流涎。

(二)食管

新生儿和婴儿的食管呈漏斗状,黏膜薄嫩,腺体缺乏,弹力组织和肌层发育尚不完善,食管下端括约肌发育不成熟,控制能力差,常发生胃食管反流。新生儿食管长度为 8~10cm,1 岁为 12cm,5 岁为 16cm,学龄儿童为 20~25cm,成人为 25~30cm。

(三)胃

胃容量出生时为 30~60ml,1~3 个月为 90~150ml,1 岁时为 250~300ml,5 岁时达 700~850ml,成人为 2000ml 左右。当哺乳开始后幽门即开放,胃内容物陆续进入十二指肠,故实际进食量常超过上述胃容量。婴儿胃呈水平位,开始站立行走后,胃的位置逐渐变成垂直位。胃液中胃酸和酶分泌较少,活力低,故消化能力差。由于贲门括约肌发育不成熟,幽门括约肌发育良好,吸奶时又常同时吸入空气,故婴儿易发生溢乳和呕吐。胃排空时间因食物种类不同而异,一般水的排空时间为 1.5~2 小时,母乳为 2~3 小时,牛奶为 3~4 小时;早产儿胃排空更慢,易发生胃滞留。

(四)肠

小儿肠管相对比成人长,一般为身长的 5~7 倍(成人仅为 4 倍),面积相对较大,且肠壁薄,黏膜血管丰富,通透性高,利于食物的消化吸收。但同时肠道屏障功能差,肠内细菌、毒素及消化不全的产物等易进入血液循环,引起全身感染和变态反应性疾病。肠系膜柔软且长,肠管固定性差,易发生肠套叠、肠扭转。

(五)肝脏

年龄愈小,肝脏相对愈大,新生儿占体重的 4%,成人占 2%。正常婴幼儿肝下界在右锁

77

骨中线肋缘下 1~2cm,4~5 岁后逐渐进入肋缘内,6~7 岁后不应在肋缘下触及。婴儿肝细胞和肝功能未成熟,解毒能力差,在感染、缺氧、中毒等情况下易发生肝细胞肿胀、变性和坏死,影响其正常功能。婴儿期肝糖原贮存较少,易发生低血糖。胆汁分泌较少,对脂肪消化、吸收功能较差。婴儿肝脏结缔组织发育差,肝细胞再生能力强,故不易发生肝硬化。

(六) 胰腺

出生时胰液分泌量少,3~4 个月时胰腺发育较快,胰液分泌量随之增多。胰酶的出现顺序是:胰蛋白酶最先,然后是糜蛋白酶、脂肪酶,最后是胰淀粉酶。因胰淀粉酶出现最晚,且活性低,故不宜过早的给婴儿(生后 3 个月内)喂淀粉类食物。此外,婴幼儿时期胰液及其消化酶的分泌易受炎热天气和各种疾病的影响而被抑制,故容易发生消化不良。

(七) 肠道细菌

胎儿消化道内无细菌,出生后细菌很快从口、鼻、肛门侵入肠道,大多集中在直肠和结肠。肠道菌群受食物成分的影响,母乳喂养儿以双歧杆菌为主,人工喂养和混合喂养儿肠道内的大肠埃希菌、嗜酸杆菌、双歧杆菌及肠球菌所占比例几乎相等。正常肠道菌群对侵入肠道的致病菌有一定的拮抗作用,婴幼儿肠道正常菌群较脆弱,易受内外环境因素影响而发生菌群失调,出现消化功能紊乱。

(八) 正常儿童粪便

1. 胎粪　新生儿最初排出的大便为墨绿色,质稠,无臭味,由肠道脱落的上皮细胞,浓缩的消化液、胆汁及吞入的羊水组成。多数生后 12 小时开始排便,持续 2~3 日后过渡为黄糊状粪便。如 24 小时内无胎粪排出,应注意检查有无肛门闭锁等消化道畸形。

2. 人乳喂养儿粪便　为黄色或金黄色,多为质地均匀的膏糊状,呈酸性反应,不臭,平均每日排便 2~4 次。

3. 人工喂养儿粪便　为淡黄色或灰黄色,多成形,呈碱性或中性,有臭味,平均每日排便 1~2 次。

4. 添加辅食后的粪便　添加淀粉类食物可使大便增多,稠度稍减,呈暗褐色,臭味加重。添加各类蔬菜、水果等辅食时大便外观与成人粪便相似,便次每日 1 次。

第二节　口　　炎

口炎是指口腔黏膜的炎症,若病变仅局限于舌、牙龈、口角亦可称为舌炎、牙龈炎、口角炎等。本病多见于婴幼儿,可单独发生,亦可继发于急性感染、腹泻、营养不良和维生素 B、C 缺乏等全身性疾病。常由真菌、病毒、细菌引起。不注意食具及口腔卫生或各种疾病导致机体抵抗力下降等因素均可导致口炎的发生。

一、鹅口疮

鹅口疮,又名雪口病,为白色念珠菌感染所致。多见于新生儿和婴幼儿,营养不良、慢性腹泻、长期应用广谱抗生素或激素的患儿易发生此病,新生儿多由产道感染或因哺乳时乳头不洁及奶具污染所致。

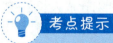

考点提示

小儿鹅口疮和疱疹性口炎的病原体

(一) 临床表现

本病特征是在口腔黏膜表面出现白色乳凝块样小点或小片状物,最常见于颊黏膜,可逐渐融合成大片,不易拭去,若强行擦拭剥落后,局部黏膜潮红,可有溢血。患处不痛、不流涎,一般不影响吃奶,无全身症状。重者口腔黏膜全部被白膜覆盖,病变可蔓延至喉部,并向下波及消化道及呼吸道,甚至导致全身性真菌病,可危及生命。诊断多无困难。若诊断有困难时,可取少许白膜涂片,加 10% 碳酸氢钠一滴,在显微镜下可见真菌的孢子和菌丝。

(二)治疗

应去除诱因,治疗伴发疾病,一般不需应用抗真菌制剂。可用 2% 碳酸氢钠溶液于哺乳前后清洁口腔,局部涂抹 1% 甲紫或 10 万~20 万 U/ml 制霉菌素鱼肝油混悬溶液,每日 2~3 次。预防本病应注意哺乳卫生,加强营养,适当补充维生素 B_2 和维生素 C。

二、疱疹性口腔炎

疱疹性口腔炎为单纯疱疹病毒 I 型感染所致。多见于 1~3 岁小儿,传染性强,发病无明显季节性,常在托幼机构引起小流行。

(一)临床表现

多发生于颊黏膜、牙龈、舌、唇内及邻近口周皮肤。起病时出现发热,体温可达 38~40℃。1~2 天后在口腔黏膜上出现单个或成簇的小疱疹,直径 2~3mm,周围有红晕,很快破溃形成溃疡,表面覆盖黄白色纤维素性分泌物,多个小溃疡可融合成不规则的大溃疡,有时累及软腭及咽部。由于局部疼痛剧烈,患儿可表现烦躁、哭闹、流涎、拒食。伴有颌下淋巴结肿大和压痛,可持续 2~3 周。体温常于 3~5 日后恢复正常,病程约 1~2 周。

本病应与疱疹性咽峡炎鉴别,后者由柯萨奇病毒所引起,多发生于夏秋季,疱疹主要发生在咽部和软腭,有时见于舌,但不累及牙龈和颊黏膜。

(二)治疗

保持口腔清洁,多饮水,食物以微温或凉的流质为宜,避免刺激性食物。局部可涂碘苷(疱疹净),或喷洒西瓜霜、锡类散等。为预防继发感染,可涂 2.5%~5% 金霉素鱼肝油。疼痛严重者,进食前可用 2% 利多卡因涂于患处。发热时应给予降温,有继发感染时应用抗生素。

第三节 腹 泻 病

 病例

患儿,男,9 个月。发热、呕吐、腹泻 2 天,8 小时无尿,于 2011 年 10 月收入院。患儿 2 天前开始腹泻,大便每日 10 余次,为黄色稀水样便,量多,无腥臭味。伴有发热、呕吐。一天来患儿精神委靡,尿量明显减少,近 8 小时无尿。体格检查:体温 T38.5℃,P148 次/分,呼吸 45 次/分,体重 8kg。烦躁不安,皮肤干燥、弹性差,前囟凹陷,双眼深陷,口唇干燥,四肢冰凉,脉细弱。呼吸深快,心率 148 次/分,心音低钝,律齐,未闻及杂音。腹部稍胀,肠鸣音 0~1 次/分,肝脾未触及。脑膜刺激征(-)。辅助检查:大便常规:白细胞 0~3 个/HP;血生化:K^+3.8mmol/L,Na^+132mmol/L。

请问:1. 该患儿初步诊断何病?诊断依据是什么?

2. 该患儿应进一步做哪些检查?

3. 请写出治疗原则。

腹泻病是一组由多病原、多因素引起的以大便次数增多和性状改变为特点的消化道综合征,是儿科常见病、多发病。主要临床表现为腹泻和呕吐,重者可引起水、电解质和酸碱平衡紊乱。发病年龄多在6个月至2岁,1岁以内约占半数。一年四季均可发病,但以夏秋季多见。腹泻病是造成儿童营养不良、生长发育障碍的主要原因之一,是我国儿童保健重点防治的"四病"之一。

一、病因

(一)易患因素

1. 消化系统的特点　婴幼儿消化系统的发育尚未成熟,胃酸和消化酶分泌少,酶活性偏低,不能适应食物质和量的较大变化;且婴幼儿生长发育快,所需营养物质相对较多,胃肠道负担重,容易发生功能紊乱。

2. 机体防御功能差　血清免疫球蛋白和胃肠道分泌性IgA(SIgA)均较低;婴幼儿胃酸偏低,对进入胃内的细菌杀灭能力较弱;正常的肠道菌群对入侵的致病微生物有拮抗作用,新生儿生后尚未建立正常肠道菌群,当改变饮食使肠道内环境发生改变或滥用广谱抗生素等引起肠道菌群失调时,易患肠道感染。

3. 人工喂养　动物乳中缺乏SIgA、乳铁蛋白等多种抗肠道感染的免疫活性物质,且动物乳在加热的过程中免疫活性物质被破坏,此外人工喂养的食物和餐具易受污染,故人工喂养儿肠道感染的发病率明显高于母乳喂养儿。

(二)感染因素

1. 肠道内感染　可由病毒、细菌、真菌、原虫或寄生虫等引起,以前两者多见。

(1)病毒:秋冬季节的婴幼儿腹泻80%由病毒感染引起,主要是轮状病毒,其次是星状病毒、诺沃克病毒、柯萨奇病毒、埃可病毒、腺病毒、环曲病毒等。

> **考点提示**
>
> 婴幼儿秋冬季节腹泻最常见的病原体

(2)细菌:主要是致腹泻大肠杆菌(即致病性、产毒性、侵袭性、出血性、黏附-集聚性大肠杆菌等)。其次是空肠弯曲菌、耶尔森菌、沙门菌、嗜水气单胞菌等。长期大量使用广谱抗生素引起肠道菌群失调可诱发金黄色葡萄球菌、变形杆菌、铜绿假单胞菌、难辨梭状芽胞杆菌等感染。

(3)真菌:长期应用广谱抗生素和肾上腺糖皮质激素,可使机体免疫功能低下,发生真菌性肠炎。常见的有念珠菌、曲菌、毛霉菌,婴儿以白色念珠菌多见。

(4)寄生虫:常见为蓝氏贾第鞭毛虫、阿米巴原虫和隐孢子虫等。

2. 肠道外感染　小儿在发生上呼吸道感染、肺炎、中耳炎、肾盂肾炎,皮肤感染或急性传染病时可伴发腹泻。其发生原因为肠道外感染的病原同时感染肠道(主要是病毒),或发热及病原体的毒素作用、抗生素治疗使消化液分泌减少等因素,引起消化功能紊乱所致。

(三)非感染因素

1. 饮食因素　①喂养不当:是引起轻型腹泻的常见原因,多见于人工喂养儿。喂养过多、过少、不定时、过早添加淀粉或脂肪类食物、突然改变食物品种等均可引起腹泻。②过敏性腹泻:如对牛奶或大豆等食物过敏而引起腹泻。③原发性或继发性双糖酶(主要为乳糖酶)缺乏或活性降低,肠道对糖的消化吸收不良而引起腹泻。

2. 气候因素　气候突变,腹部受凉使肠蠕动增强;天气过热使消化液分泌减少,而口渴又使小儿饮水、吃奶增多,消化液被稀释使消化道负担加重导致腹泻。

二、发病机制

腹泻的发病机制包括:①肠腔内电解质分泌过多——"分泌性"腹泻。②炎症所致的液体大量渗出——"渗出性"腹泻。③肠腔内存在大量不能吸收的具有渗透活性的物质——"渗透性"腹泻。④"肠道功能异常性"腹泻。临床上的腹泻是以上多种机制共同作用的结果。

1. 感染性腹泻

(1)病毒性肠炎:病毒先侵犯小肠黏膜上皮细胞,使细胞发生空泡变性、坏死、脱落。肠绒毛肿胀、排列紊乱和变短,使小肠黏膜吸收水和电解质的能力下降,肠液在肠腔内大量积聚,引起水样腹泻。同时受损的肠黏膜细胞发生双糖酶分泌不足且活性降低,使食物中糖类消化不全而积滞在肠腔内,被细菌分解成小分子的短链有机酸,导致肠内渗透压增加。另外,微绒毛破坏也使载体减少,上皮细胞钠转运功能障碍。两者造成水和电解质进一步丧失,更加重了腹泻(图6-1)。

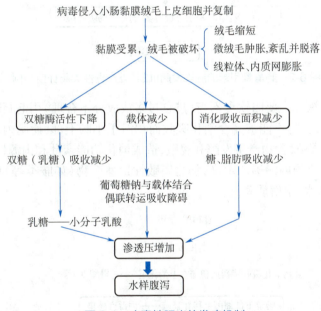

图 6-1 病毒性肠炎的发病机制

(2)细菌性肠炎:细菌随污染的食物或水进入消化道,当机体防御功能下降时,侵入的细菌可产生肠毒素引起分泌性腹泻,或细菌直接侵袭肠黏膜引起渗出性腹泻。如产毒性细菌释放出耐热或不耐热肠毒素,分别与小肠黏膜上皮细胞膜上的受体结合,不耐热肠毒素激活腺苷酸环化酶,使 ATP 转变为 cAMP(环磷酸腺苷),耐热肠毒素激活鸟苷酸环化酶,使 GTP 转变为 cGMP(环磷酸鸟苷),两者都抑制小肠绒毛上皮细胞吸收 Na^+、Cl^- 和水,并引起肠腺分泌 Cl^- 增多,导致小肠液总量增多,超过结肠的吸收限度时,排出大量水样便,出现脱水和电解质紊乱(图6-2)。侵袭性细菌(大肠杆菌、耶尔森菌、金黄色葡萄球菌等)可侵入肠黏膜组织,引起充血、水肿、渗出,甚至产生溃疡,大便中可有大量白细胞和红细胞,甚至出现脓血便。结肠不能充分吸收来自小肠的液体,加上某些致病菌的肠毒素作用,也可出现水样便。

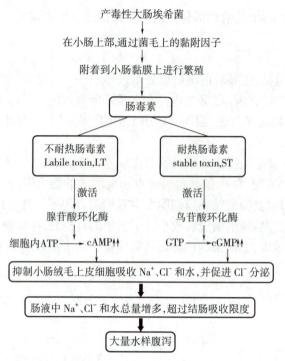

图6-2 肠毒素引起的肠炎发病机制（以产毒性大肠杆菌为例）

2. 非感染性腹泻 主要因饮食不当（进食过多或成分不合理）引起（图6-3）。当食物消化吸收发生障碍时,食物不能被完全消化吸收而积滞于小肠上部,使肠内局部酸度减低,肠道下部细菌上移和繁殖,食物产生发酵和腐败,造成消化功能紊乱和内源性感染。食物酵解产生的短链有机酸使肠内渗透压增高,加之腐败性毒性产物（如胺类等）刺激肠壁,使肠蠕动增加,引起腹泻和水、电解质紊乱。

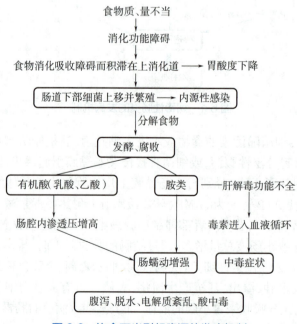

图6-3 饮食不当引起腹泻的发病机制

82

三、临床表现

不同病因引起的腹泻各具不同的临床特点和临床过程。因此,临床诊断中应包括病程、病情轻重的判断及可能病原的估计。临床上根据病程可分为:急性腹泻(连续病程在2周以内的腹泻)、迁延性腹泻(病程在2周~2个月)、慢性腹泻(病程为2个月以上)。国外学者亦有将病程持续2周以上的腹泻统称为慢性腹泻或难治性腹泻。

(一)急性腹泻

1. 腹泻的共同临床表现

(1)轻型腹泻:多为非感染因素(饮食、气候等)或肠道外感染所致。主要以胃肠道症状为主,表现为食欲不振,偶有溢乳或呕吐,大便次数增多,但每次大便量不多,稀薄或带水,呈黄色或绿色,有酸味,常见白色或黄白色奶瓣和泡沫。无脱水及全身中毒症状,精神尚好,体温大多正常,偶有低热。如治疗及时,多在数日内痊愈。

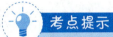

考点提示

轻型腹泻和重型腹泻的区别

(2)重型腹泻:多为肠道内感染所致。常急性起病,也可由轻型逐渐加重转变而来。除有较重的胃肠道症状外,还有较明显的脱水、电解质和酸碱平衡紊乱和全身中毒症状。

1)明显的全身中毒症状:常有发热、体温可高达39℃以上。可伴烦躁不安、惊厥或精神萎靡、嗜睡,甚至昏迷、休克。

2)严重的胃肠道症状:腹泻频繁,每日大便10次以上,多者可达数十次。为黄色水样或蛋花汤样,量多,含有黏液。多伴食欲低下、拒食,呕吐,呕出食物残渣或黄绿色液体,严重者可吐出咖啡渣样液体。由于频繁大便刺激,肛周皮肤可发红或糜烂。

3)水、电解质及酸碱平衡紊乱表现:主要表现为脱水、代谢性酸中毒、低钾血症、低钙血症和低镁血症等。

脱水:由于呕吐、腹泻丢失体液和摄入量不足,使体液总量尤其是细胞外液量减少,患儿可出现皮肤黏膜干燥、弹性下降,眼窝、前囟凹陷,眼泪、尿量减少,甚至末梢循环改变等(图6-4),根据脱水程度不同可分为轻、中、重度三种(表6-1);脱水的同时亦伴有电解质的损失,根据水与电解质丢失比例的不同,又可分为三种不同性质的脱水(表6-2)。

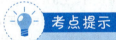

考点提示

不同程度和不同性质脱水的鉴别

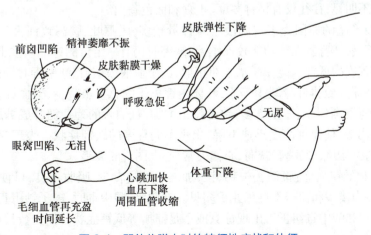

图6-4 婴幼儿脱水时的特征性症状和体征

表 6-1　不同程度脱水的鉴别

	轻度	中度	重度
精神状态	无明显改变	烦躁或萎靡	昏睡或昏迷
失水占体重百分比	5% 以下	5%~10%	10% 以上
累积损失量（ml/kg）	30~50	50~100	100~120
皮肤弹性	皮肤弹性稍差	皮肤弹性差	皮肤弹性极差
口腔黏膜	稍干燥	干燥	极干燥
眼窝及前囟凹陷	稍凹陷	明显	极明显
眼泪	有	少	无
尿量	略减少	明显减少	少尿或无尿
周围循环衰竭	无	不明显	明显
酸中毒	无	有	严重

表 6-2　不同性质脱水的鉴别

	低渗性	等渗性	高渗性
原因及诱因	以失盐为主，常见于补充葡萄糖过多，或病程长，营养不良者	水与电解质丢失大致相同	以失水为主，常见于补充高钠液体过多，或高热大量出汗等
脱水部位	细胞外	细胞外	细胞内
血钠浓度	低于 130mmol/L	130~150mmol/L	高于 150mmol/L
口渴	不明显	明显	极明显
皮肤弹性	极差	稍差	尚可
血压	很低	低	正常或稍低
神志	嗜睡或昏迷	精神萎靡	烦躁易激惹

代谢性酸中毒：产生的原因为①由于腹泻丢失大量碱性液。②进食少，肠吸收不良，热量供应不足，使体内脂肪氧化增加，酮体生成增多。③脱水时血容量减少，血液浓缩致血流缓慢，组织灌注不良和缺氧，导致无氧酵解增多，乳酸堆积。④肾血流量亦不足，排酸保钠功能低下，使酸性代谢产物潴留于体内。患儿表现为精神萎靡、嗜睡、呼吸深长、口唇樱红、呼气可有丙酮味等症状。新生儿及小婴儿呼吸代偿功能较差，症状可不典型，代谢性酸中毒时呼吸深快改变不明显，往往仅有精神萎靡、拒食和面色苍白等。

低钾血症：产生的原因为①胃肠液中含钾量较多，因呕吐、腹泻致钾丢失较多；②进食少，钾的摄入不足；③肾脏保钾功能较保钠差，缺钾时仍有一定量的钾继续排出。所以，腹泻患儿都有一定程度的低钾。但在脱水未纠正前，由于血液浓缩，且酸中毒时钾由细胞内转移到细胞外，以及尿少致排钾量减少等原因，体内钾离子的总量虽减少，但血钾多数正常。随着脱水和酸中毒逐渐纠正，尿量增多，致钾排出增加，且输入的葡萄糖合成糖原时使钾由细胞外进入细胞内等，使血钾浓度迅速下降，出现不同程度的缺钾症状。表现为精神不振、肌无力、腱反射消失、腹胀、肠鸣音减弱、心律失常、心电图现 u 波等。

低钙血症和低镁血症：腹泻丢失钙、镁，加之患儿进食少，吸收不良，可使体内钙、镁减少，尤以活动性佝偻病和营养不良患儿更多见。在脱水、酸中毒时，离子钙可正常，不出现低钙症状。待脱水和酸中毒纠正后出现惊厥或手足搐搦等低钙症状。极少数长期腹泻和营养不良的患儿可有低镁,表现为输液后出现震颤、惊厥,在应用钙剂治疗无效时应考虑有低镁血症的可能。

2. 不同病原所致腹泻的临床特点

(1)轮状病毒肠炎:是秋、冬季婴幼儿腹泻最常见的病原。呈散发或小流行,多经粪—口传播,常见于6个月~2岁婴幼儿。潜伏期1~3天,起病急,常伴有发热和上呼吸道感染症状,多数无明显感染中毒症状。病初1~2天出现呕吐,大便次数多、量多,呈黄色或淡黄色,水样或蛋花汤样,无腥臭味。常并发脱水、电解质紊乱及酸中毒。本病为自限性疾病,数日后呕吐渐停,腹泻减轻,约3~8天自行恢复,不喂乳类的患儿恢复更快。大便镜检偶有少量白细胞。

(2)产毒性细菌引起的肠炎:多发生在夏季,潜伏期1~2天。起病较急,轻症仅大便次数稍增多,性状轻微改变。重者腹泻频繁,大便呈水样或蛋花汤样混有黏液,量多,大便镜检无白细胞,常发生脱水和电解质、酸碱平衡紊乱。为自限性疾病,自然病程3~7天或较长。

(3)侵袭性细菌肠炎:包括侵袭性大肠埃希菌、空肠弯曲菌、耶尔森菌、鼠伤寒沙门菌等所致的肠炎。全年均可发病,以夏季多发,潜伏期长短不等。临床症状与志贺杆菌性痢疾相似,起病急,可出现严重的全身中毒症状,如高热、烦躁、甚至昏迷和惊厥等;腹泻频繁,大便呈黏液样或脓血便,有腥臭味,伴恶心、呕吐、腹痛和里急后重;大便镜检可见大量白细胞和数量不等的红细胞,粪便细菌培养可找到相应的致病菌。其中空肠弯曲菌肠炎腹痛剧烈,且有脓血便,易误诊为阑尾炎或肠套叠,可并发肺炎、败血症、脑膜炎、心内膜炎、心包炎等。耶尔森菌小肠结肠炎临床表现与菌痢难以区别,腹痛严重者甚至与阑尾炎相似,也可引起咽炎和颈部淋巴结炎。鼠伤寒沙门菌小肠结肠炎以新生儿和1岁以下婴儿多见,易在新生儿室流行,有胃肠炎型和败血症型,年龄越小,病情越重,新生儿多为败血症型。

(4)抗生素相关性腹泻:发病多在持续应用抗生素2~3周后,亦有短至数日者。

1)金黄色葡萄球菌肠炎:原发性者少见,多继发于使用大量抗生素后。表现为发热、恶心、呕吐、腹泻、不同程度的脱水、电解质紊乱和中毒症状,甚至发生休克。大便的特点为暗绿色,量多带黏液,有腥臭味,少数为血便。大便镜检有大量脓细胞和成簇的革兰阳性球菌。大便培养有金葡菌生长,凝固酶阳性。

2)假膜性小肠结肠炎:由难辨梭状芽胞杆菌引起,多种抗生素可诱发;主要症状为腹泻,轻症每日大便数次,停抗生素后即很快痊愈;重症腹泻频繁,为黄绿色水样便,可有假膜排出(为坏死毒素所致肠黏膜组织坏死所形成的假膜),假膜脱落后,黏膜下层暴露,大便可带血。可出现脱水、电解质紊乱和酸中毒,伴有腹痛和全身中毒症状,如发热、意识改变,甚至休克。大便厌氧菌培养或组织培养法检测细胞毒素可协助确诊。

3)真菌性肠炎:多为白色念珠菌所致,常并发于其他感染或肠道菌群失调时,以2岁以下小儿多见。主要症状为腹泻,为黄色稀便,泡沫较多,带黏液,有时可见豆腐渣样细块(菌落),病程迁延,常伴鹅口疮。大便镜检可见真菌孢子和菌丝,真菌培养阳性。

3. 迁延性和慢性腹泻 病因复杂,可因感染、食物过敏、酶缺陷、免疫缺陷、药物因素以及先天畸形等引起,多与急性腹泻未彻底治疗或治疗不当有关,营养不良婴幼儿患病率较高。其产生原因为:①营养不良时胃黏膜萎缩,胃液分泌减少,使胃酸杀菌屏障作用减弱,使消化道下部细菌上移与繁殖。②营养不良时肠绒毛萎缩、变性,细胞脱落增加,使小肠吸收面积减少,双糖酶缺乏尤其是乳糖酶活性降低,导致各种营养物质的消化吸收不良。③营养不良患儿免疫功能缺陷,其 SIgA、吞噬细胞功能和补体水平均降低,因而增加了对病原的易感性,同时降低了对食物蛋白抗原的口服耐受。④营养不良患儿常有肠动力的改变。⑤长期滥用抗生素引起肠道菌群失调。故营养不良婴儿患腹泻时易迁延不愈,持续腹泻又加重了营养不良,两者互为因果,最终引起免疫功能低下,继发感染,形成恶性循环。

对于迁延性和慢性腹泻的病因诊断,需详细询问病史,全面体格检查,正确选用有效的辅助检查。①粪便检查、肠道菌群分析、便培养等。②小肠黏膜活体组织检查,以了解慢性腹泻的病理变化。③食物过敏方面的检查。④必要时可做结肠纤维镜、消化道造影或 CT 等检查。

四、诊断和鉴别诊断

根据病史(包括喂养史和流行病学资料)、临床表现和大便性状比较容易做出临床诊断。应进一步做病情诊断,判定有无脱水(程度和性质)、电解质和酸碱平衡紊乱。注意寻找病因,从临床诊断和治疗需要考虑,可根据大便常规有无白细胞将腹泻分为两组。

(一) 大便无或偶见少量白细胞者

为侵袭性细菌感染以外的病因,如喂养不当或病毒感染引起的腹泻,多为水泻,有时伴脱水症状,应与下列疾病鉴别。

1. 生理性腹泻 多见于 6 个月以内婴儿,外观虚胖,常有湿疹,生后不久即出现腹泻,除大便次数增多外,无其他症状,食欲好,不影响生长发育,添加辅食后,大便逐渐转为正常。近年来发现此类腹泻可能为乳糖不耐受的一种特殊类型。

2. 导致小肠消化吸收功能障碍的各种疾病 如乳糖酶缺陷、葡萄糖 - 半乳糖吸收不良、食物过敏性腹泻等,可根据各自疾病特点加以鉴别。

(二) 大便有较多的白细胞者

提示结肠和回肠末端有侵袭性炎症病变,常由各种侵袭性细菌感染所致。仅凭临床表现难以区别,应进行大便细菌培养,需与下列疾病鉴别。

1. 细菌性痢疾 常有流行病学史,起病急,全身症状重。大便次数多,量少,有脓血便伴里急后重,大便镜检有较多脓细胞、红细胞和吞噬细胞,大便细菌培养有痢疾杆菌生长可确诊。

2. 坏死性肠炎 中毒症状较严重,高热、频繁呕吐、腹痛、腹胀,腹泻初为黄色稀便或水样便,随后转为暗红色糊状,渐出现典型的赤豆汤样血便,有腐败腥臭味,常伴休克。腹部 X 线摄片呈小肠局限性充气扩张,肠间隙增宽,肠壁积气等。

五、治疗

治疗原则为调整饮食,预防和纠正脱水,合理用药,加强护理,预防并发症。

(一) 急性腹泻的治疗

1. 饮食疗法 强调坚持继续喂养,以满足生理需要,补充疾病消耗,缩短恢复时间。可根据疾病的特殊状态、个体消化吸收功能及平时的饮食习惯进行合理调整。严重呕吐者可暂时禁食 4~6 小时(不禁水),病情好转后,尽快恢复原来已经熟悉的饮食,由少到多,由稀到稠,逐渐过渡到与患儿年龄相适应的易消化食物。病毒性肠炎多有双糖酶(主要是乳糖酶)缺乏,可暂停乳类喂养,改为豆类代乳品或发酵奶或去乳糖配方奶粉喂养。腹泻停止后,逐渐恢复营养丰富的饮食,并每日加餐一次,共 2 周。

2. 纠正水、电解质紊乱及酸碱失衡

（1）口服补液：适用于轻、中度脱水的治疗及腹泻时脱水的预防。选用口服补液盐（ORS）口服液量为轻度脱水 50ml/kg，中度脱水 100ml/kg，少量频服，于 4 小时内将累积损失量补足。脱水纠正后可将 ORS 溶液用等量水稀释，根据病情需要随时口服。

（2）静脉补液：适用于中度以上脱水或吐泻严重或腹胀的患儿。

第 1 天补液：①定量：总量包括累积损失量、继续损失量和生理需要量。根据脱水程度确定，一般轻度脱水补液总量为 90~120ml/kg，中度脱水为 120~150ml/kg，重度脱水为

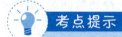

考点提示

第一天静脉补液的方法

150~180ml/kg。②定性：根据脱水性质选用不同张力的溶液，一般等渗性脱水选用 1/2 张含钠液，低渗性脱水选用 2/3 张含钠液，高渗性脱水选用 1/3 张含钠液，若临床判断脱水性质有困难时，可先按等渗性脱水处理。③定速：主要根据脱水的程度以及继续损失的量和速度确定。对重度脱水有周围循环衰竭者应先快速扩容，用 2∶1 等张含钠液 20ml/kg（总量 <300ml），于 30~60 分钟内快速输入。累积损失量（扣除扩容液量）一般在 8~12 小时内补完，每小时 8~10ml/kg。继续损失量和生理需要于 12~16 小时内补完，约每小时 5ml/kg。④纠正酸中毒：轻、中度酸中毒无须另行处理，重度酸中毒可用 1.4% 碳酸氢钠，兼有扩充血容量及纠正酸中毒的作用。也可根据临床症状和血气测定结果，另给碱性液纠正。⑤纠正低血钾：有尿或补液前 6 小时内排过尿者应及时补钾，静脉补钾的浓度不应超过 0.3%，每日静脉补钾的时间不应少于 8 小时，切忌钾盐静脉推注，补钾的时间一般要持续 4~6 天。⑥纠正低钙和低镁：出现低钙症状时，可给 10% 葡萄糖酸钙 5~10ml，加葡萄糖稀释后静脉缓注。低镁血症者可给 25% 硫酸镁每次 0.1~0.2ml/kg，深部肌内注射，每日 2~3 次，症状缓解后停用。腹泻重度脱水时第一天静脉补液步骤见图 6-5。

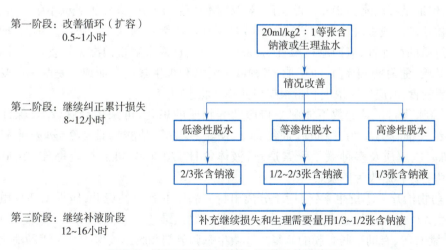

图 6-5 腹泻重度脱水时第一天静脉补液步骤

第 2 天及以后的补液：主要是补充继续损失量和生理需要量，继续补钾，供给热量。病情好转可改口服补液。如腹泻仍频繁或口服补液量不足，可继续静脉补液，继续损失量根据吐泻情况，按"失多少补多少"的原则，用 1/3~1/2 张含钠液补充，生理需要量用 1/5 张含钠液补充，这两部分液体相加于 12~24 小时内均匀输注。

3. 药物治疗

（1）控制感染：①水样便腹泻患儿（约占 70%）多为病毒性肠炎及非侵袭性细菌感染，一般不用抗生素，可采用饮食疗法、液体疗法、选用微生态制剂和黏膜保护剂等治疗。但对重症患儿、新生儿、免疫功能低下患儿应选用抗生素。②黏液脓血便患儿（约占 30%）多为侵袭性细菌感染，可先根据临床特点选择抗生素，然后依据大便细菌培养和药敏试验结果进行调整。大肠埃希菌、空肠弯曲菌、鼠伤寒沙门菌、耶尔森菌所致感染者常选用抗革兰阴性杆菌或大环内酯类抗生素。金黄色葡萄球菌肠炎、假膜性肠炎、真菌性肠炎应立即停用原来使用的抗生素，选用苯唑西林钠、万古霉素、利福平、甲硝唑或抗真菌药物。

（2）肠道微生态疗法：有助于恢复肠道正常菌群的生态平衡，抑制病原菌定植和侵袭，控制腹泻。常用双歧杆菌、嗜酸乳杆菌、粪链球菌等制剂。

（3）肠黏膜保护剂：如十六角蒙脱石（思密达）能吸附病原体和毒素，维持肠细胞的吸收和分泌功能，与肠道黏液中的糖蛋白相互作用而使其屏障功能增强，阻止病原微生物的攻击。

（4）避免用止泻剂：如洛哌丁醇，因它能抑制胃肠蠕动，增加细菌繁殖和毒素的吸收，这对于感染性腹泻有时是很危险的。

（5）补锌治疗：世界卫生组织与联合国儿童基金会建议，对于急性腹泻患儿，6 个月以下婴儿应给予元素锌 10mg/d，>6 个月儿童应给予 20mg/d，疗程 10~14 天，可缩短腹泻的病程。

（二）迁延性和慢性腹泻治疗

因迁延性和慢性腹泻常伴有营养不良和其他并发症，病情较为复杂，必须采取综合治疗措施。积极寻找病因并针对病因进行治疗，切忌滥用抗生素，避免顽固的肠道菌群失调。调整饮食，避免长时间禁食。预防和治疗脱水，纠正电解质及酸碱平衡紊乱。

1. 注意饮食，改善营养 ①调整饮食：母乳喂养儿应继续母乳喂养。人工喂养儿应调整饮食，保证足够热能。②去乳糖饮食：对双糖不耐受的患儿，大多为乳糖不耐受者，宜采用不含乳糖代乳品或去乳糖配方奶粉等。③如果在应用无双糖饮食后腹泻仍不改善时，应考虑食物过敏的可能性，应回避过敏食物，采用其他饮食或水解蛋白配方饮食。④要素饮食：系由氨基酸、葡萄糖、中链甘油三酯、多种微量元素和维生素组合而成。是肠黏膜受损伤患儿最理想的食物，应用时浓度和量根据患儿临床状态而定。

2. 静脉营养 对少数不能耐受口服营养物质的患儿，可采用静脉营养，保证营养物质的供给。推荐方案为：脂肪乳剂每日 2~3g/kg，复方氨基酸每日 2~2.5g/kg，葡萄糖每日 12~15g/kg，电解质及多种微量元素适量，液体每日 120~150ml/kg，热能每日 50~90kcal/kg。待肠道功能好转后改为口服。

3. 药物治疗 ①抗生素：仅用于分离出特异病原的感染性患儿，应根据药物敏感试验选用抗生素。②微量元素和维生素：补充铁、锌、烟酸、维生素 A、维生素 B_1、维生素 B_{12} 和叶酸、维生素 C 等，有助于肠黏膜的修复。③微生态调节剂和肠黏膜保护剂。④助消化药物。

4. 中医辨证论治有良好疗效，并可配合中药、推拿、捏脊、针灸和磁疗等。

5. 积极治疗各种并发症。

六、预防

1. 合理喂养，提倡母乳喂养，采用逐步过渡的方式及时添加辅助食品。避免在夏季断奶。

2. 加强卫生宣教,对水源和食品卫生严格管理。注意气候变化的护理,避免过热或受凉,夏天应多喂水。

3. 培养良好的饮食卫生习惯和个人卫生习惯,饭前便后洗手、勤剪指甲等;注意乳品的保存,小儿食具、玩具、便器等定期消毒。

4. 对于生理性腹泻的婴儿应避免不适当的药物治疗,应按时添加各种辅食。

5. 感染性腹泻患儿,尤其是大肠杆菌、轮状病毒肠炎的传染性强,集体机构如有流行,应积极治疗患儿,做好消毒隔离工作,防止交叉感染。

6. 避免长期滥用广谱抗生素。对于患败血症、肺炎等疾病必须使用抗生素治疗(特别是广谱抗生素时)的婴幼儿,即使没有消化道症状,亦应加用微生态制剂,防止由于难治性肠道菌群失调所致的腹泻。

7. 轮状病毒疫苗接种为预防轮状病毒肠炎的理想方法。

第四节　小儿体液平衡的特点和液体疗法

体液是人体重要的组成部分,保持其平衡是维持生命所必需的基本条件。体液平衡的维持依赖于神经、内分泌、肺和肾脏等系统和器官的正常调节功能,以保证水、电解质、酸碱度和渗透压等的动态平衡。

一、小儿液体平衡的特点

体液是人体的重要组成部分,保持其生理平衡是维持生命的重要条件。正常情况下,体液的动态平衡依赖于神经、内分泌、肺,特别是肾脏等系统的正常调节功能。儿童体液占体重的比例较大,而调节体液平衡的系统和器官发育不成熟,其体液调节功能极易受疾病和外界环境的影响而失调。

(一)体液的总量与分布

体液由血浆、间质液和细胞内液三部分组成,前两者合称为细胞外液。年龄愈小,体液总量相对愈多,主要是间质液量的比例较高,而血浆和细胞内液量的比例则与成人相近。小儿发生急性脱水时,由于细胞外液首先丢失,故脱水症状在短期内即可出现。不同年龄小儿体液的总量及分布见表6-3。

表6-3　不同年龄的体液分布(占体重的 %)

年龄	细胞内液	细胞外液		总量
		血浆	间质液	
足月新生儿	35	6	37	78
1 岁	40	5	25	70
2~14 岁	40	5	20	65
成人	40~45	5	10~15	55~60

(二)体液的电解质组成

细胞内液和细胞外液的电解质组成有显著的差别,细胞内液的阳离子以 K^+、Ca^{2+}、Mg^{2+} 和 Na^+ 为主,其中 K^+ 占 78%,对维持细胞内液的渗透压起重要作用。阴离子以蛋白质、

HCO_3^-、HPO_4^{2-} 和 Cl^- 等离子为主。细胞外液的阳离子以 Na^+、K^+、Ca^{2+} 和 Mg^{2+} 为主,其中 Na^+ 占 90% 以上,对维持细胞外液的渗透压起主要作用。阴离子以 Cl^-、HCO_3^- 和蛋白质为主。新生儿生后数日内血钾、氯、磷和乳酸偏高,血钠、钙和碳酸氢盐偏低,儿童体液电解质组成与成人相似。

(三)小儿水代谢的特点

小儿生长发育快,活动量大、机体新陈代谢旺盛。年龄越小,水的需要量相对越多。小儿对水排泄的速度较成人快,年龄愈小,出入量相对愈多。婴儿每日水的交换量为细胞外液量的 1/2,而成人仅为 1/7,故婴儿体内水的交换率比成人快 3~4 倍。婴儿对缺水的耐受力差,在病理情况下如进水不足同时又有水分继续丢失时,由于肾脏的浓缩功能有限,比成人更易出现脱水。

(四)小儿体液调节的特点

体液的调节主要受肾、肺、血浆中的缓冲系统及神经和内分泌的功能调节。正常时,一日的液体进出,一般都应保持相对的平衡。肾为有效地排出机体代谢产物而必须达到最小尿量,加上经肺呼吸、皮肤排出的水分,为每日必须丢失的水分。但小儿肾功能发育尚未成熟,呼吸较快,体表面积相对较大,故不显性失水较多,按体重计算约为成人 2 倍。由于小儿体液的调节功能尚未成熟,故易发生水电解质及酸碱平衡紊乱。

二、液体疗法

(一)儿科常用溶液及其配制

1. 非电解质溶液 常用 5% 和 10% 的葡萄糖液溶液,前者为等渗液,后者为高渗液。但葡萄糖溶液输入体内后,很快被代谢失去张力。故葡萄糖溶液被视为无张力溶液,主要用于补充水分和提供能量。

2. 电解质溶液 主要由于补充丢失的体液、所需的电解质,纠正体液的渗透压和酸碱失衡。

(1) 0.9% 氯化钠溶液(即生理盐水):为等渗液,含 Na^+ 和 Cl^- 均为 154mmol/L,Na^+ 含量与血浆中的接近(血 Na^+ 为 142mmol/L),但 Cl^- 含量较血浆高(血 Cl^- 为 103mmol/L),故大量或长期输入可使血 Cl^- 增高,造成高氯性酸中毒。临床常以 2 份 0.9% 氯化钠溶液和 1 份 1.4% 碳酸氢钠混合,配成 2:1 等张含钠液使用,使其钠与氯之比为 3:2,与血浆中钠、氯之比相近。

(2) 复方氯化钠溶液:为等渗液。临床常用林格溶液,其组成为:0.86% 氯化钠、0.03% 氯化钾和 0.03% 氯化钙。林格溶液的作用及缺点与生理盐水基本相同,但不会因大量输注而引起稀释性低血钾和低血钙。

(3) 碱性溶液:主要用于纠正代谢性酸中毒。常用的有:①碳酸氢钠溶液:可直接增加缓冲碱,迅速纠正代谢性酸中毒。1.4% 碳酸氢钠为等渗液,市售 5% 碳酸氢钠溶液为高渗液,用 5% 或 10% 葡萄糖稀释 3.5 倍,即为等渗液。在抢救重度酸中毒时,可不稀释而直接静脉注射,但多次使用后可使细胞外液渗透压增高,小婴儿慎用。②乳酸钠溶液:需在有氧条件下,经肝脏代谢产生 HCO_3^- 而起作用,显效较慢。在肝功能不全、缺氧、休克、新生儿期以及乳酸潴留性酸中毒时,不宜使用。1.87% 乳酸钠为等渗液,市售 11.2% 乳酸钠溶液为高渗液,稀释 6 倍即为等渗液。

(4) 氯化钾溶液:用于纠正低钾血症。常用制剂为 10% 氯化钾溶液。补钾的注意事项:

①见尿补钾：因在严重脱水、肾功能障碍时补钾有引起高钾血症的危险。②能口服者尽量口服，因口服补钾更安全、方便。③静脉滴注时一般稀释成 0.2%~0.3% 浓度（即每 100ml 液体中加入 10% 氯化钾 2~3ml），浓度不能超过 0.3%。④全日总量一般为 100~300mg/kg（即 10% 氯化钾 1~3ml/kg）。⑤补钾时滴注的速度不宜过快，每日静脉补钾的时间不应少于 8 小时。⑥补钾的时间一般持续 4~6 天。⑦不可直接静脉推注，以免发生心肌抑制而死亡。

3. 混合溶液　为适应不同情况液体疗法的需要，将几种不同渗透压的溶液按不同比例配制成混合溶液，以互补其不足。几种常用混合溶液的组成、张力和用途见表6-4。

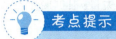

考点提示

混合溶液的配制

表6-4　常用混合溶液的组成

溶液种类	0.9% 氯化钠溶液	5% 或 10% 的葡萄糖液溶液	1.4% 碳酸氢钠溶液	张力	用途
1∶1液	1	1	-	1/2	轻、中度等渗性脱水
1∶2液	1	2	-	1/3	高渗性脱水
1∶4液	1	4	-	1/5	高渗性脱水
2∶1液	2	-	1	等张	重度或等渗性脱水
2∶3∶1液	2	3	1	1/2	轻、中度等渗性脱水
4∶3∶2液	4	3	2	2/3	中度或等渗性脱水
维持液	1	4	-	1/5	肺炎、发热维持输液

4. 口服补液盐溶液（ORS）　是世界卫生组织推荐用于治疗急性腹泻合并脱水的一种口服溶液，临床应用已取得良好效果。传统配方为：氯化钠 3.5g，碳酸氢钠 2.5g，氯化钾 1.5g，葡萄糖 20.0g，用温开水 1000ml 溶解，其张力为 2/3 张，含钾浓度为 0.15%。世界卫生组织 2002 年推荐的低渗透压 ORS 与传统的配方相比同样有效，且更为安全。低渗透压 ORS 的配方为：用氯化钠 2.6g、枸橼酸钠 2.9g、氯化钾 1.5g、葡萄糖 13.5g 加温开水 1000ml 配制而成。ORS 适用于轻、中度脱水而无严重呕吐的患儿，亦可用于预防脱水。频繁呕吐、明显腹胀、极度疲劳、昏睡或昏迷的患儿不宜用 ORS。

（二）液体疗法

液体疗法的目的是纠正水、电解质和酸碱平衡紊乱，恢复机体的生理功能。基本要求是补其所失、供其所需、纠其所偏。补液的方法包括口服补液法和静脉补液法。

1. 口服补液法　口服补液盐溶液（ORS）的配方、适应症和禁忌症见前所述。其用法为轻度脱水 50ml/kg，中度脱水 100ml/kg，在 4 小时内喂完。继续补充量根据腹泻的继续损失量而定，一般每次大便后给 10ml/kg。在服用 ORS 期间可继续喂奶和喝水，密切观察病情变化。ORS 含电解质较多，一旦脱水纠正应立即停服，若患儿病情加重，应及时改为静脉补液。

考点提示

口服补液法

2. 静脉补液法　适用于严重呕吐、腹泻伴中、重度脱水的患儿。补液过程中需掌握以下原则：三定（定量、定性、

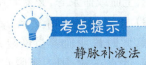

考点提示

静脉补液法

定速）、三先（先快后慢、先盐后糖、先浓后淡）和两补（见尿补钾、防惊补钙）。第 1 天补液可从以下几个方面制订输液方案：

（1）定量：补液总量包括累计损失量、继续损失量和生理需要量。在禁食水的情况下第 1 天 24 小时内的补液总量约为轻度脱水 90~120ml/kg，中度脱水 120~150ml/kg，重度脱水 150~180ml/kg。3 岁以上小儿酌情减 1/4~1/3，肺炎、营养不良合并脱水患儿酌情减 1/3~1/2。

1）累积损失量：根据脱水程度而定。轻度脱水 30~50ml/kg，中度脱水 50~100ml/kg，重度脱水 100~120ml/kg。

2）继续损失量：指补液开始后，由于呕吐、腹泻等情况继续丢失的液体量。腹泻患儿一般按 10~40ml/kg 计算。

3）生理需要量：主要供给基础代谢所需的水分，禁食水的患儿生理需要量一般按 60~80ml/kg 计算。

（2）定性：即决定补充多少张力的液体。

1）累计损失量：根据脱水的性质而定，低渗性脱水补 2/3 张含钠液，等渗性脱水补 1/2 张含钠液，高渗性脱水补 1/5~1/3 张含钠液，若临床判断脱水性质有困难时，可先按等渗性脱水处理。对伴有循环不良和休克的重度脱水患儿，应先快速输入 2∶1 等张含钠液或 1.4% 碳酸氢钠，以迅速扩充血容量，满足生命器官（心、脑、肾）的血液供应。用量按 20ml/kg 计算，总量不超过 300ml，于 30 分钟 ~1 小时输入。

2）继续损失量：一般用 1/3~1/2 张含钠液。

3）生理需要量：一般用 1/3~1/5 张含钠液。

（3）定速：即决定输液的速度。累积损失量（若为重度脱水应扣除扩容量）在 8~12 小时补足，输入速度约为每小时 8~10ml/kg；继续损失量和生理需要量在余下的 12~16 小时输入，约每小时 5ml/kg。

（4）纠正酸中毒：轻、中度酸中毒不必单独给予碱性溶液，因输入的混合溶液中已含有部分碱性液，并且在输液后循环和肾功能得到改善，酸中毒可自行纠正。中度以上酸中毒，一般主张 pH<7.30 时应用碱性溶液，首选碳酸氢钠。所需补充的 5% 碳酸氢钠的 ml 数 = 剩余碱（BE）负值 ×0.5× 体重（kg），一般将碳酸氢钠稀释成 1.4% 的浓度输入。重度酸中毒急需治疗时，可按 5% 碳酸氢钠 5ml/kg 计算用量，稀释后先给一半，4 小时后根据血气分析的结果再酌情使用余量。

（5）纠正低血钾：补钾的方法和注意事项见前所述。

（6）纠正低血钙：出现低钙症状时可给予 10% 葡萄糖酸钙 5~10ml 加葡萄糖稀释后静脉缓注。

（7）纠正低血镁：惊厥患儿补钙无效时应考虑低血镁的可能。可用 25% 硫酸镁按每次 0.1mg/kg，深部肌内注射，每 6 小时 1 次，每日 3~4 次，症状缓解后停用。

（8）补充能量：一般用 50% 葡萄糖溶液，但需稀释为浓度 <15%，以免出现渗透性利尿；伴有营养不良或病程较长的患儿，除补充葡萄糖溶液外，还需补蛋白，如白蛋白、水解蛋白、氨基酸、全血或血浆等，必要时用部分或全静脉营养。

（9）密切观察病情变化，必要时调整输液方案：如补液合理，患儿在输液 3~4 小时应该排尿，此时说明血容量恢复；补液后 24 小时皮肤弹性恢复，眼窝凹陷消失，无口渴，口舌湿润、饮水正常，则表明脱水已被纠正；出现下列情况需要调整输液方案：①脱水、酸中毒纠正比预期的快,提示脱水程度估计过重,应减少补液总量。②脱水、酸中毒纠正过慢,提示输液速度慢,应加快输液速度。③患补液后儿尿多而脱水未纠正,提示所输液体中葡萄糖的比例过高,应增加电解质的比例。④补液后患儿尿少伴眼睑水肿,提示输入钠盐过多,应减少电解质的比例。⑤输液过程中,患儿出现急性肺水肿表现,如突然呼吸困难、咳粉红色泡沫样痰,双肺满布湿啰音等,提示输液速度过快,应减慢输液速度,并加用呋塞米。

第2天以后的输液:经过第1天的补液后,脱水、电解质和酸碱平衡紊乱已基本纠正,故第2天以后的补液应根据患儿腹泻、呕吐等情况重新评估,一般需补充继续丢失量和生理需要量。多用口服补液,注意钾、钙、能量的补充。

(三)几种常见病的液体疗法

1. 新生儿的液体疗法 新生儿体液总量相对较多,间质液的比例也相对较高,心、肝、肾的功能发育不完善,因此补液应注意以下几点:①定量:新生儿生后头2天水的需要量少,第3~5天约为每日60~80ml/kg,1周时达每日100ml/kg,1周后每日120~150ml/kg。如新生儿需要光疗,则水的需要量每日增加14~20ml/kg。②定性:一般用1/5张的含钠液(1:4液)。③定速:新生儿心、肺功能差,补液速度应慢,除急需扩容外,全日用量应在24小时内匀速滴注,避免引起心力衰竭。④新生儿肝功能差,纠正代谢性酸中毒宜用1.4%碳酸氢钠。⑤新生儿生后10天内,一般不补钾,如有明显缺钾表现需静脉补钾时,必须见尿补钾、量要少、速度要慢、浓度要低(不超过0.15%)。⑥新生儿易发生低血钙、低血糖等,应注意补充。

2. 婴幼儿肺炎的液体疗法

(1)婴幼儿肺炎的体液特点:①重症肺炎患儿因发热、出汗、呼吸增快,多为高渗性脱水,若患儿病程长、进食少,则可表现为等渗性脱水。②重症肺炎患儿常伴有混合性酸中毒,应保持呼吸道通畅,采用吸氧、控制感染等措施,一般不需用碱性溶液来纠正,以免加重呼吸性酸中毒。③重症肺炎患儿常伴心力衰竭,水、钠潴留。

(2)婴幼儿肺炎的补液原则:①定量:应尽量采用口服补液,必须静脉补液时要严格控制输液总量,若患儿不能进食、饮水,应按生理需要量的低限计算补液量,在24小时内匀速滴注;伴脱水时按计算量的2/3补充。②定性:一般用1/5~1/3张含钠液或维持液。③定速:宜慢,一般为每小时5ml/kg。

3. 营养不良伴腹泻的液体疗法

(1)营养不良伴腹泻的体液特点:①营养不良患儿体液多呈低渗状态,并发腹泻脱水时常为低渗性脱水。②补液过程中易发生低钾、低钙、低镁。③心功能较差,输液过多或输注速度过快时,易发生心力衰竭。④肝糖原贮存不足,易发生低血糖。⑤皮下脂肪少、皮肤弹性差,脱水程度容易估计过重。

(2)营养不良伴腹泻的补液原则:①定量:补液总量应比计算量减少1/3,不要求在第1天补足,可分2~3天完成。②定性:一般用2/3张的含钠液(4:3:2液)。③定速:补液速度宜慢,一般每小时3~5ml/kg,伴有周围循环衰竭需扩容时用2:1等张含钠液10ml/kg,在30~60分钟内滴入,休克纠正后仍按平均速度缓慢滴注。④纠正酸中毒宜用碳酸氢钠。⑤注意早期补钾、钙、镁。⑥注意补充热量和蛋白质。

本章小结

　　鹅口疮由白色念珠菌所致，其特征是在口腔黏膜表面出现白色点状或片状物，似奶凝块样，可逐渐融合成大片白膜。一般无全身症状，不影响吃奶。疱疹性口炎由单纯疱疹病毒Ⅰ型所致，传染性强，表现为口腔黏膜上可见散在或成簇的小疱疹，疱疹破裂后形成小的浅表溃疡。小儿腹泻病是由多病原、多因素引起的以大便次数增多和性状改变为特点的一组临床综合征，本病是我国儿童保健重点防治的"四病"之一。腹泻病按病因分为感染性和非感染性两种。根据病程分为急性腹泻、迁延性腹泻和慢性腹泻。根据病情分为轻型和重型腹泻，轻型腹泻以胃肠道症状为主，重型腹泻有明显的全身中毒症状和水、电解质、酸碱平衡紊乱表现。腹泻病的治疗原则是调整饮食、预防和纠正脱水、合理用药、预防并发症。液体疗法是纠正患儿水、电解质、酸碱平衡紊乱的重要治疗手段，其目的是维持和恢复正常的体液容量和成分，保证机体的正常生理功能。液体疗法包括口服补液和静脉补液，静脉补液过程中要掌握三定（定量、定性、定速）、三先（先快后慢、先盐后糖、先浓后淡）和两补（见尿补钾、防惊补钙）的原则。

（杨广毅）

 目标测试

A1 型题

1. 小儿鹅口疮的病原体是
    A. 腺病毒　　　　　　　B. 金黄色葡萄球菌　　　　C. 链球菌
    D. 单纯疱疹病毒　　　　E. 白色念珠菌

2. 判断脱水性质最有效的辅助检查是
    A. 血钾浓度　　　　　　B. 心电图　　　　　　　　C. 血钠浓度
    D. 二氧化碳结合力　　　E. 尿比重

3. 等渗性脱水伴酸中毒病人，在纠正脱水、酸中毒后需注意可能发生
    A. 低钠　　　B. 低镁　　　C. 低钾　　　D. 低氯　　　E. 低磷

4. 口服补液盐治疗腹泻适用于
    A. 频繁呕吐者　　　　　B. 新生儿腹泻者　　　　　C. 轻、中度脱水者
    D. 重度脱水者　　　　　E. 腹胀明显者

5. 轻型腹泻与重型腹泻的主要区别是
    A. 恶心、呕吐　　　　　　　　　　B. 水电解质紊乱及全身中毒症状
    C. 每日大便达十余次　　　　　　　D. 大便镜检见脂肪球
    E. 食欲不振

6. 对于腹泻患儿正确的饮食护理是
    A. 禁食12小时　　　　　　　　　　B. 禁食、禁水完全静脉补充营养
    C. 继续添加辅食　　　　　　　　　D. 继续母乳喂养
    E. 呕吐明显者鼻饲喂养

7. 小儿腹泻伴脱水,补液后出现眼睑水肿说明

    A. 液体中电解质比例过高   B. 液体中电解质比例过低

    C. 葡萄糖溶液比例过高   D. 输液速度过快

    E. 输液速度过慢

8. 婴儿消化系统特点,下列不符合的是

    A. 3~4 个月时可出现生理性流涎   B. 胃呈水平位

    C. 贲门括约肌发育不成熟   D. 食管似漏斗状

    E. 肠道相对较短

9. 等渗性脱水时血清钠的浓度为

    A. 110~130mmol/L   B. 115~135mnml/L   C. 120~140mmol/L

    D. 125~145mmol/L   E. 130~150mmol/L

10. 腹泻病常见的酸碱失衡为

    A. 代谢性酸中毒   B. 呼吸性酸中毒   C. 代谢性碱中毒

    D. 呼吸性碱中毒   E. 混合性酸中毒

11. 重度腹泻纠正酸中毒时宜用

    A. 0.9%NaCl 液   B. 1.4%NaHCO$_3$ 液   C. 1.87% 乳酸钠液

    D. 10% 葡萄糖液   E. 25%MgSO$_4$ 液

12. 下列液体中哪种是等渗液

    A. 11.2% 乳酸钠   B. 1:1 液   C. 2:3:1 液

    D. 1.4% 碳酸氢钠   E. 4:3:2 液

13. 重度低渗性脱水伴有周围循环衰竭时,扩容治疗采用的液体是

    A. 1:4 液   B. 1:2 液   C. 1:1 液

    D. 4:3:2 液   E. 2:1 液

A2 型题

14. 女婴,5 天,因感染用抗生素治疗,今日发现口腔黏膜上出现点状乳凝块样物质,诊断为鹅口疮,清洁口腔应选用

    A. 2% 碳酸氢钠溶液   B. 温开水

    C. 3% 过氧化氢溶液   D. 0.1% 依沙吖啶(利凡诺)溶液

    E. 生理盐水

15. 婴儿 11 个月,男,因腹泻、呕吐入院,诊断重型婴儿腹泻,经补液 6 小时后排尿,但出现精神萎靡、四肢无力、腹胀、肠鸣音减弱、心音低钝等表现,应考虑

    A. 酸中毒   B. 低血钠   C. 低血钾

    D. 低血钙   E. 低血镁

16. 2 岁小儿,腹泻,补液后已排尿,此时输液瓶中尚有不含钾的液体 300ml,此液体中最多加入 10% 氯化钾多少毫升

    A. 3ml   B. 4ml   C. 6ml   D. 9ml   E. 12ml

17. 10 个月患儿,腹泻 3 天,哭时泪少,眼窝凹陷,皮肤弹性下降,四肢稍凉,脉有力。化验结果:K^+3.6mmol/L,Na^+128mmol/L,Cl^-103mmol/L,CO_2-CP15mmol/L。最适合输注的液体为

    A. 2:3:1 含钠液   B. 4:3:2 含钠液   C. 1:1 含钠液

    D. 1:2 含钠液   E. 1:4 含钠液

A3/A4 型题

（18~19 题公用题干）

患儿，9 个月，呕吐、腹泻 3 天，尿量略少，皮肤弹性稍差，口唇微干，眼窝轻度凹陷。血清钠浓度为 140mmol/L。

18. 其脱水的程度为

    A. 重度脱水   B. 无脱水   C. 中度脱水

    D. 极重度脱水   E. 轻度脱水

19. 该患儿失水约占其体重的

    A. 4%   B. 8%   C. 10%   D 12%   E. 14%

（20~22 题公用题干）

6 岁男婴，因发热腹泻 3 天急诊入院。入院前 2 天清晨突起发热，下午呕吐 2 次，继而泻水样便 5~6 次，量少，次日热退吐止，腹泻增至 10 余次 / 天，尿量减少，体温 38.8℃，精神萎靡，前囟眼窝凹陷，泪少，咽稍充血，心肺正常，皮肤弹性减退。

20. 该患儿入院后第一天补液总量及选用的液体是

    A. 60~80ml/kg, 1/2 张溶液   B. 90~120ml/kg, 2/3 张溶液

    C. 120~150ml/kg, 1/2 张溶液   D. 150~180ml/kg, 2/3 张溶液

    E. 180~200ml/kg, 1/2 张溶液

21. 入院当晚，排尿 2 次，继水泻 3 次，半夜突然发生全身抽搐，应考虑何种原因所致？

    A. 低钠血症   B. 低血钙症   C. 低血钾症

    D. 低血镁症   E. 低血糖症

22. 入院第二天脱水纠正，大便减少至 3~4 次 / 天，不吐，有尿，胃纳差，补液原则是

    A. 停止静滴给以口服补液盐   B. 补以继续丧失量

    C. 仅补生理需要量   D. 生理需要 + 继续丧失量

    E. 调整饮食，米汤喂养

B 型题

血清钠（mmol/L）细胞内液 细胞外液

    A. 152 减少 减少   B. 140 无明显变化 减少

    C. 145 减少 无明显变化   D. 120 增加 减少

    E. 120 减少 明显减少

23. 等渗性脱水为

24. 低渗性脱水为

    A. 眼窝稍凹陷   B. 皮肤弹性减弱   C. 皮肤花纹，四肢厥冷

    D. 无尿   E. 昏迷

25. 婴儿腹泻，轻度脱水，可出现

26. 婴儿腹泻，中度脱水，可出现

第七章 呼吸系统疾病

 学习目标

1. 掌握：上感、肺炎的病因；临床表现及治疗；肺炎的分类及并发症。
2. 熟悉：上感的并发症；哮喘性支气管炎、支气管哮喘、几种常见病原体肺炎的临床特点；肺炎的辅助检查。
3. 了解：小儿呼吸系统的解剖、生理及免疫特点；上感的鉴别诊断；急性支气管炎、支气管哮喘的病因；肺炎的病理生理。

呼吸系统疾病是儿科的常见病、多发病，尤以急性上呼吸道感染、支气管炎、支气管肺炎发病率为高，约占儿科门诊病人的 60% 以上，北方地区则发病率更高。

第一节 小儿呼吸系统解剖、生理特点

小儿呼吸系统在各年龄阶段具有不同的解剖生理特点，而这些特点与呼吸系统疾病的发生、防治及护理关系密切。因此，了解这些特点有助于对呼吸系统疾病的诊断、治疗和护理。呼吸道以环状软骨下缘为界，分为上、下呼吸道两个部分。上呼吸道包括鼻、鼻窦、咽、咽鼓管、会厌及喉；下呼吸道包括气管、支气管、毛细支气管、呼吸性细支气管、肺泡管及肺泡。

一、解剖特点

（一）上呼吸道

1. 鼻与鼻窦、鼻泪管　婴幼儿时期鼻腔相对短小且狭窄，缺少鼻毛，鼻黏膜柔嫩且血管丰富，故易受感染，感染时鼻黏膜充血肿胀使鼻腔更加狭窄，甚至堵塞，导致呼吸困难或张口呼吸，影响吸吮。生后 6 个月内的婴儿鼻窦发育较差，很少患鼻窦炎，此后发育增大，又因鼻腔黏膜与鼻窦黏膜相连续，且鼻窦口相对较大，故急性鼻炎时可累及鼻窦，易发生急性鼻窦炎，以额窦和筛窦最易感染。此外，婴幼儿鼻泪管较短，开口接近于眼内眦部且瓣膜发育不全，故鼻腔感染时常易侵入眼结膜，引起结膜炎。

2. 咽与咽鼓管　小儿咽部相对狭窄而垂直。鼻咽部富于集结的淋巴组织，其中包括咽扁桃体和腭扁桃体，前者在生后 6 个月已发育，后者 1 岁末逐渐增大，4~10 岁时发育达高峰，此时期可见扁桃体肥大，呈淡红色，表面光滑，属生理现象，

 考点提示

婴幼儿上呼吸道感染易患中耳炎的原因

14~15 岁时逐渐退化,故扁桃体炎多发生在年长儿,婴儿则少见。婴幼儿咽鼓管较宽,且短而直,呈水平位,所以鼻咽炎时容易并发中耳炎。

3. 喉 小儿喉部呈漏斗形,喉腔较窄,声门狭小,软骨柔软,黏膜及声带柔嫩且富有血管及淋巴组织,所以轻微炎症即可引起喉头水肿和狭窄,导致吸气性呼吸困难和声音嘶哑。

(二)下呼吸道

1. 气管与支气管 婴幼儿气管和支气管的管腔较成人狭窄,黏膜柔嫩,血管丰富,软骨柔软,因缺乏弹力组织而支撑作用差,因黏液腺分泌不足易致气道较干燥,因黏膜纤毛运动差,不能很好地清除吸进的微生物及有害物质,故易患呼吸道感染和呼吸道阻塞。由于右侧支气管粗而短,是气管的直接延伸,而左侧支气管较细长,自气管侧方伸出,故支气管异物好发右侧,容易引起右侧的肺不张或肺气肿。

2. 肺 小儿肺泡小且数量少,但间质发育旺盛,血管丰富,致含血量多而含气量少,易发生肺部感染。感染时易引起间质性炎症、肺气肿和肺不张等。

(三)胸廓

小儿胸廓较短,前后径约与左右径相等,呈圆桶状;肋骨呈水平位,膈肌位置较高;胸腔狭小,但肺脏相对较大,加上呼吸肌发育较差,主要靠膈肌升降来进行呼吸。因此呼吸时肺的扩张受到限制,不能充分地进行通气和换气,易致缺氧和二氧化碳潴留而出现青紫。小儿的纵隔体积相对较大,周围组织松软,当出现气胸或胸腔积液时容易发生纵隔移位。

二、生理特点

(一)呼吸频率和节律

小儿呼吸频率快,年龄越小,呼吸频率越快。婴儿期因呼吸中枢发育不成熟,呼吸调节功能差,易出现呼吸节律不整,尤以早产儿、新生儿明显。不同年龄小儿的每分钟呼吸、脉搏次数见表 7-1。

表 7-1 各年龄小儿呼吸和脉搏频率(次/分)

年龄	呼吸	脉搏	呼吸:脉搏
新生儿	40~45	120~140	1:3
~1 岁	30~40	110~130	1:3~1:4
~3 岁	25~30	100~120	1:3~1:4
~7 岁	20~25	80~100	1:4
~14 岁	18~20	70~90	1:4

(二)呼吸类型

婴幼儿胸廓活动范围小,呼吸肌发育不全而膈肌运动明显,呈腹膈式呼吸。随着年龄增长,呼吸肌发育渐完善,膈肌和腹腔脏器下移,肋骨由水平位变为斜位,胸廓前后径增大,逐渐转化为胸腹式呼吸。7 岁以后以混合式呼吸为主。

(三)呼吸功能

小儿肺活量、潮气量、气体弥散量均较成人小,而气道阻力比成人大,说明小儿各项呼吸功能的储备能力较低,当患呼吸系统疾病时,其代偿呼吸量最大不超过正常的 2.5 倍,而成人可达 10 倍,所以容易发生呼吸衰竭。

（四）血气分析

新生儿和婴幼儿的肺功能检查难以进行,但可以通过血气分析了解小儿的气体交换情况和血液的酸碱平衡状态,为诊断和治疗提供依据。小儿动脉血气分析正常值见表7-2。

表7-2 小儿动脉血气分析正常值

项目	新生儿	~2岁	>2岁
pH	7.35~7.45	7.35~7.45	7.35~7.45
PaO_2（mmHg）	60~90	80~100	80~100
$PaCO_2$（mmHg）	30~35	30~35	35~45
HCO_3^-（mmol/L）	20~22	20~22	22~24
BE（mmol/L）	–6~+2	–6~+2	–4~+2
SaO_2	0.90~0.79	0.95~0.97	0.96~0.98

三、免疫特点

小儿呼吸道的非特异性和特异性免疫功能均发育均较差。如婴幼儿咳嗽反射弱,呼吸道纤毛运动功能差,难以有效清除气道分泌物、吸入的尘埃及异物颗粒。婴幼儿体内免疫球蛋白含量低,尤其是分泌型 IgA,肺泡巨噬细胞功能不足,并且乳铁蛋白、溶菌酶、干扰素、补体等的数量和活性不足,因此,易患呼吸道感染疾病。

考点提示

小儿易患呼吸道感染的主要原因

第二节 急性上呼吸道感染

病例

患儿,男,15个月,2天前因"受凉"出现发热,自测体温 38~39℃之间,鼻塞,流涕,服用"小儿感冒冲剂"治疗,效果不明显。查体:体温38.7℃,咽部充血,扁桃体Ⅱ°肿大,颌下淋巴结肿大,心肺无异常。

请问: 1. 该患儿的致病原因可能是?

2. 应采取哪些治疗措施?

3. 当你今后遇到此类患儿时,应与哪些疾病鉴别?

急性上呼吸道感染,简称上感,俗称"感冒",是由各种病原体引起的上呼吸道黏膜急性感染,是小儿时期最常见的疾病。主要侵犯鼻、鼻咽和咽部,根据主要感染部位不同,也可诊断为"急性鼻炎""急性咽炎""急性扁桃体炎"。该病一年四季均可发生,但以冬、春季和气候骤变时多见。一次患病后产生的免疫力不足,所以可反复发病。

一、病因

各种病毒和细菌均可引起伤感,但 90% 以上由病毒引起,主要有呼吸道合胞病毒、流感病毒、副流感病毒、腺病毒、鼻病毒、柯萨奇病毒、冠状病毒等。病毒感染后可继发细菌感染,最常见的是溶血性链球菌,其次是肺炎双球菌、流感嗜血杆菌等。肺炎支原体也可导致上呼吸道感染。

婴幼儿时期由于上呼吸道的解剖生理特点和免疫特点而易患本病。如患有维生素 D 缺乏性佝偻病、营养不良、贫血、维生素 A 及锌缺乏等疾病,则易发生反复上呼吸道感染。居住拥挤、室内空气污浊、冷暖失调、护理不当等往往是本病的诱因。

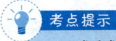

考点提示

上感最常见的病原体

二、临床表现

(一) 一般类型的上感

症状轻重不一,与年龄、病原体及机体抵抗力有关。一般婴幼儿症状重,以全身症状为主,局部症状不明显。年长儿则症状较轻,以呼吸系统局部症状为主,全身症状较轻。

婴幼儿多骤然起病,高热,精神不振、烦躁,常伴有呕吐、腹泻、腹痛、甚至出现高热惊厥。腹痛多为脐周阵发性疼痛,无压痛,可能是肠痉挛所致;如果腹痛持续存在,多为并发急性肠系膜淋巴结炎。年长儿以鼻咽部症状为主,常于受凉后 1~3 天出现流涕、鼻塞、喷嚏、咽部不适、咽痛、轻咳,可伴有不同程度的发热、头痛、食欲下降、乏力、全身不适等。

体检可见咽部充血,扁桃体肿大,有时颌下淋巴结肿大伴有触痛。肺部听诊呼吸音正常。肠道病毒感染患儿可出现不同形态的皮疹。

病程一般为 3~5 天,若体温持续不退或病情加重,应考虑感染可能侵袭其他部位。

(二) 两种特殊类型的上感

1. 疱疹性咽峡炎 病原体为柯萨奇 A 组病毒,多发于夏秋季。起病急,临床表现为高热、咽痛、流涎、厌食、呕吐等。体格检查可见咽部充血,在咽腭弓、腭垂、软腭等处有 2~4mm 大小的灰白色疱疹,周围有红晕,疱疹破溃后形成小溃疡。病程为 1 周左右。

2. 咽 - 结合膜热 病原体为腺病毒,多发于春夏季,可在集体儿童机构中流行。以发热、咽炎、结膜炎为临床特征。临床多呈高热、咽痛,一侧或双侧眼结膜炎致眼部刺痛及畏光流泪,有时伴消化道症状。体检发现咽部充血,结膜充血,颈部、耳后淋巴结肿大。病程 1~2 周。

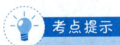

考点提示

引起疱疹性咽峡炎的病原体

三、并发症

以婴幼儿常见,如炎症向邻近器官蔓延,可并发中耳炎、鼻窦炎、咽后壁脓肿、颈淋巴结炎、喉炎等。并发急性中耳炎者,多高热不退,因耳痛哭闹不安、摇头、抓耳,早期鼓膜充血,以后穿孔流出浆液或脓液,治疗不及时可影响听力。咽后壁脓肿时可出现拒食、吞咽困难、言语不清、头向后仰、张口呼吸等症状,检查可见咽部充血、咽后壁呈半圆形突起。喉炎易致呼吸困难或窒息的发生。

上呼吸道感染亦可向下发展,引起支气管炎及肺炎。年长儿患 A 组溶血性链球菌咽峡炎时,可并发急性肾小球肾炎、风湿热等变态反应性疾病。

四、辅助检查

病毒感染者白细胞计数正常或偏低,淋巴细胞计数相对增高,鼻咽分泌物病毒分离及血清学检测可明确病原。细菌感染时血白细胞计数及中性粒细胞可增高,咽拭子培养可发现病原菌。链球菌引起者于感染 2~3 周后血中抗链球菌素 O(ASO)滴度增高。胸部 X 线检查无异常改变。

五、诊断与鉴别诊断

根据临床表现不难诊断,但需与以下疾病相鉴别:

1. 流行性感冒 由流感病毒、副流感病毒引起。有明显的流行病史,局部症状较轻,全身症状较重。常有高热、头痛、四肢肌肉酸痛等,病程较长。

2. 急性传染病早期 上呼吸道感染常为各种传染病的前驱症状,如麻疹、流行性脑脊髓膜炎、百日咳、猩红热等,应结合流行病史、临床表现及实验室资料等综合分析,并注意观察病情演变,加以鉴别。

3. 急性阑尾炎 伴有腹痛者应注意与急性阑尾炎鉴别。本病腹痛常先于发热,腹痛部位以右下腹为主,呈持续性,有固定压痛点、反跳痛及腹肌紧张等体征,白细胞及中性粒细胞增高。

在排除上述疾病后,还应对急性上呼吸道感染进行病因学诊断。

六、治疗

治疗原则是支持疗法和对症处理为主,积极预防并发症。

(一)一般治疗

患儿应适当休息,室内保持空气清新,多饮水,补充大量维生素 C,饮食宜清淡易消化。

(二)抗感染治疗

1. 抗病毒药物 由于大多数上呼吸道感染由病毒引起,目前尚无特效药。可试用利巴韦林,剂量每日 10~15mg/kg,口服或静脉点滴,或 2mg 含服,每 2 小时一次,每日 6 次,3~5 日为一疗程。若为流感病毒感染,可用磷酸奥司他韦口服,疗程 5 天。合并病毒性结膜炎者,可用 0.1% 阿昔洛韦滴眼液滴眼。

2. 抗生素 细菌感染者可选用抗生素治疗,常选用青霉素类、头孢菌素类、复方磺胺甲唑及大环内酯类抗生素。若证实为链球菌感染,或既往有风湿热、肾炎病史者,选用青霉素,疗程应为 10~14 天。

(三)对症治疗

1. 体温过高者可立即头部冷湿敷、枕冰袋,或用温水、酒精擦浴,冷盐水灌肠等。也可给予退热剂,如口服对乙酰氨基酚或布洛芬等。

2. 发生高热惊厥者可予以镇静、止惊等处理。

3. 咽痛可含服咽喉片;鼻塞严重时应先清除鼻腔分泌物后用 0.5% 麻黄碱液滴鼻。

4. 中成药如银翘散、板蓝根也有较好的治疗效果。

七、预防

加强体格锻炼,增强抵抗力;提倡母乳喂养,及时添加辅食,注意饮食均衡;避免被动吸烟和去人多拥挤的公共场所;积极防治佝偻病、营养不良及贫血等各种慢性病;注意气候变化。

第三节 急性支气管炎

 病例

患儿,女,1.5岁,咳嗽1周,气促,精神正常,食欲尚可,无明显异物史。查体:体温37.8℃,双肺呼吸音粗糙,有不固定的干、湿啰音。胸部X线显示,肺纹理增粗。

请问: 1. 该患儿的致病原因可能是?

2. 应采取哪些治疗措施?

3. 当你今后遇到此类患儿时,应与哪些疾病鉴别?

急性支气管炎是指各种病原体引起的支气管黏膜炎症,因为气管常同时受累所以又称为急性气管支气管炎。本病以咳嗽、肺部可闻及易变的干、湿啰音为临床特征。大多数继发于上呼吸道感染,或为急性传染病的一种表现,是儿童时期常见的呼吸道疾病,婴幼儿多见。

一、病因

病原体为各种病毒或细菌,或为病毒与细菌的混合感染。凡能引起上呼吸道感染的病原体皆可引起支气管炎,但多数是在病毒的感染基础上继发细菌感染。特异性体质、免疫功能低下、营养不良、佝偻病、支气管局部结构异常等均可成为本病的诱因。

二、临床表现

起病可急可缓,多先有上呼吸道感染症状,之后主要表现为咳嗽,初为干咳,以后为咳嗽有痰,当呼吸道痰液积聚时,可出现痰鸣。没有发热或发热38.5℃左右,2~4天即退。婴幼儿症状较重,常有发热、精神不振、食欲不振或呕吐、腹泻等症状。

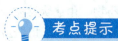 **考点提示**

急性支气管炎的主要症状

肺部听诊呼吸音粗糙,可有散在干、湿啰音。啰音的特点是易变,常在体位改变或咳嗽后随分泌物的排出减少甚至消失,这是与肺炎听诊的鉴别要点。一般无气促和发绀。

婴幼儿还可发生一种特殊类型的支气管炎,称为哮喘性支气管炎。临床特点为:①年龄多见于3岁以下,虚胖,有湿疹或其他过敏史。②本病有反复发作倾向,大多与感染有关。常继发于急性上呼吸道感染之后,体温正常或有低热,伴咳喘,一般无中毒症状。

 考点提示

急性支气管炎与肺炎临床表现的主要鉴别点

③有类似哮喘的表现,表现为呼气性呼吸困难,听诊两肺布满哮鸣音及少量的粗湿啰音,肺部叩诊呈鼓音。④近期预后良好,随年龄增长,发病次数逐渐减少,渐趋康复,但少数反复发作多次后可发展为支气管哮喘。

三、辅助检查

1. 血常规检查 由病毒引起的急性支气管炎,周围血白细胞总数正常或稍高;由细菌引起者,白细胞数及中性粒细胞数均增高。

2. 胸部 X 线检查 多无异常改变或有肺纹理增粗、肺门阴影增浓。

四、诊断及鉴别诊断

急性支气管炎根据呼吸道症状、体征,结合实验室检查诊断并不困难。重症支气管炎与肺炎早期难以鉴别,但肺炎以发热、咳嗽、气促、呼吸困难和肺部固定的细湿啰音为特征,肺部 X 线检查可见点、片状阴影。如鉴别确有困难者,可按肺炎处理。同时还应注意与支气管异物等疾病相鉴别。

五、治疗

治疗原则是控制感染和对症治疗。

1. 一般治疗 与上呼吸道感染相同,多饮水,经常变换体位,适当提高室内空气湿度,利于呼吸道分泌物咳出。

2. 控制感染 由于病原体多为病毒,一般不采用抗生素。但是对于体弱儿或有发热、痰多而黄,白细胞增多时须考虑为细菌感染,则使用抗生素,如青霉素、头孢菌素类,如为支原体感染,则首选红霉素、阿奇霉素等大环内酯类抗生素。

3. 对症治疗 一般不用镇咳剂,以免抑制咳嗽反射,影响自然排痰。常用口服祛痰剂如 N- 乙酰半胱氨酸、复方甘草合剂、氨溴索等。喘息者可雾化吸入沙丁胺醇等 β_2 受体激动剂,或用氨茶碱口服或静脉给药。喘息严重者可短期使用糖皮质激素,如口服泼尼松,3~5 天,每日 1mg/kg。

六、预防

加强营养,适当开展户外活动,进行体格锻炼,增强机体对气温变化的适应能力。根据天气变化增减衣服,避免受凉或过热。在呼吸道疾病流行期间,尽量避免让小儿到人多拥挤的公共场所,以免交叉感染。积极防治营养不良、佝偻病、贫血和各种传染病,按时预防接种,增强机体免疫能力。

第四节 支气管哮喘

 病例

患儿,男,12 岁,因反复发作喘憋 10 年,加重 2 小时入院。患者 10 年前因受凉出现咳嗽、喘憋,呼吸急促,于当地医院就诊,诊断为"哮喘性支气管炎",经治疗好转,具体治疗不详。之后每年间断发作 5~6 次。此次发作表现为感冒后出现喘憋、口唇发绀、伴大汗入院。既往患过湿疹,对花粉、尘螨等过敏。其母亲为支气管哮喘患者。查体:T37.2℃,P140 次 / 分,R27 次 / 分,BP110/70mmHg。神志清楚,言语不能连贯,焦虑、大汗、端坐呼吸。口唇发绀,三凹征明显,双肺满布哮鸣音。心(-),腹平软,肝脾未触及。

请问: 1. 该患儿的致病原因可能是?
　　　 2. 应采取哪些治疗措施?

支气管哮喘简称哮喘,是儿童期最常见的慢性呼吸道疾病。哮喘是由嗜酸性粒细胞、肥大细胞、T淋巴细胞等多种细胞参与的气道慢性炎症性疾病,可引起易感个体气道高反应性,当接触物理、化学、生物等刺激性因素时,发生可逆性气流受限。其临床主要表现是反复发作性喘息、气促、咳嗽、胸闷等症状,多在夜间和(或)清晨发作或加剧,多数患儿可经治疗得到缓解或自行缓解。如诊治不及时,该病随病程的延长可产生气道不可逆性狭窄和气道重塑,因此,早期防治至关重要。近年来本病发病率呈上升趋势。

一、病因及发病机制

(一) 病因

本病病因复杂,与遗传和环境密切相关。

1. 遗传因素　遗传过敏体质与本病关心密切,多数患儿有婴儿湿疹、过敏性鼻炎、食物(药物)过敏史。本病是多基因遗传病,70%~80%的患儿在5岁以前发病,约20%的患儿有家族史。

2. 危险因素

(1) 吸入过敏原:如尘螨、油漆、动物毛屑、花粉、真菌等。

(2) 食入过敏原:如牛奶、鱼、虾、禽蛋、花生、药物等。

(3) 呼吸道感染:尤其是病毒及支原体感染,近年研究表明,发病诱因中70%以上是呼吸道病毒感染。

(4) 气候改变:冷空气、干燥、大风等。

(5) 强烈的情绪变化。

(6) 运动和过度通气。

(二) 发病机制

哮喘的发病机制复杂,目前尚未完全清楚。多数人认为,变态反应、气道慢性炎症、气道反应性增高及自主神经功能障碍等因素相互作用,共同参与哮喘的发病过程。气道慢性炎症是哮喘的本质,气道反应性增高是哮喘的基本特征之一。

二、临床表现

起病可急可缓,婴幼儿发病前1~2天往往有上呼吸道感染,起病较缓;年长儿大多在接触过敏原后发作,起病较急。咳嗽和喘息呈阵发性发作,以夜间和清晨为重。发作前可有干咳、打喷嚏、胸闷、流涕、流泪等先兆,接着咳大量白黏痰,伴呼气性呼吸困难和喘鸣声。

体检可见桶状胸、三凹征,叩诊呈鼓音,听诊呼吸音减弱,呼气相延长,全肺可闻及哮鸣音。重症患儿,因气道广泛堵塞,呼吸困难加剧,呼吸音则明显减弱,哮鸣音可消失。

若哮喘严重发作,经合理应用常规平喘药物后,仍有严重或进行性呼吸困难者,称为哮喘危重状态(哮喘持续状态)。表现为咳嗽、喘息、呼吸困难、大汗淋漓和烦躁不安,甚至发生端坐呼吸、语言不连贯、严重发绀和意识障碍等,这是本病最危险的体征,可致患儿死于呼吸衰竭。

哮喘可分为急性发作期、慢性持续期和临床缓解期。急性发作期是指突然发生以喘息为主的各种症状;慢性持续期是指相当长的时间内总是不同频度和(或)不同程度地出现咳嗽、喘息、气促、胸闷等症状;临床缓解期是经过治疗或未经治疗,症状和体征消失,肺功能恢复到急性发作前水平,并持续4周以上。

支气管哮喘的并发症有肺炎、肺不张、气胸和纵隔气肿等。

三、辅助检查

（一）血常规

外周血嗜酸性粒细胞 $>300 \times 10^6$/L，痰中亦可发现嗜酸性粒细胞增多。若合并感染，白细胞计数可增高。

（二）X 线检查

急性期胸片正常或呈间质性改变，可有肺不张或肺气肿。

（三）肺功能检查

肺功能检查主要用于 5 岁以上的患儿。常用指标有 1 秒用力呼气容积占用力肺活量比值（FEV_1/FVC）和呼气峰流速（PEF），其中 FEV_1/FVC<70%~75% 提示气流受阻，吸入支气管扩张剂 15~20 分钟后如增加 15% 或更多则表示属于可逆性气流受阻，是诊断支气管哮喘的有力依据。

（四）过敏原测试

有助于明确过敏原，常用皮肤试验。

四、诊断

凡符合下列条件，并排除其他引起喘息的疾病，即可诊断。

（一）儿童哮喘的诊断标准

1. 反复发作的喘息、气促、胸闷和咳嗽，多与接触过敏原、冷空气、病毒感染等有关。
2. 发作时双肺可闻及以呼气相为主的哮鸣音，呼气相延长。
3. 支气管舒张剂有明显疗效。
4. 除外其他引起喘息、气促、胸闷和咳嗽的疾病。

（二）咳嗽变异性哮喘的诊断标准

1. 咳嗽持续或反复发作 >1 月，常在夜间和（或）清晨发作，运动或遇冷空气或嗅到特殊气味后加重，以干咳为主，临床上无感染征象，或经较长时间抗生素治疗无效。
2. 支气管舒张剂治疗可使咳嗽发作缓解（基本诊断条件）。
3. 有个人或家族过敏史，过敏原检测阳性可作辅助诊断。
4. 排除其他原因引起的慢性咳嗽。
5. 气道呈高反应性特征，支气管激发试验阳性（辅助诊断条件）。

> **考点提示**
> 小儿咳嗽变异性哮喘基本的诊断条件

五、治疗

哮喘的治疗目标：①尽可能控制哮喘症状，并维持最轻的症状，甚至无症状。②减少哮喘发作次数，甚至不发作。③肺功能正常或接近正常。④防止发生不可逆的气流受限。⑤维持正常活动，包括运动。⑥避免药物不良反应。⑦防止因哮喘导致的死亡。

治疗原则为坚持长期、持续、规范、个体化的原则。急性发作期应抗炎、平喘以迅速缓解症状；慢性缓解期应长期抗炎、降低气体高反应性、避免危险因素和自我保健。

（一）一般治疗

注意休息，呼吸困难者可取半卧位或坐位，积极治疗和清除感染灶，避免接触过敏原。

（二）控制发作

1. 支气管扩张剂

（1）β_2 受体激动剂：可舒张气道平滑肌和稳定肥大细胞膜，增加黏液纤毛清除功能。常用药物有沙丁胺醇、特布他林等。可采用吸入、口服等方式给药，其中吸入给药具有用量少、起效快、不良反应少等优点，是首选的药物治疗方法。

（2）茶碱类药物：具有解除支气管痉挛的作用。主张将其作为哮喘综合治疗方案中的一部分，而不单独应用治疗哮喘。常用氨茶碱、缓释茶碱等。

（3）抗胆碱药物：抑制迷走神经释放乙酰胆碱，使呼吸道平滑肌松弛。吸入型抗胆碱药物常用药物有溴化异丙托品，不良反应少，长期应用不易产生耐药，但比 β_2 受体激动剂作用弱，起效慢。

2. 糖皮质激素 是目前治疗哮喘最有效的抗炎药物。因长期使用可产生很多副作用，故应尽可能用吸入疗法，如布地奈德气雾吸入。吸入法的局部不良反应有口咽部念珠菌感染、声音嘶哑、上呼吸道不适等，可通过应用储雾罐、吸药后用清水漱口等方法来减轻局部刺激。对重症持续发作或其他平喘药物难以控制的反复发作的患儿，可给予口服泼尼松或静脉注射甲泼尼龙短期治疗，症状缓解后即停药。

3. 抗生素 儿童哮喘主要是由病毒引发的，不常规应用抗生素，患儿如同时发生下呼吸道细菌感染则选用病原体敏感的抗生素。

（三）哮喘持续状态的治疗

1. 吸氧 因所有危重哮喘患儿都存在低氧血症，需用密闭面罩或双鼻导管进行高浓度吸氧，初始吸氧浓度以 40% 为宜，流量 4~5L/min。

2. 补液、纠正酸中毒 可用 1/5 张含钠液纠正失水，用碳酸氢钠纠正酸中毒。

3. 糖皮质激素 应尽早应用。病情严重时不能用吸入治疗代替全身糖皮质激素治疗，以免延误病情。

4. 应用支气管扩张剂 可用吸入型 β_2 受体激动剂、静脉滴注氨茶碱、抗胆碱能药物或肾上腺素。

5. 给予镇静剂 如水合氯醛灌肠，慎用或禁用其他镇静剂。

> 💡 **考点提示**
> 哮喘最基本的治疗方法

6. 辅助机械通气 符合指征者应用。

六、预防

长期正确使用糖皮质激素气雾剂治疗是预防复发的关键。提高患儿及家长对本病的认识，提高依从性，避免接触过敏原，预防感冒，积极参加体育锻炼，增强体质，提高患儿生活质量。

第五节 肺 炎

病例

　　患儿女，6 个月。主因咳嗽，咳痰 2 天，喘息伴发绀 1 小时入院，入院体温 T37.9℃，心率 150 次/分，呼吸 68 次/分，呼吸困难，口周发绀，鼻翼扇动、三凹征明显，双肺可闻及大量的细湿啰音,X 片示双肺大小不等的片状阴影。

请问: 1. 该患儿的致病原因可能是?

2. 应采取那些治疗措施?

3. 当你今后遇到此类患儿时,应与那些疾病鉴别?

肺炎是指不同病原体感染或其他因素(如吸入羊水或过敏反应)所致的肺部炎症。主要临床表现有发热、咳嗽、气促、呼吸困难和肺部固定性细湿啰音。肺炎是婴幼儿时期的常见病,被我国卫生部列为小儿的"四大疾病"之一,也是我国 5 岁以内住院小儿死亡的第一位病因,因此加强本病的防治非常重要。多由急性上呼吸道感染或支气管炎向下蔓延所致。

肺炎的分类,常用方法有以下几种。

1. 按病理分类 可分为大叶性肺炎、支气管肺炎(小叶性肺炎)、间质性肺炎。儿童以支气管肺炎最常见。

2. 按病因分类 可分为感染性肺炎和非感染性肺炎。感染性肺炎包括病毒性肺炎、细菌性肺炎、支原体肺炎、衣原体肺炎、真菌性肺炎、原虫性肺炎等。非感染性肺炎又包括吸入性肺炎、过敏性肺炎、坠积性肺炎等。

3. 按病程分类 分为急性肺炎(病程 1 个月以内)、迁延性肺炎(病程 1~3 个月)、慢性肺炎(病程 3 个月以上)。

4. 按病情分类 可分为轻症肺炎(以呼吸系统表现为主,其他系统仅仅轻微受累,没有明显的全身中毒症状)和重症肺炎(除呼吸系统外,其他系统也出现受累,全身中毒症状明显,甚至危及生命)。

5. 按肺炎发生的地区进行分类 分为社区获得性肺炎(无明显免疫抑制的患儿在院外或住院后 48 小时发生的肺炎)和院内获得性肺炎(住院后 48 小时以后发生的肺炎)。

临床上如果病原体明确,肺炎就按病因分类,否则按病理或其他方法分类。本节重点介绍支气管肺炎。

考点提示

小儿肺炎最常见的病理类型

知识链接

肺炎可按临床表现典型与否进行分类,分为典型肺炎(肺炎链球菌、金黄色葡萄球菌、肺炎杆菌、流感嗜血杆菌等引起的肺炎)和非典型肺炎(肺炎支原体、衣原体、军团菌、病毒等引起的肺炎)。2002 年冬季和 2003 年春季在我国发生的一种传染性非典型性肺炎,经认定是新型冠状病毒引起。世界卫生组织(WHO)将其命名为严重急性呼吸道综合征(简称 SARS),以肺间质病变为主,传染性强,病死率高;儿童患病则临床表现较成人轻,病死率也较低。此外,还有近年来发生的禽流感病毒所致肺炎。

肺炎还可按发生的地区进行分类,分为社区获得性肺炎(无明显免疫抑制的患儿在院外或住院后 48 小时发生的肺炎)和院内获得性肺炎(住院后 48 小时以后发生的肺炎)。

支气管肺炎是小儿时期最常见的肺炎,2 岁以下小儿多发。一年四季均可发病,以冬春季节及气候骤变时多发。

一、病因及发病机制

(一) 病因

1. 病原体　常见病原体是病毒和细菌,部分为病毒和细菌的"混合感染"。发达国家小儿肺炎的病原体以病毒为主,常见的有呼吸道合胞病毒、腺病毒、流感病毒、副流感病毒等;而在发展中国家肺炎的病原体以细菌为主,以肺炎链球菌多见。近年来,肺炎支原体、衣原体和流感嗜血杆菌所致的肺炎有增加趋势。

2. 机体因素　婴幼儿机体的免疫功能不健全,再加上此年龄段的呼吸系统解剖生理特点,导致婴幼儿易患肺炎。如患有营养不良、维生素 D 缺乏性佝偻病、先天性心脏病、免疫缺陷等疾病,小儿则更易患本病,且病情严重,迁延不愈。

3. 环境因素　室内居住拥挤、通风不良、空气恶浊、阳光不足、冷暖失宜等可使小儿抵抗力下降,对病原体的易感性增加,易患肺炎。

(二) 发病机制

病原体多由呼吸道入侵,少数经血行入肺。病原体侵入肺部后,引起支气管黏膜水肿,管腔狭窄;肺泡壁充血水肿而增厚,肺泡腔内充满炎症渗出物,从而造成通气与换气功能障碍,引起低氧血症及二氧化碳潴留。为了代偿缺氧,患儿呼吸与心率增快;为了增加呼吸深度,出现鼻翼扇动和三凹征。缺氧、二氧化碳潴留及病原体毒素引起的毒血症共同作用,可导致循环系统、消化系统、神经系统的一系列症状以及酸碱平衡失调和电解质紊乱(图 7-1)。

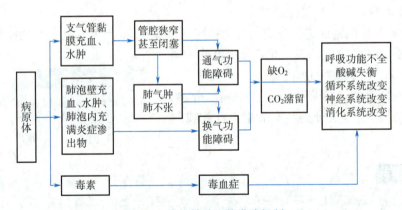

图 7-1　支气管肺炎的发病机制

1. 循环系统　缺氧使肺小动脉反射性收缩,引起肺循环压力增高导致肺动脉高压,造成右心负荷加重。病原体和毒素侵袭心肌,引起心肌炎。肺动脉高压和中毒性心肌炎是诱发心力衰竭的主要原因。重症患儿可出现微循环障碍、休克及弥漫性血管内凝血。

2. 神经系统　缺氧和二氧化碳潴留使脑血管扩张,血流减慢、血管通透性增加,引起脑水肿和颅内高压。严重缺氧使 ATP 生成减少、Na^+–K^+ 离子泵转运功能障碍,引起脑水肿。病原体和毒素的作用亦可致脑水肿和中毒性脑病。

3. 消化系统　缺氧和毒血症可使胃肠黏膜受损,发生胃肠功能紊乱,出现呕吐、腹泻等症状,甚至中毒性肠麻痹。毛细血管通透性增高,可致消化道出血。

4. 酸碱平衡失调和电解质紊乱　由于缺氧使体内有氧代谢发生障碍,无氧酵解增加,使酸性代谢产物增加而发生代谢性酸中毒。同时由于二氧化碳排出受阻导致呼吸性酸中毒,所以重症肺炎常有不同类型的混合性酸中毒。缺氧和二氧化碳潴留可导致肾小动脉痉挛而引起水钠潴留,重症者可出现稀释性低钠血症。

二、临床表现

(一)轻症肺炎

以呼吸系统症状为主,大多急性起病。主要表现为:

1. 呼吸系统症状　咳嗽较频,初为刺激性干咳,极期咳嗽反而减轻,恢复期咳嗽有痰。新生儿、早产儿仅表现为口吐白沫。呼吸加快,多出现在发热、咳嗽之后出现。

2. 全身症状　发热,热型不定,多为不规则热,程度不一。新生儿及重度营养不良患儿可不发热,甚至体温不升。患儿精神不振、烦躁不安、食欲下降、轻度腹泻或呕吐。

3. 体征　呼吸频率可达 40~80 次 / 分,可见鼻翼扇动、点头呼吸、三凹征、唇周发绀。早期肺部啰音不明显,或仅有呼吸音粗糙,以后可听到较固定的中、细湿啰音,以背部两侧下方及脊柱两旁较多,在深吸气末更明显。肺部叩诊多正常,病灶融合时,可出现肺实变体征。新生儿、小婴儿常不易闻及湿啰音。

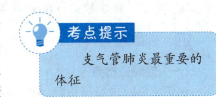

考点提示

支气管肺炎最重要的体征

(二)重症肺炎

病情重,除呼吸系统改变外,常伴循环、神经、消化系统功能障碍。

1. 循环系统　常见心肌炎、心力衰竭。若并发心肌炎者,则表现为面色苍白,心动过速、心音低钝、心律不齐,心电图表现为 ST 段下移和 T 波改变。合并心衰者则表现为:①心率突然增快,安静时婴儿 >180 次 / 分、幼儿 >160 次 / 分。②呼吸困难突然加重,呼吸增快,安静时 >60 次 / 分。③极度烦躁不安,明显发绀,面色发灰。④肝脏短期内迅速增大。⑤心音低钝、奔马律、颈静脉怒张。⑥尿少或无尿,颜面或双下肢水肿。具备前五条应考虑为心衰,但要综合分析。

2. 神经系统　轻度缺氧常出现精神委靡、嗜睡或烦躁不安。发生脑水肿时,可出现不同程度的意识障碍、惊厥、前囟隆起、瞳孔对光反射减弱或消失、呼吸节律不齐甚至停止、球结膜水肿、脑膜刺激征等中毒性脑病的表现。

3. 消化系统　一般可出现食欲不振、呕吐、腹泻等。重者可发生中毒性肠麻痹,表现为严重腹胀,以致膈肌升高加重呼吸困难,听诊肠鸣音消失。消化道出血患儿可呕吐出咖啡样物、柏油样便,大便潜血试验阳性。

4. 休克及 DIC　可见血压下降,脉搏细数,四肢厥冷,皮肤、黏膜及胃肠道出血。

三、并发症

在肺炎治疗过程中,若延误诊断或病原体致病力强,可引起脓胸、脓气胸和肺大疱等并发症,最常见的是金黄色葡萄球菌感染,其次是某些革兰阴性杆菌感染。

(一)脓胸

临床表现为高热不退、呼吸困难加重、患侧呼吸运动受限,语颤减弱,叩诊呈浊音,听诊呼吸音减弱,其上方有时可闻及支气管呼吸音。当积脓较多时,患侧肋间隙饱满,纵隔和气管向健侧移位。胸部 X 线(立位)示肋膈角变钝,或呈反抛物线阴影。胸腔穿刺可抽出脓液。

(二)脓气胸

肺边缘的脓肿破裂使肺泡或小支气管与胸腔相通,致使脓液和气体都进入了胸腔即造成脓气胸。表现为突然出现呼吸困难加重、胸痛,剧烈咳嗽,烦躁不安,面色发绀。胸部叩诊积液上方呈鼓音,听诊呼吸音减弱或消失。若支气管破裂处形成活瓣,气体只进不出,形成张力性气胸时则危及生命,必须积极抢救。胸部 X 线立位检查可见液气面。

(三)肺大疱

由于细支气管内炎症渗出可形成活瓣性部分阻塞,使气体进的多,出的少或只进不出,导致肺泡扩大,破裂而形成肺大疱,可一个或多个。体积小者无症状,体积大者可引起呼吸困难。胸部 X 线示薄壁空洞。肺大疱多可在短期内自然消失。

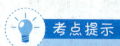

考点提示

引起肺炎患儿出现脓胸、脓气胸的最常见病原体

四、辅助检查

(一)外周血检查

细菌感染时白细胞总数、中性粒细胞计数增高,并有核左移,胞浆中可见中毒颗粒。病毒感染时白细胞总数大多正常或降低。细菌感染时 C 反应蛋白上升。

(二)胸部 X 线检查

早期肺纹理增粗,透光度下降;以后出现大小不等的点状或斑片状阴影,可融合成大片。以双肺下野、中内侧带居多,可伴有肺气肿或肺不张。

(三)病原学检查

肺泡灌洗液、气管分泌物做病毒分离;取气管分泌物、肺泡灌洗液、胸腔积液及血液等做细菌培养或免疫学方法进行细菌性抗原检测;肺炎衣原体、沙眼衣原体、真菌等通过特殊分离培养进行相应病原学诊断。

五、诊断与鉴别诊断

典型病例诊断比较简单,一般根据有发热、咳嗽、气促、呼吸困难和肺部固定的细湿啰音或 X 线有肺炎的改变即可确诊。确诊后应进一步判断病情的轻重及有无并发症,有条件者可做相应病原学检查,便于指导治疗。在诊断时,需与以下疾病进行鉴别:

(一)急性支气管炎

一般不发热或只是低热,全身状况好,以咳嗽为主要症状,肺部可闻及不固定的干湿啰音。X 线示肺纹理增多、排列紊乱。如果鉴别困难,则按肺炎处理。

(二)支气管异物

有异物吸入史,突然出现剧烈的呛咳,可有肺不张和肺气肿,可资鉴别。但有时病程迁延,有继发感染则类似肺炎或合并肺炎,需注意鉴别。

(三)支气管哮喘

咳嗽变异性哮喘可无明显喘息发作,主要表现为持续性咳嗽,X 线显示肺纹理增多、排列紊乱及肺气肿,易与本病混淆。哮喘患儿具有过敏体质,借助支气管激发和舒张试验有助于鉴别。

（四）肺结核

一般有结核接触史,结核菌素试验阳性,肺部 X 线显示有结核病灶可资鉴别。粟粒性肺结核可有气促与发绀,从而与肺炎极其相似,但肺部啰音不明显。

六、治疗

应采取综合治疗,原则为控制感染、改善通气、对症治疗、积极防治并发症。

（一）一般治疗

保持病室环境舒适,空气流通,室温18~20℃,湿度60%。给予易消化且营养丰富的饮食,少食多餐,进食困难者可静脉补充生理维持液,必要时静脉营养。经常翻身拍背,变换体位,以促进痰液排出。不同病原体肺炎患儿分室居住,以防交叉感染。

（二）抗感染治疗

1. 抗生素治疗　明确为细菌感染或病毒感染继发细菌感染者应使用抗生素。绝大多数重症肺炎是由细菌感染引起,或在病毒感染的基础上合并细菌感染,故需抗生素治疗。

（1）使用原则:①根据病原菌选择敏感药物。②选用在肺组织中有较高浓度的药物。③早期用药。④联合用药。⑤足量、足疗程,重症宜静脉给药。

（2）选药原则:根据不同病原体选择抗生素。①肺炎链球菌:首选青霉素或阿莫西林,青霉素低度耐药者选用大剂量青霉素,青霉素过敏者选用大环内酯类抗生素。②金黄色葡萄球菌:首选苯唑西林钠或氯唑西林钠,耐药者选用万古霉素或联用利福平。③流感嗜血杆菌:首选阿莫西林加克拉维酸(或加舒巴坦)。④大肠杆菌和肺炎杆菌:首选头孢曲松或头孢噻肟。⑤肺炎支原体或衣原体:首选大环内酯类抗生素如阿奇霉素或红霉素。

（3）用药时间:一般应持续至体温正常后 5~7 天,症状和体征基本消失后 3 天停药。支原体肺炎至少使用抗生素 2~3 周;葡萄球菌肺炎在体温正常后 2~3 周停药,总疗程≥6 周。

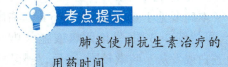

考点提示

肺炎使用抗生素治疗的用药时间

2. 抗病毒治疗　利巴韦林,为广谱抗病毒药物,可滴鼻、雾化吸入、肌注或静脉点滴。α- 干扰素,可雾化吸入或肌注,5~7 天为一疗程。

（三）对症治疗

1. 氧疗　凡有低氧表现,如呼吸困难、烦躁、喘憋、口唇发绀、面色灰白等应立即吸氧。一般选用鼻前庭导管法给氧,氧流量 0.5~1L/ 分,氧浓度不超过 40%。小婴儿或缺氧严重者,可用面罩法或氧帐法给氧,氧流量 2~4L/ 分,氧浓度 50%~60%。若出现呼吸衰竭,则使用人工呼吸器。

2. 气道管理　及时清除患儿口鼻分泌物,服用祛痰剂,痰多者必要时吸痰,以保持呼吸道通畅;喘憋严重者给予氨茶碱或 β₂ 受体激动剂;雾化吸入有助于解除支气管痉挛和水肿;注意气道湿化,保证水的摄入量。

3. 腹胀的治疗　中毒性肠麻痹患儿应禁食、予以胃肠减压,使用酚妥拉明静脉滴注。低钾血症者,及时补钾。

（四）糖皮质激素的应用

患儿若出现严重喘憋或呼吸衰竭、全身中毒症状明显、脑水肿、感染性休克、中毒性脑病时,可短期使用糖皮质激素,常用琥珀酸氢化可的松或地塞米松静脉滴注,疗程 3~5 天。

（五）并发症及并存症的治疗

1. **心力衰竭的治疗** 应卧床休息，给予吸氧，并宜早期应用强心药如地高辛或毛花苷 C 静脉注射，首剂用饱和量的一半，余量分 2 次间隔 4~6 小时给予，达到洋地黄化。另外，应酌情应用镇静剂、利尿剂、血管活性药。

2. **中毒性脑病的治疗** 应采取降颅压、纠正缺氧、镇静及保护脑细胞等措施。脱水剂常用甘露醇，根据病情每次 0.25~1.0g/kg，每 6 小时重复一次。扩血管药常用酚妥拉明、山莨菪碱。必要时使用地塞米松、能量合剂、人工冬眠等治疗。

3. **脓胸、脓气胸的治疗** 应及时进行胸腔穿刺引流，若脓液黏稠、经反复穿刺抽脓不畅或发生张力性气胸时，宜考虑胸腔闭式引流。

七、预防

加强喂养，增强体格锻炼，以改善小儿呼吸功能；对易患呼吸道感染的患儿，注意气候变化，及时增减衣服，避免着凉；定期健康检查，按时预防接种。

八、几种不同病原体所致肺炎的特点

（一）呼吸道合胞病毒肺炎

简称合胞病毒肺炎，是最常见的病毒性肺炎。本病多见于婴幼儿，尤其是 1 岁以内婴儿。轻症患儿发热和呼吸困难不严重，重症患儿有明显的呼吸困难、喘憋、口唇发绀、鼻翼扇动、三凹征和不同程度的发热。肺部听诊多闻及细湿啰音。X 线表现为两肺可见小点片状、斑片状阴影，部分患儿有肺水肿。白细胞计数大多正常。

（二）腺病毒肺炎

本病多见于 6 个月~2 岁小儿。临床特点起病急，高热持续时间长，体温可达 39℃以上，可持续 2~3 周，呈稽留热或弛张热。中毒症状重，患儿精神萎靡、嗜睡、烦躁不安、面色苍白或发灰。咳嗽较剧、频繁，呈阵发性喘憋，呼吸困难和发绀。肺部啰音出现较晚，多在高热 3~7 天后才出现，以后肺部病变融合出现肺实变体征。肺部 X 线改变较肺部体征早，强调早期摄片，可见大小不等的片状阴影或融化成大病灶。病灶吸收缓慢，需要数周或数月。

（三）金黄色葡萄球菌肺炎

多见于新生儿及婴幼儿。临床特点为起病急，病情重，进展迅速。多呈弛张热。中毒症状明显，患儿面色苍白、咳嗽、呻吟、呼吸困难。皮肤常见猩红热样皮疹或荨麻疹样皮疹。肺部体征出现早，双肺可听到中、细湿啰音。容易并发脓胸、脓气胸、肺脓肿、肺大疱等并发症。胸部 X 线可有小片状阴影，但病变发展迅速，很快可出现小脓肿、肺大疱、胸腔积液等，因此在短期内应重复摄片。外周血白细胞总数增多，中性粒细胞增高伴核左移。

考点提示
肺部体征出现晚于临床症状和肺部 X 线改变的肺炎是哪种病原体所致

（四）肺炎支原体肺炎

是学龄儿童和青年常见的一种肺炎，婴幼儿也不少见，起病缓慢。临床上常有发热，热型和热度均不定，热程 1~3 周。咳嗽为本病突出的症状，初为干咳，后转为顽固性剧咳，痰液黏稠，偶尔痰中带血丝。肺部体征常不明显，甚至全无，少数可听到干、湿啰音且多数很快消失。所以肺部体征与剧咳、发热等临床表现不一致,是本病的特点之一。婴幼儿起病急,病程长,病情较重,表现为呼吸困难,喘憋及喘鸣音、湿啰音较为突出。肺部 X 线表现为支气管肺炎、间质性肺炎、肺门阴影增浓、均匀一致的片状阴影,且这些改变可互相转化。因此,X 线改变明显而体征较轻,是本病的又一特点。外周血白细胞总数正常或稍高,大多患儿血清冷凝集实验阳性。

考点提示

症状重而体征较轻的肺炎是哪种病原体所导致

本章小结

本章主要介绍小儿呼吸系统常见病:急性上呼吸道感染、急性支气管炎、支气管哮喘、肺炎。呼吸系统感染性疾病在儿科门诊最常见,尤其是好发冬春季节,若延误治疗发展到肺炎时有生命危险,所以要重点防治。预防的关键通过合理营养、加强锻炼等方法来提高身体的抵抗力。对于支气管哮喘的患儿预防复发的关键是长期正确使用糖皮质激素气雾剂治疗。

(周志辉)

目标测试

A1 型题

1. 健康 2~3 岁小儿的呼吸次数每分钟是
　　A. 20~25 次　　　B. 25~30 次　　　C. 30~35 次　　　D. 35~40 次　　　E. 40~50 次

2. 婴幼儿上呼吸道感染的特点**错误**的是
　　A. 高热甚至高热惊厥　　　　B. 可伴症状性腹泻　　　　　C. 以全身症状为主
　　D. 可有充血性皮疹　　　　　E. 易合并风湿热

3. 急性支气管炎的主要症状是
　　A. 发热　　　　B. 咳嗽　　　　C. 气促　　　　D. 吐泻　　　　E. 发绀

4. 肺炎与支气管炎的鉴别,最主要的是
　　A. 发热热型　　　　　　　　B. 咳嗽轻重　　　　　　　　C. 有无痰液
　　D. 有无固定的细湿啰音　　　E. 血常规

5. 按病理分类婴幼儿最常见的肺炎是
　　A. 大叶性肺炎　　　　　　　B. 支气管肺炎　　　　　　　C. 间质性肺炎
　　D. 过敏性肺炎　　　　　　　E. 干酪性肺炎

6. 重症肺炎与轻症肺炎的区别在于
　　A. 体温的高低　　　　　　　　　　B. 是否累及循环、神经等系统
　　C. 呼吸困难的程度　　　　　　　　D. 肺部啰音的多少
　　E. 肺部 X 线表现

7. 小儿重症肺炎最常见的酸碱平衡紊乱是
　　A. 代谢性酸中毒　　　　　　B. 代谢性碱中毒　　　　　　C. 呼吸性酸中毒
　　D. 呼吸性碱中毒　　　　　　E. 混合性酸中毒

8. 易并发脓胸、脓气胸的肺炎是

    A. 腺病毒肺炎   B. 呼吸道合胞病毒肺炎   C. 金黄色葡萄球菌肺炎

    D. 支原体肺炎   E. 衣原体肺炎

9. 小儿肺炎并发心衰时,应首选

    A. 洋地黄制剂   B. 利尿剂   C. 抗生素

    D. 血管活性药物   E. 扩容

10. 肺炎时,**不属于**肾上腺皮质激素使用指征的是

    A. 严重喘憋   B. 中毒性心脑病   C. 感染性休克

    D. 呼吸衰竭   E. 气胸

A2 型题

11. 男,2 岁。发热伴咳嗽。诊断为链球菌肺炎,用抗生素治疗的疗程应持续至体温正常后

    A. 2~4 天   B. 5~7 天   C. 8~10 天

    D. 11~13 天   E. 14~16 天

12. 6 个月患儿,因肺炎入院,突然烦躁不安。呼吸 60 次/分,心率 180 次/分,心音低钝,奔马律,两肺布满细湿啰音,肝肋下 3.5cm,水肿、少尿,最可能发生

    A. 脓气胸   B. 肺气肿   C. 中毒性心肌炎

    D. 心力衰竭   E. 中毒性脑病

A3/A4 型题

(13~14 题共用题干)

女孩,2 岁。母有哮喘史,患儿幼时对花粉过敏,反复发作喘息 4 次以上,昨又突然发作喘息。查两肺满布哮鸣音,皮下注射肾上腺素后,哮鸣音明显减少。

13. 患儿的初步诊断是

    A. 哮喘性支气管炎   B. 儿童哮喘   C. 支气管哮喘

    D. 咳嗽变异性哮喘   E. 肺炎

14. 患儿如呈哮喘持续状态,有效的紧急处理是

    A. 气管切开   B. 应用利尿剂   C. 毛花苷 C 注射

    D. 甘露醇注射   E. 氢化可的松注射

(15~17 题共用题干)

患儿,男,7 岁。咳嗽 1 周,喘 3 天,无发热,门诊就诊

15. 为证实患肺炎,下列哪项检查最有价值

    A. 观察一般状态,生命体征   B. 有无三凹征

    C. 肝是否增大   D. 心音是否低钝,有无奔马律

    E. 肺部有无水泡音

16. 哪项检查对诊断有帮助

    A. 血常规   B. 病毒分离   C. X 线正位片

    D. 冷凝集试验   E. OT 试验

17. 患儿治疗,哪项**不必要**

    A. 止咳祛痰   B. 平喘   C. 抗生素

    D. 输血   E. 适当镇静

B 型题

（18~20 题共用答案）

    A. 肺炎支原体   B. 肺炎链球菌   C. 腺病毒

    D. 柯萨奇 A 组病毒   E. 呼吸道合胞病毒

18. 疱疹性咽峡炎的病原体是

19. 咽 - 结合膜热的病原体是

20. 病毒性肺炎的常见病原体是

第八章　循环系统疾病

学习目标

1. 掌握：室间隔缺损、房间隔缺损、动脉导管未闭、法洛四联症、病毒性心肌炎的诊断及治疗原则。
2. 熟悉：小儿循环系统解剖生理特点，先天性心脏病的分类。
3. 了解：先天性心脏病的病理生理、临床表现及辅助检查。

第一节　小儿循环系统解剖、生理特点

一、心脏的胚胎发育

原始心脏于胚胎第 2 周开始形成，在胚胎第 4 周形成共腔的房室，具有循环作用，第 4 周后开始形成间隔，至第 8 周房室间隔完全长成，即成为四腔心脏。所以胚胎期心脏发育的关键时期在第 2~8 周，先天性心脏畸形的形成主要在这时期。

二、胎儿血液循环及出生后改变

（一）正常胎儿血液循环

胎儿时期的营养和气体代谢是通过脐血管和胎盘与母体之间以弥散方式进行交换的。由胎盘来的动脉血经脐静脉进入胎儿体内，至肝脏下缘，约 1/2 血流入肝与门静脉血流汇合，另一部分经静脉导管入下腔静脉，与来自下半身的静脉血混合，共同流入右心房。由于下腔静脉瓣的阻隔，使来自下腔静脉的混合血（以动脉血为主）入右心房后，约 1/3 经卵圆孔入左心房，再经左心室流入升主动脉，主要供应心、脑及上肢；其余的流入右心室。从上腔静脉回流的、来自上半身的静脉血，入右心房后绝大部分流入右心室，与来自下腔静脉的血一起进入肺动脉。由于胎儿肺处于压缩状态，故肺动脉的血只有少量流入肺，经肺静脉回到左心房，而约 4/5 的血经动脉导管与来自升主动脉的血汇合后，进入降主动脉（以静脉血为主），供应腹腔器官及下肢，同时经过脐动脉回至胎盘，换取营养及氧气。故胎儿期供应脑、心、肝及上肢的血氧量远较下半身为高（图 8-1）。

（二）出生后血液循环改变

出生后脐血管被阻断，呼吸建立，肺泡扩张，肺小动脉管壁肌层逐渐退化，管壁变薄并扩张，肺循环压力下降；从右心经肺动脉流入肺的血液增多，使肺静脉回流至左心房的血量也增多，左心房压力因而增高。当左心房压力超过右心房时，卵圆孔瓣膜在功能

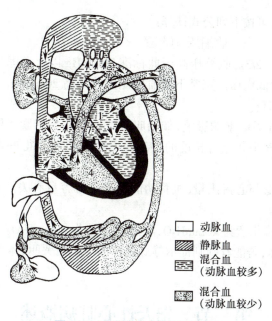

动脉血

静脉血

混合血
（动脉血较多）

混合血
（动脉血较少）

图 8-1　正常胎儿血液循环特点

1. 左心房　2. 左心室　3. 右心房　4. 右心室　5. 上腔静脉

6. 下脉静脉　7. 主动脉　8. 肺动脉

上关闭,到出生后 5~7 个月,解剖上大多闭合。自主呼吸使血氧增高,动脉导管壁平滑肌受到刺激后收缩,同时,低阻力的胎盘循环由于脐带结扎而终止,体循环阻力增高,动脉导管处逆转为左向右分流,高的动脉氧分压加上出生后体内前列腺素的减少,使导管逐渐收缩、闭塞,最后血流停止,成为动脉韧带。足月儿约 80% 在生后 10~15 小时形成功能性关闭。约 80% 婴儿于生后 3 个月、95% 婴儿于生后 1 年内形成解剖上关闭。若动脉导管持续未闭,可认为有畸形存在。脐血管则在血流停止后 6~8 周完全闭锁,形成韧带。

三、正常小儿心脏、心率、血压的特点

1. 心脏大小与位置　小儿心脏相对比成人大,新生儿心脏重量 20~25g,占体重的 0.8%。1 岁时心脏重量相当于新生儿的 2 倍,青春后期增至 12~14 倍,达到成人水平。初生时心腔容积为 20~22ml,1 岁时为出生时的 2 倍,7 岁时为 5 倍,为 100~110ml,青春期为 140ml,至 18~20 岁时达 240~250ml,为初生时的 12 倍。小儿心脏的位置随年龄增长而变化。2 岁以下幼儿心脏多呈横位,心尖搏动在左侧第 4 肋间锁骨中线外 1cm。2 岁以后心脏由横位逐渐转为斜位,5~6 岁时心尖搏动移到第 5 肋间锁骨中线上。

2. 心率　年龄愈小,心率愈快。新生儿平均心率 120~140 次 / 分,1 岁以内为 110~130 次 / 分,2~3 岁时为 100~120 次 / 分,4~7 岁时为 80~100 次 / 分,8~14 岁时为 70~90 次 / 分。哭闹、活动、进食、发热或精神紧张等,心率可明显加速。一般体温每增高 1℃,心率每分钟增加约 15 次。睡眠时心率每分钟可减少 20 次左右。

3. 动脉血压　血液在血管内流动时对血管壁的侧压力,其高低主要取决于心输出量和外周血管阻力。小儿年龄愈小,动脉血压愈低。新生儿血压不易测定,采用触诊法或皮肤转红法也只能测到收缩压的近似值。新生儿收缩压平均为 65mmHg,1 岁时 85mmHg。2 岁以

上小儿上肢血压正常值可按下列公式计算：

$$收缩压 = (年龄 \times 2) + 80mmHg$$

舒张压为收缩压的 2/3。收缩压高于此标准 20mmHg 以上考虑为高血压，低于此标准 20mmHg 以上可考虑为低血压。正常下肢血压比上肢约高 20mmHg。脉压为收缩与舒张压之差，正常为 30~40mmHg。

小儿血压受诸多外界因素的影响，如哭叫，体位变动，情绪紧张皆可使血压暂时升高。血压计袖带宽度应以该小儿上臂长度的 1/2~2/3 为宜，过窄测得的血压偏高，过宽测得的血压偏低。

4. 静脉压　其高低与心搏出量，血管功能及循环血容量有关。上、下腔静脉血返回右心室受阻也影响静脉压。

静脉压一般学龄前儿童为 40mmH_2O，学龄儿童约为 60mmH_2O。正常小儿坐位或立位时看不到饱满的颈静脉，若能看到则提示静脉压增高。小儿哭叫、体力活动、变换体位时，静脉压可显著增高。

第二节　先天性心脏病概述

先天性心脏病（CHD）（简称先心病）是胎儿期心脏及大血管发育异常而致的先天畸形，是儿童最常见的心脏病。国内调查发现本病在生后第一年的发病率约为 6.9‰。我国每年约出生 15 万患有先天性心脏病的新生儿，如未经治疗，约 1/3 在生后 1 年内因病情严重和复杂畸形而夭折。先天性心脏病以室间隔缺损最多，其次为房间隔缺损、动脉导管未闭和肺动脉瓣狭窄。法洛四联症是最常见的发绀型先天性心脏病。

近年来儿童先天性心脏病的诊治技术取得了很大进展。无创性心脏诊断技术如超声心动图、心脏导管、核素心血管造影及磁共振等得到了迅速发展，已经能为绝大多数先心病作出准确诊断并为外科手术提供足够的信息。介入性导管关闭动脉导管、房间隔缺损和室间隔缺损，应用球囊导管扩张狭窄的瓣膜（如肺动脉瓣狭窄）和血管等技术的发展为先天性心脏病的治疗开辟了崭新的途径；体外循环、深低温麻醉下心脏直视手术的发展以及带瓣管道的使用使大多数常见先天性心脏病根治手术效果大为提高，使先天性心脏病的预后有了很大的改观。

一、病因与预防

先天性心脏病的发病与遗传、母体和环境因素共同作用有关。

1. 遗传因素　既有单基因的遗传缺陷，如 Holt-Oram 综合征、马方综合征；也可因染色体异常或多基因突变引起，如唐氏综合征、18- 三体综合征。但大多数先天性心脏病是多基因的遗传缺陷。

2. 母体因素　主要为母体的感染和疾病，特别是母孕早期患病毒感染如风疹、流行性感冒、流行性腮腺炎和柯萨奇病毒感染等，或孕母缺乏叶酸、接触放射线、服用药物（抗癌药、抗癫痫药等）、患代谢性疾病（糖尿病、高钙血症、苯丙酮尿症等）、宫内缺氧等，均可能与发病有关。

鉴于先天性心脏病发生的相关因素，加强孕妇保健，特别是在妊娠早期适量补充叶酸，积极预防风疹、流感等病毒性疾病，以及避免与发病有关的因素接触等，对预防先天性心脏病具有积极意义。

二、分类

根据心脏左、右两侧及大血管之间有无血液分流与分流方向为三类。

1. 左向右分流型（潜伏发绀型） 正常情况下，由于体循环压力高于肺循环，血液从左向右分流而不出现发绀。在剧哭、肺炎、有心力衰竭时，肺动脉或右心室压力增高并超过左心压力时，则可使血液自右向左分流而出现暂时性发绀，如室间隔缺损、动脉导管未闭和房间隔缺损等。

2. 右向左分流型（发绀型） 某些原因（如右心室流出道狭窄）致右心压力增高并超过左心，使血流经常从右向左分流时，或因大动脉起源异常，使大量静脉血流入体循环，均可出现持续性发绀，如法洛四联症和大动脉转位等。

3. 无分流型（无发绀型） 即心脏左、右两侧或动、静脉之间无异常通路或分流，如肺动脉狭窄、主动脉缩窄和右位心等。

> **考点提示**
>
> 先天性心脏病的分类

第三节 常见先天性心脏病

病例

患儿，女，9 个月。因发热、咳嗽 3 天伴呼吸困难 1 天入院。

患儿 3 天前出现发热，体温持续在 38.5~40℃之间，频繁咳嗽，无痰。去社区门诊静滴头孢拉定 2 天，无效。今日起咳嗽加剧并出现呼吸困难，哭闹不安，时有口周发绀。发病以来进食少，尿量偏少。既往有活动后气急，哭闹多汗，平时易"感冒"。

体格检查：体温 38.9℃，呼吸 52 次 / 分，心率 148 次 / 分，血压 93/60mmHg，体重 6.5kg，精神萎靡，面色青灰，口唇发绀，双肺呼吸音粗，两肺底闻及中细湿啰音，心率 148 次 / 分，律齐，心音低钝，胸骨左缘第 3、4 肋间闻及 3 级 /6 级粗糙收缩期杂音，向左背腋下传导。腹平软，肝右肋下 3cm，质软，脾未触及。

辅助检查：血常规：WBC9.2×10^9/L，N28%，L70%，Hb110g/L。心电图：左右心室肥厚。X 线检查：心外形中度扩大，心影向右和左下扩大，主动脉结影较小，肺动脉段膨隆，肺野充血。

请问：1. 该患儿初步诊断为何病？

2. 诊断依据是什么？

3. 该患儿应进一步做哪些检查？

一、房间隔缺损

房间隔缺损（ASD）（简称房缺）是房间隔在胚胎发育过程中发育不良所致，该病的发病率约为活产婴儿的 1/1500，占先天性心脏病发病总数的 5%~10%。男女性别比例为 1：2。根据胚胎发生，房间隔缺损可分为原发孔型房间隔缺损（约占 15%）、继发孔型房间隔缺损（最常见，约占 75%）、静脉窦型房间隔缺损（约占 5%）和冠状静脉窦性房间隔缺损（约占 2%）

四种类型。

（一）病理生理

出生后左房压逐渐高于右房,如存在房间隔缺则出现左向右分流,分流量与缺损大小、两侧心房压力差及心室的顺应性有关。生后初期左、右心室壁厚度相似,顺应性也相近,故分流量不多。随年龄增长,肺血管阻力及右室压力下降,右室壁较左室壁薄,右室充盈阻力也较左室低,故分流量增加。由于右心血流量增加,舒张期负荷加重,故右心房、右心室增大(图 8-2)。肺循环血量增加,压力增高,晚期可导致肺小动脉肌层及内膜增厚,管腔狭窄,引起肺动脉高压,使左向右分流减少,甚至出现右向左分流,临床出现发绀。

（二）临床表现

1. 症状　出现早晚和轻重随缺损大小而有区别。缺损小的可全无症状,仅在体检时发现胸骨左缘第 2~3 肋间有收缩期杂音。缺损较大时分流量也大,导致体循环血流量不足,表现为生长发育迟缓、面色苍白、乏力、多汗,活动后气促。由于肺循环血流增多而易患呼吸道感染,严重者早期发生心力衰竭。

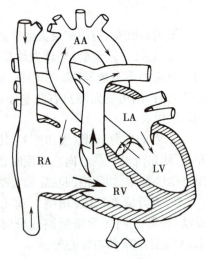

图 8-2　房间隔缺损的病理生理
RA.右心房　RV.右心室　LA.左心房
LV.左心室　AA.主动脉弓

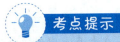

考点提示

房间隔缺损的临床表现、诊断

2. 体征　多数患儿在婴幼儿期无明显体征,以后心脏增大,心前区饱满,扪诊心前区有抬举性搏动,一般无震颤,少数大缺损分流量大者可出现震颤。听诊有以下 4 个特点:①第一心音亢进,肺动脉瓣区第二心音增强。②肺动脉瓣延迟关闭,出现不受呼吸影响的第二心音固定分裂。③通过肺动脉瓣血流增加,造成肺动脉瓣相对狭窄,在胸骨左缘第 2~3 肋间可闻及 2~3 级 /6 级喷射性收缩期杂音。④当肺循环血流量超过体循环 1 倍以上时,则在胸骨左下第 4~5 肋间隙出现三尖瓣相对狭窄的短促、低频的舒张早中期杂音。随着肺动脉高压的进展,左向右分流逐渐减少,第二心音增强、固定分裂消失,收缩期杂音缩短,舒张期杂音消失,但可出现肺动脉瓣及三尖瓣关闭不全的杂音。

（三）辅助检查

1. 心电图　电轴右偏。右心房和右心室肥大。P-R 间期延长,V_1 及 V_3R 导联呈 rSr′ 或 rsR′ 等不完全性右束支传导阻滞图形。

2. X 线检查　对分流较大的房间隔缺损具有诊断价值。心脏外形轻至中度增大,以右心房及右心室为主,心胸比大于 0.5。肺动脉段突出,肺血管影增粗,搏动增强,可见肺门舞蹈,肺野充血,主动脉弓影缩小。

3. 超声心动图　M 型超声心动图可显示右心房、右心室增大及室间隔的矛盾运动。二维超声可显示房间隔缺损的位置及大小,结合彩色多普勒超声可提高诊断的可靠性并能判断分流的方向,多普勒超声可以估测分流量的大小、右心室收缩压及肺动脉压力。动态三维超声心动图可以从左房侧或右房侧直接观察到缺损的整体形态、与毗邻结构的立体关系及其随心动周期的动态变化,有助于提高诊断正确率。

4. 心导管检查　当合并肺动脉高压、肺动脉瓣狭窄或肺静脉异位引流时可行右心导管检查。导管易通过缺损由右心房进入左心房,右心房血氧含量高于腔静脉血氧含量,右心室和肺动脉压力正常或轻度增高,并按所得数据可计算出肺动脉阻力和分流量大小。

(四)治疗

小于3mm的房间隔缺损多在3个月内自然闭合,大于10mm的房缺一般不会自然闭合。房缺分流量较大者需手术治疗,可在3~5岁时体外循环下直视关闭。反复下呼吸道感染、心力衰竭或合并肺动脉高压者应尽早手术治疗。房间隔缺损也可通过介入性心导管术,应用双面蘑菇伞关闭缺损。

二、室间隔缺损

室间隔缺损(VSD)(简称室缺)由胚胎期室间隔发育不全所致,是最常见的先天性心脏病,约占我国先心病的50%。根据缺损部位分为膜周部缺损和肌部缺损。膜周部缺损最多见,约占60%~70%,位于主动脉下,由膜部向与之接触的三个区域(流入道、流出道或小梁肌部)延伸而成;肌部缺损占20%~30%,又分为窦部肌肉缺损、漏斗部肌肉缺损和肌部小梁部缺损。

(一)病理生理

正常人右室的收缩压仅为左室的1/6~1/4,肺循环阻力为体循环的1/10左右,若存在室缺,左房血液进入左室后,一部分从正常途径即左室到主动脉至体循环,为有效循环,另一部分则自左室经室缺分流入右室到肺动脉至肺循环,为无效循环(图8-3)。此时两处循环量不再相等,肺循环血流量大于体循环血流量,从肺动脉瓣或二尖瓣血流量中减去主动脉瓣或三尖瓣血流量即为分流量。分流量多少取决于缺损面积、心室间压力差及肺小动脉阻力。大致可分为三种类型:

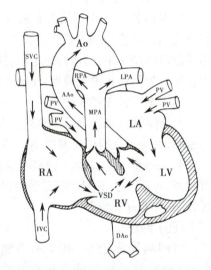

图8-3 室间隔缺损的病理生理

1. 小型室缺(Roger's病) 缺损直径<5mm,心室水平左向右分流量少,血流动力学变化不大,可仅有心脏杂音而无症状。

2. 中型室缺 缺损直径5~10mm。缺损较大,分流量较多,肺循环血流量可达体循环的1.5~3.0倍以上,但因肺血管床有很丰富的后备容受量,肺动脉收缩压和肺血管阻力可在较长时期不增高。

3. 大型室缺 缺损直径大于10mm。缺损大,大量血液自左向右分流,使肺循环血流量达体循环的3~5倍。当超过肺血管床的容量限度时,出现容量性肺动脉高压,肺小动脉痉挛,肺小动脉中层和内膜层渐增厚,管腔变小而出现梗阻性肺血管病变;肺血管病变进行性发展则渐变为不可逆的阻力性肺动脉高压。当右室收缩压超过左室收缩压时,左向右分流逆转为双向分流或右向左分流,出现发绀,即艾森曼格综合征。

(二)临床表现

临床表现决定于缺损大小、肺血流量和心室间压力差。

1. 小型缺损 可无症状,一般活动不受限制,生

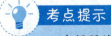

考点提示

室间隔缺损的临床表现、诊断

长发育不受影响。仅体检闻及胸骨左缘第3、4肋间响亮的全收缩期杂音,常伴震颤,肺动脉第二音正常或稍增强。

2. 大型缺损 左向右分流量多,肺循环内明显充血,体循环流量相应减少,患儿多生长迟缓,消瘦,喂养困难,活动后乏力、气短、多汗,易出现反复呼吸道感染和充血性心力衰竭等。扩张的肺动脉可压迫喉返神经,引起声音嘶哑。体格检查:心界扩大,心前区搏动强烈,胸骨左缘第3、4肋间闻及3~4级/6级粗糙的全收缩期杂音,向四周广泛传导,可扪及收缩期震颤;心尖区可闻及二尖瓣相对狭窄的较柔和舒张中期杂音。有明显肺动脉高压或艾森曼格综合征时,临床出现发绀,并逐渐加重,此时心脏杂音较轻而肺动脉第二音显著亢进。

3. 并发症 室间隔缺损易并发支气管肺炎、充血性心力衰竭、肺水肿及感染性心内膜炎。

(三) 辅助检查

1. 心电图 小型缺损心电图可正常或表现为轻度左室肥大;大型缺损主要为左室舒张期负荷过重表现,V_5、V_6导联R波升高伴深Q波,T波直立高尖对称,以左室肥厚为主;症状严重者,多伴有心肌劳损。

2. X线检查 小型缺损心肺X线检查无明显改变,或肺动脉段延长或轻微突出,肺野轻度充血。大型缺损心影中度以上增大,呈二尖瓣型,左、右心室增大,多以右室增大为主,肺动脉段明显突出,肺血管影增粗,搏动增强,可见肺门舞蹈征。当出现艾森曼格综合征时,主要特点为肺动脉主支增粗,而肺外周血管影很少,宛如枯萎的秃枝,即所谓"残根样改变",心影可基本正常或轻度增大。

3. 超声心动图 可见左心室、左心房和右心室内径增大,主动脉内径缩小。室间隔回声中断,可提示缺损位置和大小。多普勒彩色血流显像可显示分流的位置、方向及分流量。

4. 心导管检查 单纯的室间隔缺损很少再需要心导管和造影检查。必要时,借助心导管检查,可进一步证实诊断及进行血流动力学测定,通过造影显示心腔形态、大小及分流状况,除外其他并发畸形等。

(四) 治疗

室间隔缺损25%~40%有自然闭合的可能,中小型缺损可先在门诊随访至学龄前期,针对反复呼吸道感染和充血性心力衰竭等临床症状进行内科处理。手术指征是:大中型缺损;有难以控制的充血性心力衰竭;肺动脉压力持续升高超过体循环压的1/2或肺循环、体循环血流量之比大于2:1;年长儿合并主动脉瓣脱垂或反流等。目前随着介入医学的发展,应用可自动张开和自动置入的装置经心导管堵塞,是非开胸治疗的新技术。

三、动脉导管未闭

动脉导管未闭(PDA)占先天性心脏病发病总数的10%。胎儿期动脉导管被动开放是血液循环的重要通道,出生后,大约15小时即发生功能性关闭,80%在生后3个月解剖性关闭;生后1年,解剖学上应完全关闭。若持续开放,并产生病理生理改变,即称动脉导管未闭。大多单独存在,有10%的病例合并其他心脏畸形。但在某些先天性心脏病如完全性大血管转位,未闭的动脉导管可作为患儿生存必须的血流通道,导管自然关闭或手术堵闭可致死亡。

（一）病理生理

未闭动脉导管的大小、长短和形态不一，一般分为三型：①管型：导管连接主动脉和肺动脉，导管两端粗细一致，长度多在1cm左右。②漏斗型：长度与管型相似，但其近主动脉端粗大，向肺动脉端逐渐变窄。③窗型：肺动脉与主动脉紧贴，导管很短，但直径往往较大。

病理生理改变主要是通过导管引起的左向右分流。血液分流量的大小取决于导管的粗细及主、肺动脉之间的压力差。无论在收缩期还是舒张期主动脉的压力均高于肺动脉，故主动脉的血液通过未闭的动脉导管连续不断地向肺动脉分流，使肺循环及左心房、左心室、升主动脉和主动脉弓的血量显著增加（可达正常的2~4倍），使左心负荷加重，导致左心房扩大、左心室肥大、升主动脉和主动脉弓扩张，甚至发生左心衰竭。相反，流入降主动脉供应下半身的血量减少，影响患儿的生长发育。当肺动脉压力高于主动脉时，肺动脉内的静脉血通过未闭动脉导管分流入降主动脉，患儿出现差异性发绀，即下半身发绀。周围动脉舒张压因舒张期有血液分流而降低，导致脉压增大，产生周围血管征（图8-4）。

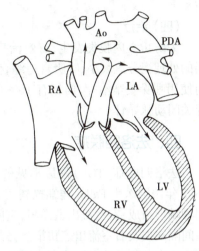

图8-4 动脉导管未闭的血流动力学特点

（二）临床表现

1. 症状 动脉导管细小者临床上可无症状。导管粗大者可有咳嗽、气急、喂养困难、体重不增、生长发育落后等表现。

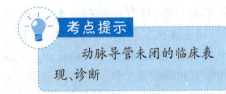

考点提示

动脉导管未闭的临床表现、诊断

2. 体征 体格检查可见心前区隆起，心界扩大。胸骨左缘第2肋间可闻及连续性"机器"样杂音，占整个收缩期与舒张期，常伴有震颤，杂音向左锁骨下、颈部和背部传导，当肺血管阻力增高时，杂音的舒张期成分可能减弱或消失。分流量较大时，肺静脉回流入左心房血量过多，引起相对性二尖瓣狭窄而在心尖部可闻及较短的舒张期杂音，肺动脉瓣区第二音增强。婴幼儿期因肺动脉压力较高，主、肺动脉压力差在舒张期不显著，因而往往仅听到收缩期杂音。由于舒张压降低，脉压增宽，可出现周围血管体征，如水冲脉、股动脉枪击音和指甲床毛细血管搏动等。有显著肺动脉高压时，产生右向左分流，出现下半身发绀，称为差异性发绀。

动脉导管未闭的常见并发症有支气管肺炎、亚急性细菌性心内膜炎。分流量大者可早期并发充血性心力衰竭。

（三）辅助检查

1. 心电图 分流量大者可有不同程度的左心室肥大，偶有左心房肥大，肺动脉压显著增高者，左、右心室肥厚，严重者甚至仅见右心室肥厚。

2. X线检查 动脉导管细者心血管影可正常。分流量大者心胸比率增大，左心室增大，左心房亦轻度增大。肺血增多，肺动脉段突出，肺门血管影增粗，搏动增强，可见肺门舞蹈征。肺动脉高压时，肺门处肺动脉总干及其分支扩大，而远端肺野肺小动脉狭小，左心室有扩大肥厚征象。主动脉结正常或凸出。

3. 超声心动图　对诊断极有帮助。显示左心房、左心室和主动脉内径增宽。多普勒彩色血流显像可直接看到分流的方向和大小。

4. 心导管检查　当肺血管阻力增加或疑有其他合并畸形时有必要施行心导管检查，可发现肺动脉血氧含量较右心室为高。有时心导管可从肺动脉通过未闭导管插入降主动脉。

（四）治疗

为防止心内膜炎发生，有效治疗和控制心功能不全及肺动脉高压。早产儿动脉导管未闭的处理视分流大小、呼吸窘迫综合征情况而定：症状明显者，需抗心力衰竭治疗；生后 1 周内使用吲哚美辛治疗，但仍有 10% 的患儿需手术治疗。采用介入疗法选择弹簧圈、蘑菇伞等关闭动脉导管。

四、法洛四联症

法洛四联症（TOF）是最常见的发绀型先天性心脏病，约占所有先天性心脏病的 12%。1888 年法国医生 Fallot 详细描述了该病的病理改变及临床表现，故而得名。法洛四联症由四种畸形组成：右室流出道梗阻；室间隔缺损；主动脉骑跨；右心室肥厚。以上四种畸形中仅室间隔缺损及右室流出道狭窄是必须存在，右心室流出道狭窄是决定患儿的病理生理、病情严重程度及预后的主要因素，且狭窄可随时间推移逐渐加重。

（一）病理生理

因右室流出道狭窄程度的不同，心室水平可出现左向右、双向甚至右向左分流。肺动脉狭窄较轻者，可有左向右分流，此时患者可无明显发绀；肺动脉狭窄严重时，出现明显的右向左分流，临床出现明显发绀。临床上的杂音由右室流出道梗阻所致而非室间隔缺损所致。右室流出道梗阻使右心室后负荷加重，引起右心室代偿性肥厚。

由于主动脉骑跨于两心室之上，主动脉除接受左心室的血液外，还直接接受一部分来自右心室的静脉血，输送到全身各部，因而出现发绀；同时因肺动脉狭窄，肺循环进行气体交换的血流减少，更加重了发绀的程度。此外，由于进入肺动脉的血流减少，增粗的支气管动脉与肺血管之间形成侧支循环（图 8-5）。

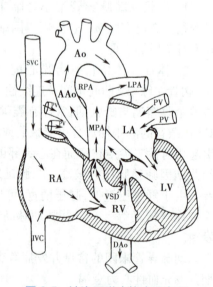

图 8-5　法洛四联症的病理生理

在动脉导管关闭前，肺循环血流量减少程度较轻，发绀可不明显，随着动脉导管的关闭和漏斗部狭窄的逐渐加重，发绀日益明显，并出现杵状指（趾）。由于缺氧，刺激骨髓代偿性产生过多红细胞，血液黏稠度高，血流缓慢，可引起脑血栓，若为细菌性血栓，则易形成脑脓肿。

（二）临床表现

1. 发绀　为其主要表现，其出现早晚和程度与肺动脉狭窄程度有关。多见于毛细血管丰富的浅表部位，

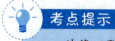

考点提示

法洛四联症的临床表现、诊断

如唇、指(趾)甲床、球结膜、耳垂等。因血氧含量下降,活动耐力差,稍一活动如啼哭、情绪激动、吃奶、寒冷等,即可出现气急及发绀加重。

2. 蹲踞现象　为其突出特点。患儿表现为每于行走、游戏时,常主动下蹲片刻。蹲踞时下肢屈曲,使静脉回心血量减少,减轻了心脏负荷,同时下肢动脉受压,体循环阻力增加,使右向左分流量减少,从而暂时缓解缺氧症状。不会行走的小婴儿,常喜欢大人抱起,双下肢屈曲状。

3. 阵发性缺氧发作　多见于婴儿,发生诱因为吃奶、哭闹、情绪激动、贫血、感染等。表现为阵发性呼吸困难,严重者可突然昏厥、抽搐,甚至死亡。其原因是在肺动脉漏斗部狭窄的基础上,突然发生该处肌部痉挛,引起一时性肺动脉梗阻,使脑缺氧加重所致。

4. 杵状指(趾)　患儿长期缺氧,如发绀持续6个月以上,可使指、趾端毛细血管扩张增生,局部软组织和骨组织也增生肥大,表现为指(趾)端膨大如鼓槌状。

5. 体格检查　生长发育一般均较迟缓。心前区可隆起,胸骨左缘第2~4肋间可闻及2~3级/6级粗糙喷射性收缩期杂音,此为肺动脉狭窄所致,一般无收缩期震颤。肺动脉第二音减弱。有时可听到侧支循环的连续性杂音。

法洛四联症最常见的并发症为脑血栓、脑脓肿及亚急性细菌性心内膜炎。

(三)辅助检查

1. 血液检查　周围血红细胞计数和血红蛋白浓度明显增高,红细胞可达(5.0~8.0)×10^{12}/L,血红蛋白170~200g/L,血细胞比容也增高,为53vol%~80vol%。血小板降低,凝血酶原时间延长。

2. 心电图　典型病例示电轴右偏,右心室肥大,狭窄严重者往往出现心肌劳损。

3. X线检查　心脏大小一般正常或稍增大,典型者前后位心影呈"靴状",即心尖圆钝上翘,肺动脉段凹陷,上纵隔较宽,肺门血管影缩小,两侧肺纹理减少,透亮度增加。年长儿可因侧支循环形成,肺野呈网状纹理。

4. 超声心动图　可见主动脉内径增宽,骑跨于室间隔之上,室间隔中断,并可判断主动脉骑跨的程度;并见右室流出道及肺动脉狭窄。此外,右心室、右心房内径增大,左心室内径缩小,彩色多普勒血流显像可见右心室直接将血液注入骑跨的主动脉内。

5. 心导管检查　一般情况不需要。右心室压力增高,导管较易从右心室进入主动脉,主动脉血氧饱和度明显下降。

(四)治疗

1. 一般护理　平时应经常饮水,预防感染,及时补液,防治脱水和并发症。婴幼儿则需特别注意护理,以免引起阵发性缺氧发作。

2. 缺氧发作的治疗　发作轻者使其取胸膝位即可缓解,重者应立即吸氧,给予去氧肾上腺素每次0.05mg/kg或普萘洛尔(心得安)每次0.1mg/kg静脉注射。必要时也可皮下注射吗啡每次0.1~0.2mg/kg。纠正酸中毒,给予5%碳酸氢钠1.5~5.0ml/kg静脉注射。经常有缺氧发作者,可口服普萘洛尔1~3mg/(kg·d)。应去除引起缺氧发作的诱因,尽量保持患儿安静。经上述处理仍不能有效控制发作者,应考虑急症外科手术修补。

3. 外科治疗　近年来外科手术不断进展,本病根治术的死亡率在不断下降。轻症患儿可考虑于5~9岁行一期根治手术。年龄过小的婴儿和重症患儿可先行姑息手术,待年长后、一般情况改善,肺血管发育好转后,再行根治术。

第四节 病毒性心肌炎

 病例

患儿,女,9 岁,因发热、气促 1 周,感胸闷不适 2 天就诊。

体格检查:体温 38.8℃,呼吸 64 次 / 分,心率 162 次 / 分,神志清,精神不振,呼吸急促,面色发绀,两肺呼吸音粗,未闻及干湿啰音。心律不齐,心音低,未闻及杂音,腹软,肝肋下 3.5cm,质软,脾未触及。四肢末梢冷。

辅助检查:ECG 示频发室性期前收缩伴二联律,胸部 X 线显示心脏扩大。

请问: 1. 该患儿初步诊断为何病?

2. 诊断依据是什么?

3. 该患儿应进一步做哪些检查?

病毒性心肌炎是病毒侵犯心脏所致,以心肌炎性病变为主要表现的疾病,有的可伴有心包炎和心内膜炎。本病临床表现轻重不一,多数病例属轻症,预后良好,但重症可发生心力衰竭、心源性休克,甚至猝死。

一、病因和发病机制

现已知有 20 余种病毒可引起心肌炎,主要是肠道和呼吸道病毒,其中最常见的是腺病毒和柯萨奇病毒,其他如埃可病毒、脊髓灰质炎病毒、传染性肝炎病毒等也可引起。目前已有研究报道轮状病毒可引起心肌炎,甚至导致心源性休克或猝死。本病发病机制尚不完全清楚。一般认为与病毒及其毒素直接侵犯心肌细胞和病毒感染后触发自身免疫反应而引起心肌损害有关。

二、临床表现

1. 症状 表现轻重不一,取决于年龄和感染的急性或慢性过程。多数在出现心脏症状前 1~3 周内有上呼吸道感染或有其他病毒感染史。部分患儿起病隐匿。典型病例有疲乏、头晕、面色苍白、恶心、呕吐、气促、心悸和心前区不适等表现。少数重症患者可表现为暴发性心肌炎过程,可发生心力衰竭并发严重心律失常、心源性休克,甚至猝死。

2. 体征 查体时患儿血压正常或下降,心尖搏动减弱,心动过速,心音低钝,有奔马律。偶可有轻度收缩期杂音。有时可存在期前收缩,但不能将其作为诊断心肌炎的依据。发生心力衰竭时呼吸急促、发绀、心脏扩大、肺部可闻及中细湿啰音。肝脏多增大。

三、辅助检查

1. 心电图 持续性心动过速,多导联 ST 段偏移和 T 波低平、双向或倒置、QRS 波低电压。心律失常以室性期前收缩为多见,可有阵发性心动过速、心房扑动、房室传导阻滞等。但是心电图缺乏特异性,强调动态观察的重要性。

2. 胸部 X 线 急性期可见心脏搏动减弱,心尖向下延伸,心脏呈烧瓶状。慢性期心影明显增大,以左室为主。严重的心功能不全可见肺淤血或水肿,少数可伴有心包积液。

3. 心肌损害的血生化标志物

（1）肌酸激酶：对心肌细胞损害并不很特异，易受其他非心脏因素影响，其中以来自心肌的同工酶（CK-MB）为主。血清乳酸脱氢酶同工酶增高在心肌炎早期诊断有提示意义。

（2）肌钙蛋白：心肌肌钙蛋白对心肌细胞的损害具有专一性表达，且持续时间较 CK-MB 为长，对心肌炎诊断特异性较高，但敏感性仅 34%。

4. 病毒学诊断　疾病早期可从咽拭子、咽冲洗液、粪便、血液中分离出病毒，但需结合血清抗体测定才更有意义。恢复期血清抗体滴度比急性期有 4 倍以上增高，病程早期血中特异性 IgM 抗体滴度在 1∶128 以上。

5. 血象及血沉　急性期白细胞总数多增高，以中性粒细胞为主；部分血沉轻度增高。

四、诊断

临床诊断依据：

1. 心功能不全、心源性休克或心脑综合征。

2. 心脏扩大　X 线、超声心动图检查具有表现之一。

3. 心电图改变　以 R 波为主的 2 个或 2 个以上主要导联（Ⅰ、Ⅱ、aVF、V_5）的 ST-T 改变持续 4 天以上伴动态变化，窦房、房室传导阻滞，完全性右或左束支传导阻滞，成联律、多型、多源、成对或并行期前收缩，非房室结及房室折返引起的异位性心动过速，低电压（新生儿除外）及异常 Q 波。

4. CK-MB 升高或心肌肌钙蛋白阳性。

至于病原学诊断因为标本取材不易，操作复杂且需时较长，多数不能及时做出诊断。

五、治疗

1. 休息　急性期卧床休息，至热退后 3~4 周，逐渐增加活动量，一般总休息时间不少于 3~6 个月。严重者心脏扩大，有心力衰竭，应延长卧床时间至少 3~6 个月，待病情好转、心脏缩小后逐渐开始活动。

2. 药物治疗

（1）早期可选用干扰素或利巴韦林等抗病毒治疗，但疗效不确定。

（2）改善心肌营养：1,6-二磷酸果糖有益于改善心肌能量代谢，促进受损细胞修复，常用剂量为 100~250mg/kg，静脉滴注，疗程 10~14 天。同时可选用大剂量维生素 C、泛醌、维生素 E 和复方维生素 B、中药生脉饮、黄芪口服液等。

（3）大剂量丙种球蛋白：通过免疫调节作用减轻心肌细胞损害，剂量 2g/kg，使用 2~3 天，静脉滴注。

（4）皮质激素：通常不主张使用。对重症患儿合并心源性休克、致死性心律失常（三度房室传导阻滞、室性心动过速）等应足量、早期应用。可用氢化可的松每日 10mg/kg 或地塞米松每天 0.25~5mg/kg，静脉滴注。

（5）其他治疗：可根据病情联合应用利尿剂、洋地黄和血管活性药物，应特别注意用洋地黄时饱和量应较常规剂量减少，并补充氯化钾，以避免洋地黄中毒。有心律失常者可选用抗心律失常药物治疗。

六、预后

预后与患病年龄、心肌病变轻重、治疗及时与否和早期充分休息有关。轻度病例经充分休息,半年以后多可渐愈;中度病例经治疗和休息1年以上也可缓解至渐愈。如有传导阻滞或室性心动过速、左室明显增大及功能显著减低者,预后较差,常迁延数年,最后发展为心肌病至心力衰竭。某些急性心源性休克患者,若抢救不及时,可很快死亡。

 本章小结

本章重点阐述了先天性心脏病的分类,按有无分流形成分为:①左向右分流型(潜在发绀型):室间隔缺损,房间隔缺损,动脉导管未闭。②右向左分流型(发绀型):法洛四联症,完全性大动脉转位等。③无分流型:主动脉狭窄,肺动脉狭窄等。先天性心脏病的发生可能是胎儿周围环境因素与遗传因素相互作用的结果。阐述了常见先天性心脏病的病理生理、临床表现、诊断及治疗方法。病毒性心肌炎的临床表现及诊断标准,治疗原则。

(高丽芳)

目标测试

A1 型题

1. 影响心脏形成的关键时期是胚胎的
   A. 2周前　　　B. 4周前　　　C. 6周前　　　D. 8周前　　　E. 4个月前

2. 先天性心脏病最常见的类型是
   A. 房间隔缺损　　　　B. 室间隔缺损　　　　C. 动脉导管未闭
   D. 法洛四联症　　　　E. 肺动脉狭窄

3. 脉压差增大的先天性心脏病是
   A. 房间隔缺损　　　　B. 动脉导管未闭　　　　C. 室间隔缺损
   D. 法洛四联症　　　　E. 右位心

4. 下列先天性心脏病中,哪种属于<u>无分流型</u>
   A. 房间隔缺损　　　　B. 室间隔缺损　　　　C. 动脉导管未闭
   D. 法洛四联症　　　　E. 右位心

5. 先天性心脏病右向左分流型最明显的外观特征是
   A. 心脏杂音　　　　B. 发育迟缓　　　　C. 持续发绀
   D. 心前区隆起　　　E. 活动耐力下降

6. 左向右分流型先心病最常见的并发症是
   A. 支气管肺炎　　　B. 感染性心内膜炎　　　C. 脑栓塞
   D. 脑脓肿　　　　　E. 脑膜炎

7. 法洛四联症常见合并症为
   A. 心力衰竭　　B. 肺炎　　C. 肺水肿　　D. 脑血栓　　E. 脑膜炎

8. 动脉导管未闭的X线检查表现,下列哪项是<u>不可能</u>的
   A. 左房左室扩大　　　　　　　　B. 肺动脉段突出

    C. 主动脉结缩小   D. 肺动脉压增高时右室增大

    E. 可见肺门"舞蹈征"

9. 法洛四联症患儿哭闹时,突然发生昏厥、抽搐的原因是

    A. 哭闹耗氧量增加   B. 右向左分流量增加

    C. 右室流出道肌肉痉挛,致脑缺氧   D. 颅内出血

    E. 血液黏稠度增加,血流缓慢

10. 房间隔缺损特征性改变是

    A. 生长发育延迟、乏力、心悸   B. 心前区粗糙收缩期杂音

    C. 有肺动脉高压时,可出现青紫   D. 肺动脉瓣区第二心音亢进、固定性分裂

    E. X线可见心房、心室扩大及肺门"舞蹈"

11. 先心病患儿,X线检查示心脏呈靴形,动脉血氧饱和度降低,应考虑

    A. 室间隔缺损伴肺动脉高压   B. 房间隔缺损伴肺动脉高压

    C. 动脉导管未闭伴肺动脉高压   D. 法洛四联症

    E. 完全性大血管错位

12. 室间隔缺损患儿有时出现声音嘶哑,其原因是

    A. 扩张的右心房压迫喉返神经   B. 扩张的左心房压迫喉返神经

    C. 扩张的主动脉压迫喉返神经   D. 扩张的肺动脉压迫喉返神经

    E. 扩张的左、右心房压迫喉返神经

13. X线胸片显示肺动脉段凹陷的先天性心脏病是

    A. 法洛四联症   B. 动脉导管未闭   C. 肺动脉狭窄

    D. 室间隔缺损   E. 主动脉狭窄

14. 室间隔缺损患儿出现持续性发绀,称为

    A. 差异性发绀   B. 缺氧发作   C. 周围血管征

    D. 阿斯综合征   E. 艾森曼格综合征

15. 动脉导管未闭有显著肺动脉高压时出现

    A. 全身发绀   B. 上半身发绀   C. 下半身发绀

    D. 头面部发绀   E. 四肢末端发绀

16. 法洛四联症其发绀的轻重和出现的早晚取决于

    A. 肺动脉狭窄的程度   B. 室间隔缺损的大小   C. 主动脉骑跨

    D. 右心室肥大   E. 以上全是

A2 型题

17. 患儿,男,2.5岁,生后即发现心脏有杂音,婴儿期喂养困难,经常咳嗽,得过3次肺炎。查体:消瘦,心前区隆起,心界向左下扩大,胸骨左缘第3~4肋间有Ⅵ级粗糙收缩期杂音,P2增强,最可能的诊断是

    A. 房间隔缺损   B. 室间隔缺损   C. 动脉导管未闭

    D. 法洛四联症   E. 肺动脉狭窄

18. 3岁患儿,生长发育正常,听诊:胸骨左缘第3~4肋间可闻及Ⅲ~Ⅳ级收缩期吹风样杂音,柔和,卧位较坐位响亮。最可能的诊断是

    A. 生理性杂音   B. 室间隔缺损   C. 肺动脉狭窄

    D. 动脉导管未闭   E. 法洛四联症

19. 4 岁患儿,自 1 岁时出现活动后气促、乏力,常喜下蹲位,发绀,胸骨左缘第 2~4 肋间闻及Ⅲ级收缩期杂音,可见杵状指。首先考虑

    A. 房间隔缺损   B. 动脉导管未闭   C. 法洛四联症

    D. 室间隔缺损   E. 右位心

20. 2 岁小儿,曾多次患肺炎,不发绀,胸骨左缘第 3~4 肋间Ⅲ级粗糙全收缩期杂音。X线检查左心室增大,肺动脉段突出,肺血管影增粗,主动脉影较小。应该诊断为

    A. 房间隔缺损   B. 室间隔缺损   C. 动脉导管未闭

    D. 法洛四联症   E. 肺动脉瓣狭窄

21. 患儿 8 岁,1.5 岁时诊断为先天性心脏病,半年前出现下半身青紫,诊断应为

    A. 房间隔缺损合并肺动脉高压   B. 室间隔缺损合并肺动脉高压

    C. 动脉导管未闭合并肺动脉高压   D. 法洛四联症合并肺动脉高压

    E. 完全性大血管错位合并肺动脉高压

22. 患儿 3 岁,胸骨左缘第 3~4 肋间可闻Ⅲ级粗糙全收缩期杂音,于杂音最响处可触及收缩期震颤,心尖部可闻舒张期杂音,肺动脉瓣区第 2 心音亢进,应考虑

    A. 室间隔缺损   B. 大型室间隔缺损   C. 房间隔缺损

    D. 动脉导管未闭   E. 法洛四联症

23. 6 岁患儿,出生后数月逐渐出现青紫,活动后发绀加剧,胸骨左缘第 3 肋间闻Ⅲ级喷射性收缩期杂音,X线检查心脏稍增大,心尖圆钝上翘,肺动脉段凹陷,上纵隔增宽,肺门血管影缩小,肺野透亮度增加,最大可能是

    A. 完全性大动脉错位   B. 房间隔缺损   C. 室间隔缺损

    D. 动脉导管未闭   E. 法洛四联症

24. 女孩,9 岁,近 1 年来活动后感心悸、气促,生长发育尚可,无发绀。胸骨左缘第 3~4 肋间闻及Ⅲ~Ⅳ级全收缩期杂音,传导广泛,有震颤。胸片:肺血管影增粗,肺门舞蹈,肺动脉段突出,左右心室大,左心房也增大。最可能的诊断是

    A. 室间隔缺损   B. 房间隔缺损   C. 动脉导管未闭

    D. 法洛四联症   E. 肺动脉狭窄

25. 男孩,3 岁,发育落后,少动,有蹲踞现象,胸骨左缘 2~4 肋间闻及Ⅲ级收缩期喷射性杂音,X线显示心脏外形呈靴型,应诊断为

    A. 室间隔缺损   B. 房间隔缺损   C. 动脉导管未闭

    D. 法洛四联症   E. 肺动脉狭窄

A3/A4 型题

(26~27 题共用题干)

患儿 3 岁,患室间隔缺损,现因上感后诱发急性心力衰竭,按医嘱用毛花苷 C,患儿出现恶心、呕吐,视物模糊。

26. 上述临床表现的原因是

    A. 上感加重   B. 胃肠感染   C. 急性心力衰竭加重

    D. 洋地黄中毒的反应   E. 室间隔缺损的表现

27. 要确定上述判断还应做的辅助检查是

    A. 粪便检查   B. 心脏B超检查   C. X线检查

    D. 心电图检查   E. 心导管检查

（28~29题共用题干）

患儿，女，4岁。生后即发现心脏有杂音，婴儿期喂养困难，易疲乏。经常咳嗽，每年冬天患肺炎。查体：生长发育落后，心前区隆起，心界向左下扩大，心率160次/分，胸骨左缘第3~4肋间有Ⅳ级粗糙收缩期杂音，P2亢进。

28. 该患儿最可能的诊断是
   A. 房间隔缺损   B. 室间隔缺损   C. 动脉导管未闭
   D. 法洛四联症   E. 肺动脉狭窄

29. 该患儿的治疗最终要采取
   A. 内科保守治疗   B. 发病时内科用药   C. 中医中药治疗
   D. 近期手术根治   E. 成年后手术治疗

B 型题

（30~32题共用答案）
   A. 120~140 次/分   B. 110~130 次/分   C. 100~120 次/分
   D. 80~100 次/分   E. 70~90 次/分

30. 新生儿正常心率是

31. 幼儿正常心率是

32. 学龄儿童正常心率是

（33~35题共用答案）
   A. 肺血少，肺动脉段突出   B. 由肺动脉狭窄等 4 种畸形组成
   C. 易合并肺炎和心力衰竭   D. 易出现心律失常
   E. 肺动脉第二音固定分裂

33. 法洛四联症

34. 室间隔缺损

35. 病毒性心肌炎

（36~38题共用答案）
   A. 右房右室大，肺动脉段突出 + 肺野充血
   B. 左房左室大，肺动脉段突出 + 肺野充血
   C. 右房右室大，肺动脉段突出 + 肺野清晰
   D. 右室大，肺动脉段凹陷，肺野清晰
   E. 左房、左室及右室大，肺动脉段突出，肺野充血

36. 动脉导管未闭

37. 室间隔缺损

38. 房间隔缺损

第九章　造血系统疾病

学习目标

1. 掌握：不同年龄小儿的血象特点；小儿贫血的概述；营养性缺铁性贫血、营养性巨幼细胞性贫血的临床表现、诊断、治疗及预防。
2. 熟悉：生后造血的特点；营养性缺铁性贫血、营养性巨幼细胞性贫血的病因。
3. 了解：胚胎期造血的特点；营养性缺铁性贫血、营养性巨幼细胞性贫血的发病机制；小儿铁代谢特点。

第一节　小儿造血和血液特点

一、造血特点

小儿造血分为胚胎期造血和生后造血两个阶段。

（一）胚胎期造血

根据造血组织发育和造血部位发生的先后，可分为三个不同的阶段。

1. 中胚叶造血期　在胚胎第 3 周开始出现卵黄囊造血，之后在中胚叶组织中出现广泛的原始造血成分，其中主要是原始的有核红细胞。胚胎第 6 周后，中胚叶造血开始减退。

2. 肝脾造血期　肝脏是胎儿中期的主要造血器官。自胚胎第 6~8 周开始造血，4~5 个月达高峰，6 个月后逐渐减退。主要产生有核红细胞，也产生少量粒细胞和巨核细胞。

脾脏自胚胎第 8 周开始造血，主要生成红细胞、粒细胞、淋巴细胞和单核细胞。胎儿 5 个月之后，脾脏造红细胞和粒细胞的功能逐渐减退，出生时主要产生淋巴细胞并维持终生。

胸腺为中枢性淋巴器官，自胚胎第 6~7 周出现胸腺，并开始生成淋巴细胞。来源于卵黄囊、肝脏或骨髓的淋巴干细胞在胸腺中诱导分化为具有细胞免疫功能的前 T 细胞和成熟 T 淋巴细胞，并迁移至周围淋巴组织中分化为不同亚群。这种功能维持终生。

淋巴结自胚胎第 11 周开始生成淋巴细胞，为终生造淋巴细胞和浆细胞的器官。

3. 骨髓造血期　骨髓在胚胎第 6 周开始出现，但胎儿 4 个月时才开始出现造血，以后迅速成为主要的造血器官，至生后 2~5 周成为唯一的造血场所。

（二）生后造血

分为骨髓造血和骨髓外造血。

1. 骨髓造血　出生后主要是骨髓造血。婴幼儿时期所有骨髓均为红骨髓，全部参与造血，以满足生长发育的需要。5~7 岁后黄骨髓逐渐代替长骨中的红骨髓，至 18 岁时红骨髓仅限于肋骨、胸骨、脊椎、骨盆、颅骨、锁骨和肩胛骨等处。黄骨髓具有潜在的造血功能，当需要增加造血时,它即转变为红骨髓而恢复造血功能。

2. 骨髓外造血 在正常情况下,骨髓外造血极少。由于在出生后前几年缺少黄骨髓,故造血代偿潜力小。当婴幼儿发生贫血造血需要增加时,肝、脾和淋巴结可随时适应需要,恢复到胎儿时的造血状态参与造血。临床上出现肝、脾、淋巴结肿大,同时外周血中可出现有核红细胞或(和)幼稚中性粒细胞。这是小儿造血器官的一种特殊反应,称为"骨髓外造血"。病因去除后即可恢复正常的骨髓造血。

二、血象特点

不同年龄小儿的血象有所不同。

(一)红细胞数和血红蛋白量

由于胎儿期处于相对缺氧状态,红细胞生成素水平高,故红细胞数和血红蛋白量较高。出生时红细胞数约$(5.0 \sim 7.0) \times 10^{12}$/L,血红蛋白量150~220g/L。未成熟儿与足月儿基本相等,少数可稍低。生后 6~12 小时因进食少和不显性失水,其红细胞数和血红蛋白量往往比出生时稍高。以后随着自主呼吸的建立,血氧含量增加,红细胞生成素减少,骨髓造血功能暂时性降低;胎儿红细胞因寿命较短、破坏较多;婴儿生长发育迅速,循环血量迅速增加等因素,使红细胞数和血红蛋白量逐渐降低,至 2~3 个月时(早产儿较早)红细胞数降至 3.0×10^{12}/L、血红蛋白量降至100g/L 左右,出现轻度贫血,称为"生理性贫血"。生理性贫血一般没有临床症状,呈自限性。3 个月以后,随着骨髓造血功能不断增强,红细胞数和血红蛋白量又缓慢增加,至 12 岁时达成人水平。网织红细胞数在初生 3 天内约为 0.04~0.06,于生后第 7 天迅速下降至 0.02 以下,并维持在较低水平,约 0.003,以后随生理性贫血恢复而短暂上升,婴儿期以后达成人水平 0.005~0.015。

(二)白细胞数与分类

初生时白细胞数约$(15 \sim 20) \times 10^9$/L,生后 6~12 小时达$(21 \sim 28) \times 10^9$/L,然后逐渐下降,1 周时平均为 12×10^9/L,婴儿期白细胞数维持在 10×10^9/L 左右,8 岁以后接近成人水平。

白细胞分类主要是中性粒细胞与淋巴细胞比例的变化。出生时中性粒细胞约占 0.65,淋巴细胞约占 0.30,随白细胞总数减少,中性粒细胞比例逐渐下降,淋巴细胞比例上升,生后 4~6 天时两者比例约相等(第一次交叉)。1~2 岁时淋巴细胞约占 0.60,中性粒细胞约占 0.35,之后中性粒细胞比例逐渐上升,淋巴细胞比例下降,至 4~6 岁时两者比例又相等(第二次交叉)。7 岁以后白细胞分类与成人相似。

(三)血小板数

小儿各期血小板数与成人相似,约为$(150 \sim 300) \times 10^9$/L。

(四)血红蛋白种类

血红蛋白分子由两对多肽链组成,构成血红蛋白分子的多肽链共有六种,由他们组成了不同的血红蛋白分子。出生时,血红蛋白以胎儿血红蛋白(HbF)为主,约占 0.70;成人血红蛋白 HbA 和 HbA_2 约占 0.30 和 <0.01。出生后 HbF 迅速为 HbA 所代替,1 岁时 HbF 不超过 0.05,2 岁时达成人水平,不超过 0.02。

(五)血容量

小儿血容量相对较成人多,新生儿血容量约占体重的 10%,平均 300ml;儿童占体重的 8%~10%;成人血容量占体重的 6%~8%。

第二节　小儿贫血概述

一、贫血的定义及分类

(一)定义

贫血是指外周血中单位容积内的红细胞数或血红蛋白量(Hb)低于正常。小儿的红细胞数和 Hb 量随年龄不同而有差异。根据世界卫生组织的资料,Hb 的低限值在 6~59 个月者为 110g/L,5~11 岁为 115g/L,12~14 岁为 120g/L,海拔每升高 1000m,血红蛋白上升 4%,低于此值者为贫血。6 个月以下婴儿,由于血红蛋白值变化较大,尚无统一标准。我国小儿血液会议(1989 年)暂定:Hb 在新生儿期 <145g/L,1~4 个月时 <90g/L,4~6 个月时 <100g/L 者为贫血。

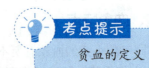

考点提示

贫血的定义

(二)贫血的分类

1. 程度分类　根据外周血血红蛋白含量或红细胞数可分为 4 度:①Hb 正常下限 ~90g/L 者为轻度。② ~60g/L 者为中度。③ ~30g/L 者为重度。④ <30g/L 者为极重度。新生儿 Hb 为 144~120g/L 者为轻度,~90g/L 者为中度,~60g/L 者为重度,<60g/L 者为极重度。

2. 病因分类　根据造成贫血的原因将其分为红细胞或血红蛋白生成不足、溶血性和失血性三类。

(1)红细胞和血红蛋白生成不足:①造血物质缺乏:如缺铁性贫血、巨幼细胞性贫血、维生素 B_6 缺乏性贫血等。②骨髓造血功能障碍:如再生障碍性贫血,单纯红细胞再生障碍性贫血。③其他:如感染性及炎症性贫血、慢性肾病所致贫血、铅中毒、癌症性贫血等。

(2)溶血性贫血:可由红细胞内在异常或红细胞外在因素引起。

1)红细胞内在异常:①红细胞膜结构缺陷:如遗传性球形红细胞增多症、遗传性椭圆形红细胞增多症、阵发性睡眠性血红蛋白尿等。②红细胞酶缺乏:如葡萄糖 -6- 磷酸脱氢酶(G-6-PD)缺乏症、丙酮酸激酶(PK)缺乏症等。③血红蛋白合成或结构异常:如地中海贫血等。

2)红细胞外在因素:①免疫因素,体内存在破坏红细胞的抗体,如新生儿溶血病、自身免疫性溶血性贫血、药物所致的免疫性溶血性贫血等。②非免疫因素,如感染、物理化学因素、毒素、脾功能亢进等所致的溶血。

(3)失血性贫血:①急性失血,如急性创伤失血、急性消化道出血等。②慢性失血,如钩虫感染、肠息肉等。

3. 形态分类　根据红细胞数、血红蛋白量和血细胞比容计算红细胞平均容积(MCV)、红细胞平均血红蛋白量(MCH)和红细胞平均血红蛋白浓度(MCHC),将贫血分为四类(表 9-1)。

考点提示

贫血的分类(分度、形态分类与病因分类)

表 9-1　贫血的细胞形态分类

	MCV(fl)	MCH(pg)	MCHC(%)
正常参考值	80~94	28~32	32~38
正细胞性贫血	80~94	28~32	32~38

续表

	MCV（fl）	MCH（pg）	MCHC（%）
大细胞性贫血	>94	>32	32~38
单纯小细胞性贫血	<80	<28	32~38
小细胞低色素性贫血	<80	<28	<32

二、临床表现

贫血的临床表现与贫血的病因、程度、发生的速度等因素有关。急性贫血,如急性失血或溶血,虽贫血的程度不重,亦可出现严重的症状甚至休克;慢性贫血,如机体各器官的代偿功能较好,可无症状或症状较轻,当代偿不全时才逐渐出现症状。

1. 一般表现 皮肤黏膜苍白为突出表现。面部、耳轮、手掌、甲床、睑结膜、口腔黏膜苍白,重度贫血时皮肤呈蜡黄色,易误诊为黄疸;相反,伴有黄疸、青紫时可掩盖贫血的表现。病程较长的患儿还常有疲倦、毛发干枯、营养低下、体格发育迟缓等表现。

2. 髓外造血表现 肝、脾、淋巴结肿大,外周血中出现有核红细胞、幼稚粒细胞。

3. 其他系统表现

（1）呼吸、循环系统:贫血时可出现呼吸加速、心率增快、脉搏增强、动脉压增高,有时可见毛细血管搏动。重度贫血失代偿时,出现心脏扩大,心前区收缩期杂音,甚至发生充血性心力衰竭。

（2）消化系统:贫血时胃肠蠕动与消化酶的分泌功能均受到影响,出现食欲减退、恶心、腹胀、便秘等。

（3）神经系统:精神不振或烦躁不安、易激动、注意力不集中,年长儿可有头晕、耳鸣、眼前发黑等。

三、诊断要点

贫血是综合征,必须找出其贫血的原因,才能进行合理和有效的治疗。因此,详细询问病史、全面的体格检查和必要的实验室检查是做出贫血病因诊断的重要依据。

（一）病史

1. 发病年龄 新生儿期常见的贫血为新生儿溶血病、产前或产时失血;生后 2~3 个月的贫血需要注意生理性贫血;婴儿期发病者多考虑营养缺乏性贫血、遗传性溶血性贫血;儿童期发病者多考虑慢性失血性贫血、再生障碍性贫血、其他造血系统疾病、全身性疾病引起的贫血。

2. 病程经过和伴随症状 起病快、病程短者,提示急性溶血或失血;起病缓慢者,提示营养性贫血、慢性失血、慢性溶血等。如伴有黄疸和血红蛋白尿提示溶血;伴有呕血、便血、血尿、瘀斑等提示出血性疾病;伴有神经和精神症状如嗜睡、震颤等提示维生素 B_{12} 缺乏;伴有骨痛提示骨髓浸润性病变,肿瘤性疾病多伴有发热、肝脾及淋巴结肿大。

3. 喂养史 详细询问饮食情况,对诊断营养性贫血很重要。单纯乳类喂养未及时添加辅食的婴儿,易患营养性贫血;幼儿及年长儿饮食质量差或搭配不合理者,可能为缺铁性贫血。

4. 既往史 询问有无寄生虫病,特别是钩虫病史;询问其他系统疾病,包括消化系统疾

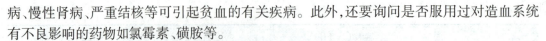

病、慢性肾病、严重结核等可引起贫血的有关疾病。此外，还要询问是否服用过对造血系统有不良影响的药物如氯霉素、磺胺等。

5. 家族史　与遗传有关的贫血，如遗传性球形红细胞增多症、G-6-PD缺乏、地中海贫血等，家族（或近亲）中常有同样患者。

（二）体格检查

1. 生长发育状况　慢性贫血往往有生长发育障碍，某些遗传性溶血性贫血，特别是重型β地中海贫血，除发育障碍外还表现有特殊面貌，如颧骨、额突出，眼距宽，鼻梁低，下颌骨较大等。

2. 皮肤与黏膜　皮肤和黏膜苍白的程度一般与贫血程度成正比，小儿因自主神经功能不稳定，故面颊的潮红与苍白有时不一定能正确反映有无贫血以及贫血的程度，观察甲床、眼结膜及唇黏膜的颜色比较可靠。如贫血伴有出血点和瘀斑要考虑白血病、再生障碍性贫血等疾病。伴有黄疸时提示溶血性疾病。

3. 指甲和毛发　缺铁性贫血的患儿指甲菲薄、脆弱，严重者扁平甚至呈匙状甲。巨幼细胞性贫血患儿头发干稀、细黄而无光泽。

4. 肝脾和淋巴结　肝脾和淋巴结肿大是婴幼儿贫血常见的体征。肝脾轻度肿大多提示髓外造血。如肝脾明显肿大且以脾大为主者，多提示遗传性溶血性贫血，如球形红细胞增多症。如贫血伴有明显淋巴结肿大者，应考虑造血系统恶性病变，如白血病、恶性淋巴瘤等。

（三）实验室检查

应根据病史和体格检查，由简单到复杂选择必要的检查方法。

1. 外周血象　这是一项简单而又重要的检查方法。根据红细胞和血红蛋白量可判断有无贫血及其程度，并可根据形态分类协助病因分析。仔细观察血涂片中红细胞大小、形态及染色情况，对贫血的病因诊断有帮助，如红细胞较小、染色浅、中央淡染区扩大，多提示缺铁性贫血；红细胞呈球形、染色深，提示遗传性球形红细胞增多症。白细胞和血小板计数以及观察血涂片中白细胞和血小板的形态改变，对判断贫血的原因也有帮助，如发现外周有幼稚细胞，常提示白血病。网织红细胞计数可反映骨髓造红细胞的功能，增多提示骨髓造血功能活跃，可见于急、慢性溶血或失血性贫血；减少提示造血功能低下，可见于再生障碍性贫血、营养性贫血等。此外，在治疗过程中定期检查网织红细胞计数，有助于判断疗效。

2. 骨髓检查　骨髓涂片检查可直接了解骨髓造血细胞生成的质和量的变化，对某些贫血的诊断具有决定性意义（如白血病、再生障碍性贫血、营养性巨幼细胞性贫血）。骨髓活体组织检查对白血病、转移瘤等骨髓病变具有诊断价值。

3. 血红蛋白分析检查　如血红蛋白碱变性试验、血红蛋白电泳、包涵体生成试验等，对地中海贫血和异常血红蛋白病的诊断有重要意义。

4. 特殊检查　红细胞脆性试验有助于遗传性球形红细胞增多症的诊断；红细胞酶活力测定对先天性红细胞酶缺陷所致的溶血性贫血有诊断意义；抗人球蛋白试验可以协助诊断自身免疫性溶血；血清铁、铁蛋白、红细胞游离原卟啉等检查可以协助诊断缺铁性贫血；基因分析方法对遗传性溶血性贫血不但有诊断意义，还有产前诊断价值。

四、治疗原则

（一）对因治疗和一般治疗

1. 去除病因　这是治疗贫血的关键，有些贫血在病因去除后很快可以治愈。

2. 一般治疗　加强护理,预防感染,改善饮食质量和搭配等。

(二) 药物治疗

针对贫血的病因,选择有效药物给予治疗。

(三) 血液疗法

1. 输血(红细胞)疗法　当贫血引起心功能不全时,输红细胞是抢救的重要措施。对长期慢性贫血者,若代偿功能良好,可不必输红细胞;必须输注时应注意量和速度,贫血愈严重,一次输注量愈少且速度宜慢。一般选用浓缩红细胞,每次 5~10ml/kg,速度不宜过快,以免引起心力衰竭和肺水肿。对于贫血合并肺炎的患儿,每次输红细胞量更应减少,速度减慢。

2. 造血干细胞移植　这是目前根治白血病、严重遗传性溶血性贫血和再生障碍性贫血的有效方法。

(四) 并发症治疗

婴幼儿贫血易合并急慢性感染、营养不良、消化功能紊乱等,应积极予以治疗,并在治疗时对贫血患儿的特点加以考虑,如贫血在合并消化功能紊乱时对体液失衡的调节能力较一般患儿差,故在输液治疗时应予以考虑。

第三节　营养性缺铁性贫血

病例

患儿,女,1岁。家长于2个月前发现患儿面色苍白,但活动如常,食欲减退不明显。1个月前,面色苍白逐渐加重,进食减少,精神较差。既往无特殊病史。第一胎,足月顺产。生后母乳喂养,2个月加鱼肝油,4个月加米糊,未添加其他辅食。按时预防接种,家中无同样病患者。体检:T36.8℃,P128 次 / 分,R30 次 / 分,体重 8.2kg,身长 72cm。神清,皮肤黏膜苍白,无黄疸,无出血,无皮疹,浅表淋巴结不大。心率128次 / 分,律齐,双肺(-),腹平软,肝肋下 2.5cm,质软,脾未及。外周血象:RBC$3.2×10^{12}$/L,Hb70g/L,MCV70fl,MCH22pg,MCHC23%, 网 织 红 细 胞 0.01,WBC$9.8×10^9$/L,N0.6,L0.38,PLT$150×10^9$/L,血涂片红细胞大小不等,以小为主,中央浅染。大小便常规正常。

请问: 1. 请写出该患儿的诊断、诊断依据。

2. 进一步的检查以及治疗原则。

缺铁性贫血是由于体内铁缺乏导致血红蛋白合成减少而引起贫血,在小儿贫血中最常见。临床上以小细胞低色素性贫血、血清铁蛋白减少和铁剂治疗有效为特点。任何年龄均可发病,以 6 个月 ~2 岁婴幼儿发病率最高,是我国儿童保健重点防治的"四病"之一。

一、小儿铁代谢特点

铁是红细胞血红蛋白合成的重要原料,主要来自食物及衰老红细胞破坏释放的铁。从食物摄入的铁主要在十二指肠和空肠上段吸收入血,在血浆中铁和转铁蛋白结合,随着血液循环至肝、脾、骨髓等需铁和储存铁的组织。红细胞破坏后释放出的铁,也同样通过与转铁蛋白结合后运送到骨髓等组织贮存或使用。人体内铁可分为两类。第一类为功能铁,约占70%,主要是血红蛋白铁,其次为肌红蛋白铁,少量参与细胞色素酶等各种含铁酶的合成;第

二类为储存铁,约占 30%,主要以铁蛋白及含铁血黄素形式存在。小儿时期的铁代谢具有以下特点:

(一)胎儿期铁代谢特点

胎儿通过胎盘从母体获得铁,以孕后期 3 个月获得铁量最多,平均每日 4mg,故足月儿从母体获得的铁足够其生后 4~5 个月内的需要;未成熟儿从母体获得的铁较少,容易发生缺铁。当孕母严重缺铁时,胎盘摄铁能力下降,可影响胎儿获取铁。

(二)婴幼儿期铁代谢的特点

足月新生儿体内总铁约 75mg/kg,其中 25% 为贮存铁。生后由于"生理性溶血"释放的铁较多,随后是"生理性贫血"期造血相对低下,加之从母体获得的铁,一般能满足生后 4 个月的需要,故婴儿早期不易发生缺铁。但早产儿从母体获得的铁少,且生长发育更迅速,可较早发生缺铁。约 4 个月以后,从母体获得的铁逐渐耗尽,加上此期生长发育迅速,造血活跃,因此对膳食铁的需要增加,而婴儿主食人乳和牛乳的铁含量均低,不能满足机体的需要,贮存铁耗竭后即发生缺铁,故 6 个月至 2 岁小儿缺铁性贫血发生率高。

(三)儿童和青春期铁代谢特点

儿童期一般较少缺铁,此期缺铁的主要原因是偏食,使摄取的铁不足,或是食物搭配不合理,使铁的吸收受到抑制;肠道慢性失血也是此期缺铁的原因;青春期由于生长发育迅速,对铁的需要量增加;少女初潮以后,如月经过多造成铁的丢失也是此期缺铁的原因。

(四)铁的需要量

小儿由于生长发育的需要,每日需摄入的铁量相对较成人为多。成熟儿生后 4 个月至 3 岁每天约需 1mg/kg;早产儿需铁较多,约达 2mg/kg;各年龄小儿每天摄入总量不宜超过 15mg。

二、病因

常见的缺铁性贫血的病因如下:

(一)先天储铁不足

早产、双胎或多胎,胎儿失血、脐带过早结扎、胎儿向胎盘输血、孕母严重缺铁等均可使胎儿储铁减少。

(二)铁摄入量不足

这是发生缺铁性贫血的主要原因。人乳、牛乳、谷物中含铁量均低,如不及时添加含铁较多的辅食,容易发生缺铁性贫血。

从食物中摄入铁,需要考虑食物中铁含量和吸收率。动物性食物中的铁为血红素铁,含量和吸收率都高(约 10%~25%);植物性食物中的铁属于非血红素铁,吸收率低(约 1%),而且容易受肠内其他因素的影响。维生素 C、果糖、氨基酸等还原物质有促进铁吸收的作用,而磷酸、草酸、植物纤维、蛋、牛乳、茶和咖啡等可抑制铁的吸收。

(三)生长发育影响

婴儿期生长发育较快,足月儿在 5 个月和 1 岁时体重分别为出生时的 2 倍和 3 倍,未成熟儿的体重增加速度更快;随着体重增加,血容量增加。因此在生长发育较快的时期机体对膳食铁的需要增加,如不及时添加含铁丰富的食物,则容易发生缺铁。青春期是机体生长发育的第二个高峰时期,对铁的需要量增加,如铁摄入不足,也容易导致缺铁。

(四)铁的吸收障碍

食物搭配不合理可影响铁的吸收;慢性腹泻时不仅铁的吸收不良,而且铁的排泄也增加;急慢性感染时患儿食欲减退、铁吸收不良也可导致缺铁。

（五）铁的丢失过多

每毫升血约含铁 0.5mg。长期慢性失血时,当铁消耗超过正常人 1 倍以上可致缺铁性贫血。儿童常见的引起慢性失血的疾病,如肠息肉、消化道溃疡、梅克尔憩室、钩虫病等可致缺铁性贫血;另外,加热处理不当的鲜牛奶喂养的婴儿可因对牛奶过敏而致肠出血（每天失血约 0.7ml）;青春期少女初潮后月经过多也可造成铁丢失过多。

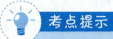

考点提示

营养性缺铁性贫血的病因

三、发病机制

铁是合成血红蛋白的原料,缺铁时血红蛋白合成减少,导致新生的红细胞内血红蛋白含量不足,红细胞细胞质不足,细胞变小;而缺铁对细胞的分裂、增殖影响较小,故红细胞数量减少的程度不如血红蛋白减少明显,从而形成小细胞低色素性贫血。

（一）缺铁对血液系统的影响

机体从储存铁减少到缺铁性贫血的发生通常经过以下三个阶段:①铁减少期:此阶段体内储存铁已减少,表现为血清铁蛋白减少,但供红细胞合成血红蛋白的铁尚未减少。②红细胞生成缺铁期:此期储存铁进一步耗竭,红细胞生成所需的铁亦不足,但循环中血红蛋白的量尚未减少,表现出红细胞游离原卟啉利用减少和生成增加。③缺铁性贫血期:此期缺铁导致血红蛋白合成减少,出现小细胞低色素性贫血,还有一些非造血系统的症状。

（二）缺铁对其他系统的影响

缺铁可使多种含铁酶(如细胞色素酶、单胺氧化酶、核糖核苷酸还原酶、琥珀酸脱氢酶等)的活性减低。由于这些含铁酶与生物氧化、组织呼吸、神经介质分解与合成有关,铁缺乏时造成细胞功能紊乱,重要的神经介质不能正常发挥功能,因而产生一些非造血系统的表现,如体力减弱、易疲劳、表情淡漠、注意力难于集中、注意力减退和智力减低等。这些神经精神的改变可发生在贫血不严重时,甚至贫血出现之前。缺铁还可引起组织器官的异常,如口腔黏膜异常角化、舌炎、胃酸分泌减少、脂肪吸收不良和反甲等。缺铁还可引起细胞免疫功能降低,易患感染性疾病。

四、临床表现

任何年龄均可发病,常见于 6 个月 ~2 岁。起病缓慢、隐匿。贫血多为轻中度,其临床表现随病情轻重而有不同。

（一）一般表现

皮肤黏膜逐渐苍白,以唇、口腔黏膜及甲床较明显。易疲乏,不爱活动。年长儿可诉乏力、头晕、眼前发黑、耳鸣等。

（二）髓外造血表现

由于骨髓外造血,肝、脾可轻度肿大。年龄愈小、病程愈久、贫血愈重,肝脾肿大愈明显。

（三）非造血系统症状

1. 消化系统症状　食欲减退,少数有异食癖(如嗜食泥土、墙皮、煤渣等)。可有呕吐、腹泻,可出现口腔炎、舌炎或舌乳头萎缩,重者可出现萎缩性胃炎或吸收不良综合征。

2. 神经系统症状　表现为烦躁不安或萎靡不振,注意力不集中、记忆力减退。学龄儿童可以出现行为异常。

3. 心血管系统症状　明显贫血时心率增快,可以出现心脏杂音,严重者心脏扩大甚至发生心力衰竭。

4. 其他　因细胞免疫功能降低,常合并感染。可因上皮组织异常而出现反甲。

考点提示

营养性缺铁性贫血的临床表现

五、实验室检查

(一)外周血象

呈小细胞低色素性贫血,血红蛋白降低程度比红细胞数减少明显。MCV<80fl,MCH<28pg,MCHC<32%。外周血涂片可见红细胞大小不等,以小细胞为多,中央淡染区扩大。网织红细胞数正常或轻度减少。白细胞、血小板一般无改变。

(二)骨髓象

呈增生活跃,以中、晚幼红细胞增生为主。各期红细胞均较小,胞浆少,染色偏蓝,显示胞浆成熟程度落后于胞核。粒细胞和巨核细胞系一般无明显异常。

(三)铁代谢检查

1. 血清铁蛋白(SF)　可较敏感地反映体内贮存铁情况,因而是诊断缺铁性贫血铁减少期的敏感指标。采用放射免疫法测定SF:3个月后低于12μg/L,提示缺铁。由于感染、肿瘤、肝脏和心脏疾病时SF明显升高,故当缺铁合并这些疾病时其SF值可不降低,此时测定红细胞内碱性铁蛋白有助诊断。

2. 红细胞游离原卟啉(FEP)　红细胞内缺铁时FEP增高,当FEP>0.9μmol/L(500μg/dl)即提示细胞内缺铁。当SF值降低、FEP升高而未出现贫血,这是红细胞生成缺铁期的典型表现。FEP增高还见于铅中毒、慢性炎症和先天性原卟啉增多症等。

3. 血清铁(SI)、总铁结合力(TIBC)和转铁蛋白饱和度(TS)　这三项检查是反映血浆中铁的含量,通常在缺铁性贫血期才出现异常,SI、TS降低,TIBC升高。当SI<9.0~10.7μmol/L(50~60μg/dl)时有意义,但在感染、恶性肿瘤、类风湿关节炎等疾病时也可降低。

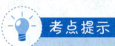

考点提示

营养性缺铁性贫血的实验室检查

TIBC>62.7μmol/L(350μg/dl)有意义,在病毒性肝炎时也可增高。TS<15%有诊断意义。

六、诊断与鉴别诊断

(一)诊断

根据病史特别是喂养史、临床表现和血象特点,一般可做出初步诊断。进一步作有关铁代谢的生化检查有确诊意义。必要时可作骨髓检查。用铁剂治疗有效可证实诊断。缺铁性贫血诊断确定后需要注意寻找缺铁的原因,以利于防治。

(二)鉴别诊断

诊断缺铁性贫血需要注意与其他原因所致的小细胞低色素性贫血进行鉴别,如:地中海贫血、慢性感染性贫血、肺含铁血黄素沉着症、铁粒幼红细胞性贫血及铅中毒。

1. 地中海贫血　有家族史,地区性比较明显。特殊面容,肝脾明显肿大。血涂片中可见靶形细胞及有核红细胞,血红蛋白电泳A_2及F增高,或出现血红蛋白H或Bart's等。血清铁增高,FEP正常,骨髓中铁幼粒细胞增多。

2. 肺含铁血黄素沉着症 表现为发作性苍白,无力,咳嗽,痰中带血,痰和胃液中可找到含铁血黄素细胞。网织红细胞增高。X 线胸片肺野中可见网点状阴影。

3. 慢性感染性贫血 多表现为单纯小细胞性贫血,偶见低色素性。血清铁和铁结合力皆降低,骨髓中铁粒幼细胞增多。铁治疗无反应。

4. 铅中毒 红细胞中可见嗜碱性点彩,血清中铅含量增加,红细胞和尿中原卟啉明显增加,红细胞游离原卟啉与血红蛋白比值(FEP/Hb)可高至 17.5μg/g 以上。

5. 铁粒幼细胞性贫血 骨髓涂片中细胞外铁明显增加,中、晚幼红细胞的核周围可见铁颗粒呈环状排列,血清铁增高,总铁结合力降低。用铁剂治疗无效。有些病人用维生素 B₆ 治疗可取得较好疗效。

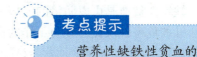

考点提示

营养性缺铁性贫血的鉴别诊断

七、治疗

主要治疗原则为去除病因和铁剂治疗。

(一)一般治疗

加强护理,保证休息和睡眠;避免感染,如伴感染应积极控制感染;重度贫血者注意保护心脏功能。根据患儿消化能力,给予含铁丰富的高营养高蛋白膳食,注意饮食的合理搭配,以增加铁的吸收。

(二)去除病因

尽可能查寻导致缺铁的原因和基础疾病,并采取相应措施去除病因。如饮食不当者应纠正不合理的喂养,有偏食习惯者应予以纠正;及时添加辅食,添加铁剂强化食品;如有钩虫病、肠息肉等慢性失血性疾病应及时进行治疗。

(三)铁剂治疗

1. 口服铁剂 铁剂是治疗缺铁性贫血的特效药,若无特殊原因,应采用口服给药;二价铁盐容易吸收,故临床均选用二价铁盐制剂。常用的口服铁剂有硫酸亚铁(含元素铁 20%)、富马酸亚铁(含元素铁 33%)、葡萄糖酸亚铁(含元素铁 12%)、琥珀酸亚铁(含元素铁 35%)等。口服铁剂的剂量为元素铁 4~6mg/(kg·d),分 3 次口服,一次量不应超过元素铁 1.5~2mg/kg;以两餐之间口服为宜,为减少胃肠副作用,可从小剂量开始,如无不良反应,可在 1~2 日内加至足量。同时服用维生素 C,可增加铁的吸收。牛奶、茶、咖啡及抗酸药等与铁剂同服均可影响铁的吸收。

2. 注射铁剂 注射铁剂较容易发生不良反应,甚至可发生过敏性反应致死,故应慎用。其适应证是:①诊断肯定,但口服铁剂后无治疗反应者。②口服后胃肠反应严重,虽改变制剂种类、剂量及给药时间仍无改善者。③由于胃肠疾病、胃肠手术后不能应用口服铁剂或口服铁剂吸收不良者。临床常用注射铁剂有:山梨醇枸橼酸铁复合物、右旋糖酐铁复合物、葡萄糖氧化铁。

补充铁剂 12~24 小时后,细胞内含铁酶开始恢复,烦躁等精神症状减轻,食欲增加。网织红细胞于服药 2~3 天后开始上升,5~7 天达高峰,2~3 周后下降至正常。治疗 1~2 周后血红蛋白逐渐上升,通常于治疗 3~4 周达到正常。如 3 周内血红蛋白上升不足 20g/L,注意寻找原因。如治疗反应满意,血红蛋白恢复正常后再继续服用铁剂 6~8 周,以增加铁储存。

(四)输红细胞

一般不必输红细胞,输注红细胞的适应证是:①贫血严重,尤其是发生心力衰竭者。

②合并感染者。③急需外科手术者。贫血愈严重,每次输注量应愈少。Hb 在 30g/L 以下者,应采用等量换血方法;Hb 在 30~60g/L 者,每次可输注浓缩红细胞 4~6ml/kg;Hb 在 60g/L 以上者,不必输红细胞。

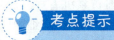

考点提示

营养性缺铁性贫血的治疗与预防

八、预防

缺铁性贫血是可以防治的疾病。做好卫生宣教工作,使全社会尤其是家长认识到缺铁对小儿的危害性及做好预防工作的重要性,使之成为儿童保健工作中的重要内容。主要预防措施包括:①加强孕晚期营养,摄入富含铁食物,可以采取口服铁剂 1mg/kg,每周 1 次,至哺乳期止。②提倡母乳喂养,因母乳中铁的吸收利用率较高。③做好喂养指导,无论是母乳或人工喂养的婴儿,均应及时添加含铁丰富且铁吸收率高的辅助食品,如精肉、动物血、内脏、鱼等,并注意膳食合理搭配。婴儿如以鲜牛奶喂养,必须加热处理以减少牛奶过敏所致肠道失血。④婴幼儿食品(谷类制品、牛奶制品等)应加入适量铁剂加以强化。⑤对早产儿,尤其是极低体重的早产儿应自 2 个月左右给予铁剂预防。

第四节 营养性巨幼细胞性贫血

 病例

患儿,女,18 个月。2 个月前家长发现患儿面色苍黄,少哭不笑,时有头部、肢体不规则的颤抖。患儿平素偏食,挑食,经常腹泻,已会独立行走。查体可见面色苍黄、口唇、甲床略苍白,皮肤轻度黄疸。肝肋下 2.5cm,脾未及。外周血象:血红蛋白 100g/L,红细胞 $2.5×10^{12}$/L,白细胞 $4.5×10^9$/L,PLT$150×10^9$/L。血涂片可见红细胞大小不等,以大细胞为主,中性粒细胞分叶过多。

请问:1. 该患儿初步诊断为何种疾病? 其诊断依据是什么?

2. 该患儿应进一步做哪些检查? 请写出治疗原则。

营养性巨幼细胞性贫血是由于维生素 B_{12} 或(和)叶酸缺乏所致的一种大细胞性贫血。主要临床特点是贫血、神经精神症状、红细胞的胞体变大、骨髓中出现巨幼红细胞。近年,随着人民生活水平的不断提高,营养因素所致的巨幼细胞性贫血明显减少,但在部分农村地区仍有发生。

一、病因

(一)摄入量不足

单纯母乳喂养而未及时添加辅食的婴儿、人工喂养不当及严重偏食的婴幼儿,其饮食中缺乏肉类、动物肝肾及蔬菜,可致维生素 B_{12} 和叶酸缺乏。羊乳中叶酸量很低,单纯以羊奶喂养者,更易致叶酸缺乏。

(二)需要量增加

婴儿生长发育较快,对叶酸、维生素 B_{12} 的需要量也增加。严重感染者维生素 B_{12} 的消耗量增加,需要量相应增加。

（三）吸收和运输障碍

食物中维生素 B_{12} 必须与胃底部壁细胞分泌的糖蛋白（内因子）结合成复合物才能由末端回肠黏膜吸收，进入血液循环后再与转钴胺素蛋白结合，运送到肝脏，此过程任何一个环节异常均可导致维生素 B_{12} 缺乏。慢性腹泻影响叶酸吸收，先天性叶酸代谢障碍（如小肠吸收叶酸缺陷及叶酸转运功能障碍）也可致叶酸缺乏。

（四）药物作用

长期应用广谱抗生素可使正常结肠内含叶酸的细菌被清除而减少叶酸的供应。长期服用抗癫痫药（如苯妥英钠、苯巴比妥等）也可影响叶酸吸收而致叶酸缺乏。

二、发病机制

叶酸经叶酸还原酶的还原作用和维生素 B_{12} 的催化作用后变成四氢叶酸，四氢叶酸是血细胞 DNA 合成过程中必需的辅酶。当维生素 B_{12} 或叶酸缺乏后，使四氢叶酸减少，导致 DNA 合成减少。幼稚红细胞内的 DNA 合成减少使其分裂和增殖时间延长，但血红蛋白

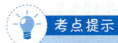

考点提示

营养性巨幼细胞性贫血的病因

的合成不受影响，从而使细胞核的发育落后于胞浆的发育，红细胞的胞体变大，形成巨幼红细胞。由于红细胞生成速度慢，巨幼红细胞在骨髓内易被破坏，进入血液循环的红细胞寿命也较短，从而出现贫血。

粒细胞和巨核细胞也因 DNA 合成不足而出现成熟障碍，出现巨大幼稚粒细胞、中性粒细胞核分叶过多、巨核细胞过度分叶、巨大血小板以及血小板数量减少。

维生素 B_{12} 与神经髓鞘中脂蛋白形成有关，因而能保持中枢和外周髓鞘神经纤维的功能完整性，当其缺乏时导致中枢和外周神经髓鞘受损，因而出现神经精神症状。叶酸缺乏主要引起情感变化，偶有深感觉障碍，其发病机制尚不清楚。

维生素 B_{12} 缺乏还可使中性粒细胞和巨噬细胞吞噬细菌后的杀灭细菌作用减弱，使组织、血液及尿液中甲基丙二酸堆积，后者是结核分枝杆菌细胞壁成分的合成原料。因此，有利于结核分枝杆菌的生长，结核病的易感性增高。

三、临床表现

以 6 个月~2 岁多见，起病缓慢。

（一）一般表现

多呈虚胖或颜面轻度水肿，毛发纤细稀疏、黄色，严重者皮肤有出血点或瘀斑。

（二）贫血表现

皮肤常呈现蜡黄色，睑结膜、口唇、指甲等处苍白，偶有轻度黄疸；疲乏无力，常伴有肝、脾肿大。

（三）神经精神症状

可出现烦躁不安、易怒等症状。维生素 B_{12} 缺乏者表现为表情呆滞、目光发直、对周围反应迟钝、嗜睡、不识亲人、少哭不笑，智力、动作发育落后甚至倒退。重症病例可出现不规则性震颤，舌震颤与下切齿摩擦可形成舌系带溃疡，手足无意识运动，甚至抽搐、感觉异常、共济失调、踝阵挛和巴宾斯基征阳性等。叶酸缺乏不发生神经系统症状，但可导致神经精神异常。

（四）消化系统症状

常出现较早，如厌食、恶心、呕吐、腹泻和舌炎等。

四、辅助检查

（一）外周血象

大细胞性贫血，MCV>94fl，MCH>32pg。血涂片可见红细胞大小不等，以大细胞为多，易见嗜多色性和嗜碱点彩红细胞，可见巨幼变的有核红细胞，中性粒细胞呈分叶过多现象。网织红细胞、白细胞、血小板计数常减少。

（二）骨髓象

增生明显活跃，以红细胞系增生为主，粒、红系均出现巨幼变，表现为胞体变大、核染色质粗而松、副染色质明显。中性粒细胞的胞浆空泡形成，核分叶过多。巨核细胞亦有核过度分叶现象，出现巨大血小板。

（三）血清维生素 B_{12} 和叶酸测定

血清维生素 B_{12} 正常值为 200~800ng/L，<100ng/L 为缺乏。血清叶酸水平正常值为 5~6μg/L，<3μg/L 为缺乏。

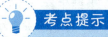

考点提示

营养性巨幼细胞性贫血的临床表现与辅助检查

五、诊断与鉴别诊断

根据年龄、喂养史、临床表现、血象和骨髓象可诊断为巨幼细胞性贫血。在此基础上，如神经精神症状明显，则考虑为维生素 B_{12} 缺乏所致。有条件时测定血清中维生素 B_{12} 或叶酸水平可进一步协助确诊。

对血象表现为巨幼细胞性贫血的患儿需注意区别是营养性还是内因子缺乏或吸收障碍所引起，应做维生素 B_{12} 吸收试验以区别。对神经系统症状突出患儿，需与脑发育不全等疾病鉴别，后者出生后即有神经发育障碍，而巨幼红细胞性贫

考点提示

营养性巨幼细胞性贫血的鉴别诊断

血患儿的神经系统症状多发生在半岁以后，根据维生素 B_{12} 的治疗反应，可以协助诊断。

六、治疗

（一）一般治疗

注意营养，及时添加辅食。加强护理，防止感染。

（二）去除病因

去除引起维生素 B_{12} 和叶酸缺乏的原因。

（三）维生素 B_{12} 和叶酸治疗

有神经精神症状者，应以维生素 B_{12} 治疗为主，如单用叶酸反而有加重症状的可能。维生素 B_{12} 500~1000μg 一次肌内注射；或每次肌内注射 100μg，每周 2~3 次，连用数周，直至临床症状好转、血象恢复正常为止。当有神经系统受累表现时，可予每日 1mg，连续肌内注射 2 周以上；由于维生素 B_{12} 吸收缺陷所致的患者，每月肌内注射 1mg，长期替代。

用维生素 B_{12} 治疗后 6~7 小时骨髓内巨幼红细胞可转为正常幼红细胞；一般精神症状 2~4 天后好转；网织红细胞 2~4 天开始增加，6~7 天达高峰，2 周后降至正常；神经精神症状

恢复较慢。

叶酸口服剂量为每次 5mg, 每日 3 次, 连续数周至临床症状好转、血象恢复正常为止。同时口服维生素 C 有助叶酸的吸收。口服叶酸 1~2 天后食欲好转, 骨髓中巨幼红细胞转为正常; 2~4 天网织红细胞增加, 4~7 天达高峰; 2~6 周红细胞和血红蛋白恢复正常。因使用抗叶酸代谢药物而致病者, 可用亚叶酸钙治疗。先天性叶酸吸收障碍者, 口服叶酸剂量应增至每日 15~50mg 才有效。

考点提示

营养性巨幼细胞性贫血的治疗与预防

七、预防

改善哺乳母亲的营养, 婴儿应及时添加辅食, 注意饮食均衡, 及时治疗肠道疾病, 注意合理应用抗叶酸代谢药物。

本章小结

婴幼儿期主要为骨髓造血, 但在贫血时, 易出现髓外造血; 生理性贫血常发生在生后 2~3 个月时, Hb 可降到 100g/L; 在生后 4~6 天至 4~6 岁的小儿, 其白细胞分类以淋巴细胞为主。铁摄入不足是缺铁性贫血的主要原因, 逐渐出现皮肤黏膜苍白, 髓外造血, 以及其他系统的表现为其主要的临床特点, 血象为小细胞低色素性贫血, 口服铁剂为治疗的主要方法。摄入维生素 B_{12} 或(和)叶酸不足是营养性巨幼细胞性贫血的主要原因, 除皮肤黏膜逐渐出现蜡黄、苍白等贫血表现外, 神经精神症状为其主要临床特点, 血象为大细胞性贫血, 补充维生素 B_{12}、叶酸是治疗的主要方法。

(李代强)

目标测试

A1 型题

1. 婴幼儿发生营养性贫血时肝脾肿大是由于
   A. 感染　　　　　　B. 铁和维生素 B_{12} 缺乏　　C. 心力衰竭
   D. 营养不良　　　　E. 骨髓外造血

2. 婴儿时期白细胞总数维持在
   A. $20 \times 10^9/L$　　　　B. $15 \times 10^9/L$　　　　C. $10 \times 10^9/L$
   D. $5 \times 10^9/L$　　　　E. $<5 \times 10^9/L$

3. 早产儿使用铁剂预防缺铁性贫血开始的月龄是
   A. 2 个月　　　　　　B. 3 个月　　　　　　C. 4 个月
   D. 5 个月　　　　　　E. 6 个月

4. 营养性巨幼细胞性贫血用叶酸、维生素 B_{12} 治疗最早出现的反应是
   A. 红细胞数上升　　　　　　　　B. 网织红细胞增高
   C. 骨髓中巨幼红细胞恢复正常　　D. 血红蛋白增加
   E. 白细胞和血小板增高

A2 型题

5. 患儿,10 个月,牛乳喂养,未添加辅食。近 2 个月面色苍白,食欲低下,经检查诊断为营养性缺铁性贫血,给予铁剂治疗。**不恰当**的用药方法是

    A. 首选二价铁   B. 不能与牛奶同服   C. 宜在两餐之间服用

    D. 与维生素 C 同服   E. 血红蛋白正常后立即停药

6. 患儿男,18 个月,面色苍黄 1 个月,虚胖,毛发稀疏,易疲乏,食欲减退,时而烦躁,有肢体震颤。体检:肝肋下 3cm,质中,脾肋下 1cm。血常规:Hb92g/L,RBC2.40×10^{12}/L,MCV98fl,MCH34pg,MCHC35%,最可能的诊断是

    A. 缺铁性贫血   B. 溶血性贫血   C. 再生障碍性贫血

    D. 感染性贫血   E. 巨幼细胞贫血

7. 患儿男,2 岁,以面色苍白 1 个月入院,查体:心率 136/ 分,心尖区闻及Ⅳ级收缩期杂音,血象:Hb50g/L,RBC2.54×10^{12},临床诊断为缺铁性贫血,该患儿的贫血程度为

    A. 正常血象   B. 轻度贫血   C. 中度贫血

    D. 重度贫血   E. 极重度贫血

8. 患儿男,10 个月,因贫血住院。实验室检查:血清叶酸 <3μg/L,诊断为营养性巨幼细胞性贫血,用叶酸治疗。为促进叶酸利用,提高疗效,可同时服用

    A. 维生素 A   B. 维生素 B$_1$ C. 维生素 C

    D. 维生素 D   E. 维生素 E

A3/A4 型题

(9~12 题共用题干)

患儿,女,1 岁。母乳喂养,近 3 个月来面色渐苍白,间断腹泻,原可站立,现坐不稳,手足常颤抖。体检:面色苍黄,略肿,表情呆滞。Hb80g/L,RBC2.0×10^{12},WBC6.0×10^{9}/L

9. 该患儿可能的诊断是

    A. 大脑发育不全   B. 营养性缺铁性贫血

    C. 维生素 D 缺乏性手足搐搦症   D. 维生素 D 缺乏性佝偻病

    E. 营养性巨幼细胞贫血

10. 确诊需做的检查是

    A. 脑 CT   B. 脑电图检查

    C. 血清铁检查   D. 血清维生素 B$_{12}$、叶酸测定

    E. 血清钙、磷、碱性磷酸酶测定

11. 该患儿最恰当的治疗是

    A. 添加含铁辅食   B. 维生素 C 口服   C. 肌内注射维生素 B$_{12}$

    D. 肌内注射维生素 D$_3$ E. 静脉滴注维生素 B$_6$

12. 经治疗,如有效,其网织红细胞升高何时达高峰

    A. 1~2 天   B. 2~4 天   C. 6~7 天   D. 7~10 天   E. 10~14 天

(13~16 题共用题干)

患儿,男,3 岁。一向偏食,不吃鱼肉蛋,仅食蔬菜,近日发现面色渐苍白,不愿活动,时而腹泻,查体心肺正常,肝脏于肋下触及 3cm,脾未及,Hb60g/L,RBC2.8×10^{12},血涂片:红细胞大小不等,以小为主,中心淡染区扩大

13. 该患儿最可能的诊断是
    A. 再生障碍性贫血 B. 溶血性贫血 C. 巨幼细胞性贫血
    D. 缺铁性贫血 E. 营养性混合性贫血
14. 确诊此病最灵敏的指标是
    A. 血涂片,中性粒细胞分叶过多 B. 血清铁蛋白测定
    C. 骨穿及骨髓象分析 D. MCV、MCH、MCHC
    E. 血清维生素 B_{12}
15. 引起此病的主要病因是
    A. 长期腹泻 B. 生长发育过快 C. 先天贮备不足
    D. 摄入量不足 E. 慢性失血
16. 治疗本病首选的药物是
    A. 叶酸 + 维生素 C B. 反复多次输血 C. 硫酸亚铁 + 维生素 C
    D. 肌内注射右旋糖酐铁 E. 富马酸亚铁 + 钙剂

B 型题

(17~18 题)
    A. 生理性贫血 B. 营养性巨幼细胞性贫血
    C. 营养性缺铁性贫血 D. 溶血性贫血
    E. 再生障碍性贫血
17. 外周血象中血红蛋白降低比红细胞数目降低更明显的是
18. 外周血象中红细胞数降低比血红蛋白量降低更明显的是

第十章 泌尿系统疾病

学习目标

1. 掌握：急性肾小球肾炎、肾病综合征和泌尿道感染的临床表现、诊断与治疗。
2. 熟悉：急性肾小球肾炎和肾病综合征的病因、辅助检查、并发症；泌尿道感染的概念、病因、辅助检查。
3. 了解：正常小儿泌尿系统解剖、生理特点，小儿排尿及尿液检查特点；急性肾炎、肾病综合征和泌尿道感染的发病机制、预防及预后。

第一节 小儿泌尿系统解剖、生理特点

一、肾

小儿年龄越小，肾脏相对越重。婴儿肾脏位置较低，右肾位置稍低于左肾，下极可低至髂嵴以下第4腰椎水平，由于腹壁肌肉薄而松弛，2岁以内健康小儿腹部触诊时易触及肾脏，这样需要和腹部包块鉴别。婴儿肾脏表面凹凸不平呈分叶状，在2~4岁时分叶完全消失。新生儿出生时肾单位数量已达成人水平，但其组织结构和生理功能尚不完善。新生儿及婴幼儿的肾小球滤过率、肾血流量、肾小管的重吸收能力及排泄功能均不成熟，浓缩功能差，表现为排尿次数增多、尿比重低，故易发生水、电解质代谢紊乱和酸碱平衡紊乱。小儿肾功能一般要到1~2岁时才达到成人水平。

二、输尿管

婴幼儿输尿管相对较长而弯曲，管壁肌肉及弹力纤维发育较差，容易受压扭曲导致梗阻，出现尿潴留而诱发感染。输尿管与膀胱连接部的结构发育常不成熟，易发生膀胱、输尿管反流。

三、膀胱

婴儿膀胱的位置比年长儿及成人高，尿液充盈时，膀胱顶部常在耻骨联合之上，升入腹腔而容易触到，随年龄的增长逐渐降入骨盆。小儿膀胱容量较小，新生儿约为50ml，1岁时200ml，10岁时600~900ml，成人约为900ml。

膀胱受脊髓和大脑控制，随着大脑皮质的发育及正确教养，小儿可在1岁左右养成主动排尿的习惯，3岁时已能控制排尿。

四、尿道

新生女婴尿道较短,长仅 1cm(性成熟期 3~5cm),尿道外口暴露,且接近肛门,易被细菌污染。为了防止感染,应勤换尿布,勿让粪便污染外阴部,清洁护理时要从前向后。男婴尿道较长,5~6 cm,但常因包茎和包皮过长,污垢积聚时也可引起上行性尿路感染。

五、尿液特点

约 93% 的新生儿在生后 24 小时内可排尿,99% 的新生儿在生后 48 小时内可排尿。48 小时以上未排尿者应查明病因。生后头几天内,因摄入量少,每日排尿仅 4~5 次;1 周后,因小儿新陈代谢旺盛,进水量较多而膀胱容量小,排尿突增至每日 20~25 次;1 岁时每日排尿 15~16 次;学龄前和学龄期儿童每日 6~7 次。生后最初几天尿色深而混,呈酸性,放置后有棕红色沉淀,为尿酸盐结晶。正常婴幼儿尿液为淡黄色、透明。婴幼儿尿液在寒冷季节放置后可出现乳白色结晶,若加酸或加热变清为正常,应注意与乳糜尿鉴别。

小儿尿量与饮水量、气温、食物种类、活动量及精神因素等有关,每日尿量存在明显的个体差异。新生儿生后 48 小时尿量一般为 1~3ml/(kg·h),婴儿每日尿量一般为 400~500ml,幼儿约为 500~600ml,学龄前儿童为 600~800ml,学龄儿童为 800~1400ml。若新生儿尿量 <1ml/(kg·h) 为少尿,尿量 <0.5ml/(kg·h) 为无尿;婴幼儿每日尿量 <200ml,学龄前儿童 <300ml,学龄儿童 <400ml,均为少尿,一昼夜尿量 <50ml 为无尿。尿比重随年龄逐渐升高,新生儿尿比重较低,为 1.006~1.008;1 岁以后接近成人水平,通常为 1.011~1.025。正常小儿尿中含微量蛋白,定性为阴性。若尿蛋白含量 >150mg/24h 即为蛋白尿。正常新鲜尿液离心后沉渣镜检,红细胞 <3 个 /HP,白细胞 <5 个 /HP,一般无管型。12 小时尿细胞计数(Addis 计数)红细胞 <50 万,白细胞 <100 万,管型 <5000 个为正常。

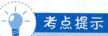

考点提示

不同年龄阶段少尿、无尿标准,Addis 计数的临床意义

第二节 急性肾小球肾炎

病例

患儿,男,7 岁。眼睑水肿 5 天,加重 2 天,水肿渐波及全身,尿少,今晨感觉上腹部不适,频咳,气急。查体:体温 37.3℃,眼睑及下肢水肿,血压 150/100mmHg,心率 115 次 / 分,心音低钝,两肺可闻及水泡音,肝右肋下 2.5cm,尿常规:蛋白(++),红细胞 30~40 个 /HP,血尿素氮 9mmol/L。

请问:1. 该患儿最可能的诊断是什么?诊断依据是什么?
      2. 该患儿还应进一步做哪些检查?
      3. 应采取的关键治疗是什么?

急性肾小球肾炎简称急性肾炎,是指一组病因不一,临床表现为急性起病,多有前驱感染,以血尿为主,伴有不同程度蛋白尿,可有水肿、高血压或肾功能不全等特点的肾小球疾病。严重病例可出现严重循环充血、高血压脑病和急性肾功能不全。急性肾小球肾炎为儿科常见病,占同期小儿泌尿系统疾病的53.7%,以5~14岁多见,2岁以下少见,男性多于女性,约为2:1。秋冬季节发病较多。

急性肾炎可分为急性链球菌感染后肾小球肾炎和非链球菌感染后肾小球肾炎,本节主要介绍急性链球菌感染后肾小球肾炎。

一、病因与发病机制

(一)病因

主要为A组β溶血性链球菌中致肾炎菌株感染后引起的免疫反应性疾病。其他细菌,如肺炎球菌、金黄色葡萄球菌、流感嗜血杆菌等;病毒,如流感病毒、腮腺炎病毒、柯萨奇病毒、埃可病毒等也可引起。

(二)发病机制

细菌主要感染途径为呼吸道和皮肤。感染后,多数通过链球菌的菌株作为抗原刺激机体产生相应的抗体,形成抗原抗体复合物,沉积在肾小球毛细血管并激活补体系统,释放出多种生物活性物质,引起免疫反应和炎症反应。导致肾小球毛细血管管腔狭窄,甚至闭塞,使肾小球血流量减少,滤过率下降,体内水钠潴留,细胞外液和血容量增加,临床上出现不同程度的非凹陷性水肿、少尿、高血压及循环充血等症状。严重者在尿量减少的基础上,出现无尿引起急性循环充血、高血压脑病及急性肾功能衰竭。同时由于免疫损伤引起肾小球基底膜基层断裂,有形成分漏出增多,出现蛋白尿、血尿、管型尿等一系列临床表现。由于免疫反应激活补体产生过敏毒素,使全身毛细血管通透性增加,血浆蛋白渗出到组织间隙,间质中蛋白质含量增高,故急性肾炎虽有明显水肿,但为非凹陷性水肿(图10-1)。

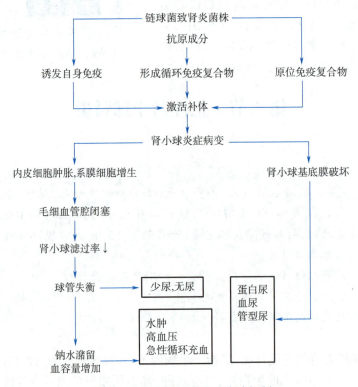

图 10-1 急性肾小球肾炎发病机制

二、临床表现

患儿表现轻重不一,轻者仅表现为无症状性镜下血尿,重者急性发作,短期可出现急性肾功能不全。

(一)前驱期感染

90% 以上有前驱感染史,多见于呼吸道和皮肤感染,一般在感染后经 1~3 周无症状的间歇期而急性起病,出现乏力、头痛、低热、厌食、腹痛、颈部淋巴结肿大等,症状轻重不一。咽部感染见于病前 6~12 天,皮肤感染见于病前 14~28 天。

(二)典型表现

1. 水肿、少尿 水肿是最常见的主诉,由眼睑及面部开始,晨起明显,可波及全身,多为轻、中度水肿,呈非凹陷性水肿。水肿期间,尿量明显减少,甚至无尿。1~2 周内尿量增多,水肿随之消退。

2. 血尿 几乎所有病例均有镜下血尿,其中 50%~70% 患儿可出现肉眼血尿,酸性尿时呈浓茶色,中性或弱碱性尿呈鲜红色或洗肉水样。肉眼血尿在 1~2 周内消失,镜下血尿可持续 3~6 个月,少数可持续更长时间。血尿时常伴有不同程度的蛋白尿,一般为轻至中度,尿蛋白定量≤3g/ 天,持续时间较短。

3. 高血压 30%~80% 病例有高血压,一般为轻中度增高,120~150/80~110mmHg,1~2周随着尿量增多而降至正常。

(三)重症表现

少数患儿在起病的 1~2 周内病情加重,可出现下列严重症状:

1. 严重循环充血 多发生于起病 1 周内,由水钠潴留、血容量增多而出现循环负荷过重所致。轻者呼吸增快、咳嗽、端坐呼吸、肺底可闻及细湿啰音。严重者口吐粉红色泡沫痰,心脏扩大,心率增快,甚至出现奔马律,颈静脉充盈或怒张,肝脏明显增大伴压痛等。

2. 高血压脑病 血压急剧升高,血压往往达 150~160/100~110mmHg 以上,脑血管痉挛、脑缺血、缺氧、毛细血管通透性增高而发生脑水肿。表现为剧烈头痛、频繁呕吐、眼花、复视或一过性失明,少数重者可突然出现惊厥或昏迷。

3. 急性肾衰竭 少数患儿在发病早期因严重少尿或无尿,可出现暂时性氮质血症、电解质紊乱和代谢性酸中毒,持续 3~5 天,若治疗及时,症状很快消失,一般不超过 10 天。

三、辅助检查

(一)尿液检查

尿蛋白阳性,通常为 +~+++,与血尿的程度相平行,尿沉渣镜检可见大量红细胞,可见透明、颗粒或红细胞管型。早期可见较多白细胞及上皮细胞,以红细胞为主,并非感染。

(二)血液检查

1. 血象 有轻、中度贫血,与血容量增高、血液稀释有关。白细胞计数可轻度升高或正常。

2. 血沉 血沉增快,多在 2~3 个月内恢复正常。但其程度与病情轻重无关,往往提示疾病活动。

3. 抗链球菌溶血素 O（ASO）抗体测定　抗链球菌溶血素 O（ASO）大多数增高，通常于链球菌感染后 10~14 天开始升高，3~5 周达高峰，3~6 个月可恢复正常。

4. 血清补体测定　80%~90% 的急性期患儿血总补体及 C3 均降低，在 8 周内 94% 的患儿恢复正常。血清补体下降程度与急性肾炎病情轻重无明显相关性，但对急性肾炎的鉴别诊断有重要意义。

（三）肾功能检查

明显少尿时血尿素氮和肌酐可升高，肾小管功能正常。持续少尿、无尿者，血肌酐升高，内生肌酐清除率降低，尿浓缩功能受损。

（四）肾组织活检

出现下列情况时考虑病理活检：

1. 持续性肉眼血尿 3 个月以上者。
2. 持续性蛋白尿和血尿 >6 个月者。
3. 发展为肾病综合征者。
4. 肾功能持续减退者。

四、诊断和鉴别诊断

（一）诊断

典型病例临床做出诊断一般不难，根据起病前 1~3 周有前趋期链球菌感染史，急性起病，具备血尿、蛋白尿、水肿及高血压等特点，急性期血清 ASO 滴度升高，总补体和补体 C3 浓度降低，均可临床确诊。肾穿刺活检只在考虑有急进性肾炎及临床、化验不典型或病情迁延者进行，予以明确诊断。

（二）鉴别诊断

1. 其他病原体感染的肾小球肾炎　已知多种病原体感染可引起急性肾炎，如细菌、病毒、支原体及原虫等。可从原发感染灶及各自临床特点进行区别。

2. IgA 肾病　以血尿为主要症状，表现为反复发作性肉眼血尿，多在上呼吸道感染后 24~48 小时出现血尿，无水肿、高血压，血补体 C3 正常。确诊须依据肾活体组织免疫、病理检查诊断。

3. 慢性肾炎急性发作　既往肾炎史不详，无明显前期感染或时间短，除有肾炎症状外，常有贫血，肾功能异常，低比重尿，尿改变以蛋白增多为主。

4. 原发性肾病综合征　具有肾病综合征表现的急性肾炎需与原发性肾病综合征鉴别。

5. 其他　还应与急进性肾炎或其他系统性疾病引起的继发性肾小球疾病，如紫癜性肾炎、狼疮性肾炎等相鉴别。

五、治疗

目前无特效治疗方法，主要为急性期卧床休息，限制盐入量，彻底清除感染灶，采取以利尿和降压为主的对症治疗，防治急性期严重病例发生，保护肾功能。

（一）一般治疗

1. 休息　急性期须卧床休息 2~3 周，直到肉眼血尿消失，水肿消退，血压正常，可在室内轻度活动或室外适度散步；血沉正常可上学，但要避免体育活动；尿检完全正常可恢复体力活动。

2. 饮食　以低盐饮食为好。急性期 1~2 周内，应控制食物中的氯化钠摄入量，每日 <1g，或 <60mg/(kg·d)。严重水肿或高血压者需无盐饮食。水分一般不限。有氮质血症的患儿，应限制蛋白的摄入，可给优质蛋白 0.5g/(kg·d)，一般不限制水。水肿消退、血压恢复正常后，逐渐由低盐饮食过渡到普通饮食。

考点提示

急性肾小球肾炎最主要的治疗措施

（二）抗感染

有感染灶时需用青霉素 10~14 天，其目的为消除病灶内残存的链球菌，阻断抗原抗体反应。如青霉素过敏改用红霉素，禁用肾毒性药物。

（三）对症治疗

1. 利尿　经限制水盐入量仍水肿、少尿者，可用氢氯噻嗪 1~2mg/(kg·d)，分 2~3 次口服，无效时可用呋塞米每次 1~2mg/kg，肌注或静注，每日 1~2 次，静脉注射剂量过大时可致一过性耳聋。

2. 降血压　凡经休息、限制水、钠入量、利尿而血压仍高者应给予降压药。首选硝苯地平，为钙拮抗剂，开始剂量为 0.25mg/(kg·d)，最大剂量为 1mg/(kg·d)，分 3 次口服；其次可选卡托普利，系血管紧张素转换酶抑制剂，初始剂量为 0.3~0.5mg/(kg·d)，最大剂量为 5~6mg/(kg·d)，分 3 次口服，与硝苯地平交替使用效果更佳。

（四）严重循环充血的治疗

1. 纠正水钠潴留，恢复正常血容量　可用利尿剂，呋塞米每次 1mg/kg。

2. 肺水肿的治疗　除一般对症治疗外，可加用硝普钠，5~20mg 加入 5% 葡萄糖液 100ml 中，以 1μg/(kg·min) 的速度静脉滴注，严密观察血压，随时调整速度，每分钟不宜超过 8μg/kg 以防止发生低血压。滴注时针筒、输液瓶用黑纸遮光，以免药物遇光分解。

（五）高血压脑病的治疗

原则为选用降血压效力强而迅速的药物，首选硝普钠，用法同前。降压同时，予以吸氧、镇静、利尿、止惊及脱水治疗。

（六）急性肾衰的治疗

其治疗原则为保持水、电解质及酸碱平衡，供给足够热量，防止并发症，争取时间等待肾功能恢复。严格控制液体入量，每日液体入量 = 前一日尿量 + 每日不显性失水 [400ml/(m²·d)] + 异常丢失量 − 内生水量 [100ml/(m²·d)]。必要时及早采取透析治疗。对难治病例还可采用腹膜透析、血液透析治疗和连续动静脉血液滤过三种技术，儿童，尤其是婴幼儿以腹膜透析为常用。

六、预后与预防

1. 预后　急性肾炎预后良好。95% 的急性链球菌感染后肾炎可完全恢复，小于 5% 的患儿可持续尿异常，应加强对患儿随访，死亡病例一般小于 1%，主要死因为急性肾衰竭。

2. 预防　预防感染是预防急性肾炎的根本。尤其是对呼吸道、皮肤感染的预防，对感染灶如急性扁桃体炎、猩红热、脓疱疹应尽早、彻底地使用青霉素或其他敏感抗生素根治。对 A 组溶血性链球菌感染后 1~3 周内应定时检查尿常规，早发现、早诊断、早治疗。

<h1 style="text-align:center">第三节 肾病综合征</h1>

病例

　　患儿,男,4岁,水肿5天,体检全身高度水肿,血压110/70mmHg,尿蛋白(+++),24小时尿蛋白定量2800mg,尿沉渣RBC3~4个/HP,BUN4.8mmol/L。

　　请问: 1. 该患儿最可能的诊断是什么?诊断依据是什么?

　　　　　2. 该患儿还应进一步做哪些检查?

　　　　　3. 应采取的关键治疗是什么?

　　肾病综合征是由多种原因引起的肾小球基底膜通透性增高,导致血浆内大量蛋白质从尿中丢失,而引起的临床综合征。临床有以下4大特点:①大量蛋白尿。②低蛋白血症。③明显水肿。④高脂血症。肾病综合征发病率仅次于急性肾炎,男女之比为3.7:1,好发年龄为学龄前儿童,3~5岁为发病高峰。

　　肾病综合征按病因可分:①原发性肾病综合征:原因不明的肾病,又分为单纯性肾病和肾炎性肾病两种类型。②继发性肾病综合征:指继发于全身性疾病(如过敏性紫癜、系统性红斑狼疮等)、某些药物或金属中毒等所致的肾病。③先天性肾病综合征:指生后3个月内起病,临床表现符合肾病综合征,除外继发因素所致者。本节重点介绍原发性肾病综合征。

一、病因与发病机制

　　病因和发病机制目前尚不清楚。近年来认为微小病变型肾病发病机制与肾小球毛细血管壁结构或静电屏障破坏有关。静电屏障作用受损的原因,大多认为是细胞免疫功能失调所致。

　　由于肾小球基膜的通透性增高,大量血浆蛋白从尿中丢失而导致低蛋白血症,低蛋白血症促进肝脏合成蛋白增加,其中包括脂蛋白,因其分子量较大,难以从肾脏排出而在体内蓄积导致了高脂血症。低蛋白血症使血浆胶体渗透压降低,血浆中水分向组织间渗出引起水肿,由于水分向组织间转移,有效循环血量减少,刺激渗透压和容量感受器,促使抗利尿激素和醛固酮分泌增加而导致水钠潴留,水钠继续向组织间渗出加重水肿。因此,大量蛋白尿是肾病综合征基本病变,而低蛋白血症、高脂血症及水肿则是继发的病理生理改变(图10-2)。

二、临床表现

　　大多起病隐匿,常无明显诱因,起病前约30%的病例有病毒或细菌感染史,70%复发病例与病毒感染有关。

(一)单纯性肾病

　　为小儿肾病综合征最常见类型,约占肾病综合征的68.4%。发病年龄2~7岁,男女之比为2:1。多数起病缓慢,初起时一般情况尚好,以高度水肿为最常见的主诉,从眼睑、面部开始,逐渐加重,可波及全身,水肿呈凹陷性。水肿显著部位为颜面、下肢及阴囊部,有时伴有胸腔积液、腹水,严重者可致呼吸困难。阴囊水肿者行走不便,阴囊皮肤变薄、紧张、透亮、甚至渗液。水肿严重时尿量减少,水肿可反复出现。发病时可伴有乏力、食欲减退、颜面苍白等。

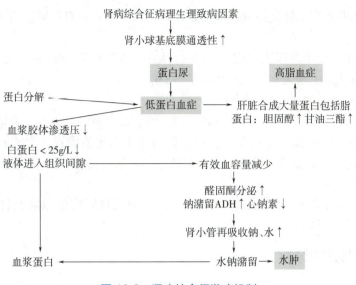

图 10-2　肾病综合征发病机制

（二）肾炎性肾病

约占肾病综合征的 31.6%，年龄常在 7 岁以上，水肿不如单纯性肾病显著，一般为非凹陷性水肿，除有单纯性肾病的四大症状外，常伴有明显的血尿、持续性或发作性高血压、氮质血症及补体下降。

（三）并发症

治疗过程中可出现，是导致复发和病情加重的主要原因，应早诊断、早治疗。

1. 感染　为最常见的并发症。与大量蛋白从尿中丢失、血中有免疫抑制因子、巨噬细胞功能障碍、长期服用激素等药物使免疫功能下降有关。常见于呼吸道、皮肤、尿路感染及原发性腹膜炎，呼吸道感染占首位，约占 50% 以上，以病毒感染为主。另外，肾病患儿院内感染不可忽视，以呼吸道和泌尿道感染为主，以条件致病菌多见。

2. 电解质紊乱和低血容量性休克　由于长期禁盐或应用利尿剂过多以及感染、呕吐、腹泻等因素，可引起低钠血症、低钾血症，尤其是在应用肾上腺皮质激素治疗时，肠道钙吸收不良，可发生低钙血症，如低钙惊厥或骨质疏松等表现。另外，由于低蛋白血症、血浆胶体渗透压下降、显著水肿而伴有血容量不足，尤其在各种诱因导致低钠血症时易出现低血容量性休克。

3. 高凝状态致血栓形成　低蛋白血症时，肝合成凝血物质增加。血容量减少，血液缓慢，易促使血栓形成，以肾静脉血栓形成最多见，表现为突发腰痛，血尿加重，少尿甚至发生肾衰竭。也可见不同部位血栓形成的亚临床型，包括下肢静脉或深静脉血栓、肺栓塞和脑栓塞等。

4. 急性肾衰竭　5% 微小病变型肾病可并发急性肾衰竭。

5. 肾小管功能障碍　除本身基础疾病外，由于大量尿蛋白的重吸收，可导致肾小管，尤其是肾近曲小管功能障碍，出现肾性糖尿病或氨基酸尿，严重者呈范可尼综合征。

三、辅助检查

（一）尿液分析

1. 常规检查　尿蛋白定性多在 +++~++++，单纯性肾病尿中无红细胞或仅含少量红细胞,可见颗粒、透明管型。肾炎性肾病蛋白定性多为 ++~+++，可有持续性镜下血尿或发作性肉眼血尿。

2. 蛋白定量 24 小时尿蛋白定量 >50mg/（kg·d）为肾病范围的蛋白尿。尿蛋白/尿肌酐（mg/mg），正常儿童上限为 0.2，而肾病时常 ≥3.0。

（二）血清蛋白、胆固醇、血沉测定

血浆总蛋白及白蛋白均明显下降，总蛋白常 <50g/L，白蛋白 <30g/L。血清白蛋白 <30g/L 可诊断为肾病综合征的低白蛋白血症。白蛋白与球蛋白比值倒置。血清胆固醇明显增高（>5.7μmol/L）。血沉明显增快。单纯性肾病血清补体正常，肾炎性肾病补体多降低。

（三）肾功能检查

单纯性肾病血尿素氮（BUN）、血肌酐（Cr）正常，肾炎性肾病血尿素氮（BUN）、肌酐（Cr）增高，晚期肾小管功能异常。

四、诊断与鉴别诊断

（一）诊断

1. 肾病综合征诊断标准 依据中华医学会儿科学会肾病学组 2000 年 11 月修订的儿童肾小球疾病临床诊断分类标准：①大量蛋白尿（尿蛋白 +++~++++，一周内 3 次，24 小时尿蛋白定量 ≥50mg/kg）；②血浆白蛋白低于 30g/L。③血胆固醇高于 5.7mmol/L。④不同程度水肿。其中前两个条件是必备条件。单纯性肾病具备以上四项条件。凡具有以上四项和以下四项之一或多项者，可考虑肾炎性肾病：① 2 周内分别 3 次以上离心尿检查红细胞 ≥10 个/HP，并证实为肾小球源性血尿者。②反复或持续高血压，学龄儿童 ≥130/90mmHg，学龄前儿童 ≥120/80mmHg，并除外糖皮质激素等原因所致。③肾功能不全，并排除由于血容量不足等所致。④持续低补体血症，即总补体和 C3 下降或反复下降。

2. 临床分型依据 依据临床表现分为两型：单纯性肾病和肾炎性肾病。

（二）鉴别诊断

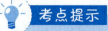
考点提示

单纯性肾病和肾炎性肾病的诊断要点

原发性肾病综合征还需与继发于全身性疾病的肾病综合征鉴别。对于非链球菌感染后肾炎、过敏性紫癜性肾炎、系统性红斑狼疮性肾炎、乙型肝炎肝病毒相关性肾炎及药物中毒性肾炎等有肾病综合征的表现，需排除继发因素，才能诊断原发性肾病综合征，对有条件的医疗机构可通过病理活检确诊。

五、治疗

治疗原则：使用肾上腺皮质激素阻止免疫反应，控制和消除蛋白尿，保护肾功能，防治并发症。

（一）一般治疗

1. 休息 除重度水肿、严重高血压患儿或并发感染外，一般不需卧床休息。患儿可在室内做轻微活动，促进血液循环防止血栓形成。病情缓解 3~6 个月（包括服用激素者），可逐渐恢复就近上学，但避免体育活动，避免过度劳累。

2. 饮食 重度水肿和严重高血压时应短期限制水、钠入量，活动期患者供盐 1~2g/d。水肿消退、血压正常后不宜过分限制食盐。食欲正常后给予易消化的高热量、高维生素、优质蛋白饮食。但蛋白质摄入量应控制在 1.5~2g/（kg·d）为宜。服用糖皮质激素食欲增加者，应适当限制热量的摄入，防止体重增加过快。在应用糖皮质激素的治疗过程中，每日补充维生素 D 400U 和适量钙剂，以防骨质疏松，同时补充含钾的食物。

3. 防治感染 积极防治感染对防止肾病复发至关重要，但也不主张预防性应用抗生素。严格执行无菌操作，与感染患儿分室居住，水肿严重者，避免肌内注射。各种预防接种应推迟到肾病完全缓解一年后进行，减少肾病复发的概率。患儿应避免到人多的公共场所，更不宜与传染病患者接触。

4. 利尿 对激素敏感的病例，激素是最好的利尿剂，一般在用药 7~10 天后多可利尿消肿。对糖皮质激素耐药或未使用糖皮质激素而水肿较重伴尿少者可配合使用利尿剂，一般用氢氯噻嗪每日 1~2mg/kg，分 2~3 次口服。无效时静脉注射呋塞米每次 1~2mg/kg，每日 1~2 次。顽固性水肿且无血容量增多者，最好输注白蛋白提高渗透压后再用。

（二）糖皮质激素治疗

糖皮质激素目前仍是临床上治疗肾病综合征的首选药物，泼尼松是治疗本病的主要药物，可使尿蛋白减少或消失，并有利尿作用。应以始量足、减量慢、足疗程为原则。

1. 初发病例治疗方案

（1）短程疗法：泼尼松每日 2mg/kg，最大量不超过 60mg/d，分 3 次口服，共 4 周，4 周后不管效果如何，均改为 1.5mg/ kg 隔日早晨顿服，共用 4 周，总疗程为 8 周，然后骤然停药。短程疗法易复发，国内少用。

（2）中、长程疗法：可用于各类型的肾病综合征。泼尼松每日 2.0mg/kg，最大剂量每日 60mg，分次口服。若 4 周内尿蛋白转阴，则自转阴后至少巩固 2 周后才才减量，以后改为 2.0mg/kg，隔日早餐后顿服，继续 4 周，以后每 2~4 周减一次（减 2.5~5mg），直至停药，疗程必须达 6 个月为中程疗法。若 4 周内尿蛋白未转阴，继续服药至尿蛋白转阴后 2 周，一般不超过 8 周，然后改为隔日早餐后顿服 2.0mg/kg，继续用 4 周，以后每 2~4 周减一次，但减量宜慢，疗程 9 个月为长程疗法。

2. 复发和糖皮质激素依赖性肾病的治疗 调整糖皮质激素的剂量及疗程；更换糖皮质激素类型，如曲安西龙（阿赛松、康宁克通）；慎用甲泼尼龙冲击治疗。

3. 激素治疗的副作用 长期超生理剂量使用糖皮质激素可见以下副作用：①代谢紊乱：库欣综合征、营养不良、高血糖、高血压、骨质疏松等。②消化性溃疡、无菌性股骨头坏死、生长停滞等。③易发生感染或诱发结核灶活动。④急性肾上腺皮质功能不全、戒断综合征等。

（三）免疫抑制剂与免疫调节剂的应用

1. 免疫抑制剂 对于难治性肾病、频繁复发、激素耐药、激素依赖的患儿，可加用免疫抑制剂。常用的免疫抑制剂有环磷酰胺，一般剂量为每日 2.0~2.5mg/kg，分三次口服，疗程 8~12 周。副作用有恶心、呕吐、脱发、白细胞减少、肝功能损害、出血性膀胱炎等。远期副作用是对性腺的损害。病情需要时可给予小剂量、短疗程、间断用药，避免青春期前和青春期用药。

2. 免疫调节剂 一般为辅助治疗，适用于伴有感染、频复发或糖皮质激素依赖者。常用左旋咪唑 2.5mg/kg，隔日用药，疗程 6 个月。副作用为胃肠不适、流感样症状、皮疹、白细胞下降等，停药即可恢复。

（四）抗凝与纤溶药物疗法

1. 抗凝治疗 肾病时血液呈高凝状态，易并发血栓形成，需溶栓治疗，常用肝素，剂量

1mg/（kg·d），加入 10% 葡萄糖液 50~100ml 中静脉滴注，每日 1 次，2~4 周为 1 个疗程。亦可用低分子肝素。

2. 纤溶药物疗法　尿激酶，有可直接激活纤溶酶溶解血栓的作用。一般剂量为 3 万 ~6 万 U/d，加入 10% 葡萄糖液 100~200ml 中静脉滴注，1~2 周为 1 个疗程。

（五）其他治疗

1. 血管紧张素转换抑制剂　血管紧张素转换抑制剂可改善肾小球血流量，降低尿蛋白，尤其适用于伴有高血压的肾病综合征，治疗一般用卡托普利，依那普利。

2. 中药治疗　应辨证施治，综合治疗。

六、预后与预防

1. 预后　与病理变化和糖皮质激素疗效有关，微小病变型预后最好，局灶节段性肾小球硬化预后最差。微小病变型 90% 以上首次治疗有效，但易复发。一年内复发率更高。微小病变型应注意预防感染和糖皮质激素的副作用，强调患儿预防接种要待停药 1 年后方可进行，否则可能引起肾病复发。

2. 预防　防治感染是预防的关键，尤其是对呼吸道、皮肤感染的预防，平时注意加强锻炼，增强机体免疫能力。

第四节　泌尿道感染

病例

> 患儿，女，8 个月，近 2 日出现发热，常在排尿时哭闹，尿液混浊，内有絮状物，近日无呼吸道感染及消化道异常表现，查体：患儿尿道口及周围充血明显，有臭味，余正常。
> 请问：1. 该患儿最可能的诊断是什么？诊断依据是什么？
> 　　　2. 该患儿还应进一步做哪些检查？
> 　　　3. 应采取的关键治疗是什么？

泌尿道感染是指病原体直接侵入尿路，在尿液中生长繁殖，并侵犯尿道黏膜或组织而引起损伤。感染可累及肾盂、肾实质、膀胱和尿道，根据感染部位可分为上尿路感染和下尿路感染，因儿童定位困难统称为泌尿道感染；根据临床有无症状，可分为症状性泌尿道感染和无症状性菌尿；按病程分为急性和慢性，前者起病急，症状较典型易于诊断，慢性及反复感染者可导致肾损害。小儿时期反复感染者，多伴有泌尿系结构异常，应认真查找原因，解除先天性梗阻，防止肾损害及瘢痕形成。

一、病因及发病机制

（一）病因

任何致病菌均可引起泌尿道感染，但绝大多数为肠道革兰阴性杆菌，其中大肠埃希菌最为常见约占 60%~80%，其次为副大肠杆菌、变形杆菌、克雷伯杆菌、枸橼酸杆菌及肠球菌等，少数为表皮葡萄球菌、白色葡萄球菌、肠球菌等。血源性的常为金黄色葡萄球菌引起，偶由病毒、真菌引起。

（二）发病机制

1. 感染途径

（1）上行性感染：是婴幼儿期最主要的感染途径，致病菌从尿道口上行至膀胱，再经输尿管而达肾脏引起肾盂肾炎，多见于女孩。其致病菌主要是大肠杆菌，其次是变形杆菌或其他肠道细菌。膀胱输尿管反流常是细菌上行性感染的直接通道。

（2）血源性感染：病原菌从局部病灶或全身感染通过血液循环到达肾脏，多发生于新生儿及小婴儿，致病菌主要是金黄色葡萄球菌。常并发于脓疱病、肺炎、败血症等。

（3）淋巴感染、邻近器官或组织直接蔓延：较少见，结肠内和盆腔的细菌可通过淋巴管感染肾脏；肾脏周围脓肿、阑尾脓肿等直接蔓延引起；尿路器械检查也可成为感染途径。

2. 易感因素

（1）生理特点：与小儿泌尿系统解剖生理特点有关。如婴儿输尿管长，弹力纤维发育不全，女性尿道口短，男性包茎等。尿道口常受细菌污染，加上局部防御能力差，易引起上行感染。小婴儿机体免疫力差，如分泌型 IgA 生成不足，易患菌血症可导致血源性感染。

（2）先天尿路畸形及尿路梗阻：前者较成人多见如肾盂输尿管连接处狭窄、肾盂积水、多囊肾等均可使引流不畅而继发感染。此外还可由神经性膀胱、结石、肿瘤等引起尿路梗阻。

3. 诱因　抵抗力降低如受凉、营养不良、糖尿病、高钙血症、慢性肾脏疾患、贫血等患儿，以及长期使用糖皮质激素、免疫抑制剂等，是尿道感染常见的诱因。

二、临床表现

（一）急性泌尿道感染

临床症状与年龄及感染部位有关。年龄越小全身症状越明显，局部排尿刺激症状多较轻。

1. 新生儿　多由血源性感染所致。临床症状极不典型，以全身症状为主，如发热、吃奶差、苍白、呕吐、腹泻、腹胀等非特异性表现。大多患儿生长停滞，体重增长缓慢或不增，出现黄疸。部分患儿可有神经系统症状。局部刺激症状多不明显，30% 患儿血和尿培养出的细菌一致。

2. 婴幼儿　仍以全身症状为主，常以发热最为突出，伴轻咳、反复腹泻、呕吐、拒乳等。尿频、尿急、尿痛等排尿刺激症状随年龄增长而逐渐明显。排尿时哭闹、尿频，或有顽固性尿布疹及尿布有臭味应考虑到本病。

3. 年长儿　以发热、寒战、腹痛等全身症状为突出。仅下尿路感染时多表现为尿频、尿急、尿痛等尿路刺激症状，有时可有血尿及遗尿，而全身症状多不明显。但上尿路感染时全身症状多较明显，如有发热、寒战、腹痛、全身不适等，并可伴腰痛及肾区叩击痛，同时可伴有排尿刺激症状、血尿或遗尿。

（二）慢性尿路感染

慢性尿路感染指病程迁延或反复发作，伴有贫血、消瘦、生长迟缓、高血压或肾功能不全。

（三）无症状性菌尿

在常规的尿液筛查中，健康儿童中存在有意义的菌尿，但无任何尿路感染症状。各年龄组均可见，但以学龄女性多见，常伴尿路畸形和有既往尿路感染史。病原菌多为大肠埃希菌。

三、辅助检查

1. 尿常规检查及尿白细胞计数 清洁中段尿离心沉渣中白细胞≥5个/HP,即可怀疑为尿道感染,如白细胞聚集成堆或见白细胞管型及蛋白尿者则诊断价值更大。肾盂乳头处炎症及膀胱炎时可出现血尿。1小时尿白细胞排泄率测定:白细胞 >30×10^4/h 为阳性,可怀疑泌尿道感染;白细胞 <20×10^4/h 为阴性,可排除泌尿道感染。

2. 尿培养细菌学检查 尿培养及菌落计数是诊断本病的重要依据。一般认为中段尿培养菌落计数 >10^5/ml 可确诊;10^4~10^5/ml 为可疑;<10^4/ml 多系污染;但菌落计数少于 10^4/ml 而症状明显,且两次尿培养为同一种细菌可确定诊断。结果分析应结合患儿性别、症状、细菌种类和繁殖力综合判断,由于粪链球菌一个链含有 32 个细菌,一般认为菌落数在 10^3~10^4/ml 之间即可诊断。通过膀胱穿刺获取的尿培养,只要发现有细菌生长,即有诊断意义。

3. 尿液直接涂片查细菌 取一滴清洁混匀的新鲜尿置玻片上烘干,用亚甲蓝或革兰染色,油镜下如每个视野都能找到一个细菌,表明尿内细菌数在 10^5/ml 以上。

4. 亚硝醛盐试纸条试验 大肠埃希菌、副大肠杆菌和克雷伯杆菌呈阳性;变形杆菌、产气杆菌、铜绿假单胞菌和葡萄球菌为弱阳性;粪链球菌、结核分枝杆菌为阴性。如检测晨尿,可提高阳性率。

5. 肾功能 急性尿路感染肾功能基本正常,慢性感染可有不同程度的肾功能损害。晚期可出现肾功能不全,血尿素氮及肌酐升高,终至肾功能衰竭。

6. 影像学检查 其目的在于:检查泌尿系有无畸形;了解慢性肾损害或瘢痕发生和进展情况;辅助上尿路感染的诊断。常见的影像学检查有静脉肾盂造影、B型超声检查、核素肾动态显像等。

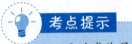

考点提示

尿道感染最重要的尿液检查方法

四、诊断和鉴别诊断

年长儿一般有明显的尿路刺激症状,结合实验室检查,综合分析即可得出诊断。婴幼儿、新生儿尿道刺激症状不明显,全身症状较为突出,易于漏诊。具备真性菌尿患儿可确诊,即中段尿培养菌落计数 ≥10^5/ml 或球菌 ≥10^3/ml,或耻骨上膀胱穿刺尿,培养有细菌生长即可诊断。

凡已确诊尿路感染患者,还应进一步明确诊断的内容包括:①本次感染是初染、复发或再感染,确定致病菌类型并做药敏试验。②确定有无尿路畸形,如有膀胱输尿管反流、尿路梗阻等,还需进一步了解"反流"的严重程度和有无肾脏瘢痕形成。③感染的定位诊断,即上尿路感染或下尿路感染。

泌尿道感染需与肾小球肾炎、肾结核及急性尿道综合征鉴别。急性尿道综合征的临床表现为尿频、尿急、尿痛、排尿困难等尿路刺激症状,但清洁中段尿培养无细菌生长或为无意义性菌尿。

五、治疗

治疗原则为控制感染、祛除病因、缓解症状、防止复发、保护肾功能。

(一) 一般治疗

1. 休息 急性期需卧床休息,鼓励患儿多饮水,既可减少细菌在尿道中的停留时间,也可减少药物的副作用。女孩还应注意外阴部的清洁卫生。

2. 加强营养 给予富含热量、蛋白质、维生素的易消化食物,以增强机体免疫力。

3. 对症治疗 对高热、头痛、腰疼的患儿应给予解热镇痛剂缓解症状。对尿路刺激症状明显的患儿,可用口服碳酸氢钠碱化尿液或阿托品、山莨菪碱等抗胆碱药物治疗。

（二）抗菌药物的治疗

选用抗生素的原则:①感染部位:对肾盂肾炎选择血浓度高的药物,对膀胱炎则选择尿浓度高的药物。②感染途径:对上行性感染,首选磺胺类药物治疗。若全身症状明显或属血源性感染,多选用青霉素类、氨基糖苷类或头孢菌素类单独或联合治疗。③根据尿培养及药敏试验结果,同时结合临床疗效选用抗生素。④药物在肾组织、尿液、血液中都应有较高的浓度。⑤选用的药物抗菌能力强,抗菌谱广,最好能用强效杀菌剂,且不易使细菌产生耐药菌株。⑥对肾功能损害小的药物。

1. 症状性泌尿道感染的治疗 对下尿路感染,在进行尿液培养后,初治用药首选阿莫西林/克拉维酸钾,20~40mg/(kg·d),分3次;或复方磺胺甲噁唑(SMZCo)30~60mg/(kg·d)分2次,连用7~10天。

对上尿路感染或有尿路畸形的患儿,在进行尿液培养后,一般选用广谱或两种抗菌药物,如头孢曲松,75mg/(kg·d),每日1次;头孢噻肟,150mg/(kg·d),分次静脉滴注,疗程10~14天。治疗开始后要进行尿液检查,以指导和调整用药。

婴幼儿要及时进行超声检查,必要时进行膀胱尿路造影等检查,排除尿路畸形后才方可停药。

2. 无症状性菌尿的治疗 单纯无症状性菌尿一般无须治疗。但若合并尿路畸形或既往感染使肾脏留有陈旧性瘢痕者,应积极选上述抗菌药物治疗,疗程7~14天,继之小剂量抗菌药物预防至畸形被矫治为止。

3. 再发泌尿道感染的治疗 再发泌尿道感染有两种类型,即复发和再感染。复发是指原来感染的细菌未完全杀灭,在适宜的环境下再度滋生繁殖。绝大多数患儿复发多在治疗后1个月内发生。再感染是指上次感染已治愈,本次是由不同细菌或菌株再次所致的泌尿道感染。再感染多见于女孩,多在停药后6个月内发生。

再发泌尿道感染的治疗在进行尿细菌培养后选用两种抗菌药物,疗程10~14天为宜,然后予以小剂量药物维持,以防再发。

（三）积极矫治尿路畸形

尿路畸形以膀胱输尿管反流最为常见,需小剂量抗菌药物长期治疗,直至被矫治为止。

（四）泌尿道感染的局部治疗

常采用膀胱内药液灌注治疗,主要用于经全身给药治疗无效的顽固性慢性膀胱炎患儿。

六、预后

急性泌尿道感染经合理抗感染治疗,多数于数日内症状消失、治愈;但有近50%患者可复发或再感染。强调出院后的随访时间和次数,急性感染每月随访1次,连续3个月,反复发作者每3~6个月复查1次,连续2年或更长时间。肾瘢痕形成是影响小儿泌尿道感染预后的最重要因素,慢性病例1/4可治愈.如未及时矫治则预后不良,若肾瘢痕引起高血压不能有效控制,最终可发展为慢性肾衰竭。

七、预防

1. 注意个人卫生,不穿紧身内裤,清洁外阴防止细菌入侵。
2. 及时发现和处理男孩包茎、女孩处女膜伞、蛲虫感染等。
3. 及时矫治尿路畸形,防止尿路梗阻和肾瘢痕形成。

本章小结

　　急性肾小球肾炎(本章主要介绍急性链球菌感染后肾小球肾炎)多见于儿童,好发年龄 5~14 岁,临床典型表现为少尿、水肿、血尿、高血压;严重表现有:严重循环充血、高血压脑病、急性肾功能衰竭;实验室检查:血尿、蛋白尿、管型尿且血补体 C3 下降,可明确诊断;本病属于自限性,无特异治疗,急性期需卧床休息。肾病综合征是以肾小球基底膜通透性增高导致大量蛋白排出而引起的临床综合征,具有明显的"三高一低",在此基础上依据有无血尿、高血压、氮质血症及补体降低四项中的一项或多项,可分为单纯性肾病和肾炎性肾病,治疗以糖皮质激素为首选。泌尿道感染是指病原菌直接入侵尿路而引起的感染,其致病菌以大肠埃希菌最为常见,新生儿及婴幼儿以全身症状为主;年长儿尿路刺激症状明显,如可出现尿频、尿急、尿痛等;尿培养及菌落计数有助于诊断;本病治疗要点为控制症状,根除病原体,去除诱发因素,预防再发。

(李红霞)

 目标测试

A1 型题

1. 急性肾炎患儿,在疾病早期要求绝对卧床休息,其目的主要是
   A. 维持血压正常　　　　　　B. 减轻血尿　　　　　　C. 预防并发症的发生
   D. 减轻水肿　　　　　　　　E. 增加尿量

2. 肾病综合征患儿突然出现肉眼血尿伴腰痛,最可能的是
   A. 并发泌尿系感染　　　　　B. 肾功能衰竭　　　　　C. 肾炎性肾病
   D. 病理类型转变　　　　　　E. 并发肾静脉血栓

3. 急性肾炎出现水肿的特点是
   A. 下行性,非凹陷性　　　　B. 下行性,凹陷性　　　　C. 上行性,凹陷性
   D. 上行性,非凹陷性　　　　E. 向心性,非凹陷性

4. 关于急性肾小球肾炎的治疗,下列描述正确的是
   A. 卧床休息 4 周以上　　　　　　　　B. 无盐饮食至血压正常
   C. 低蛋白饮食至尿蛋白消失　　　　　D. 肉眼血尿消失后,可恢复正常活动
   E. 应用抗生素 10~14 天,以消除残存感染灶

5. 与单纯性肾病相鉴别,肾炎性肾病的最主要特点是
   A. 尿蛋白多为 ++~+++　　B. 血清蛋白降低不显著　　C. 血清胆固醇增加不显著
   D. 血尿、高血压、氮质血症　E. 年龄常大于 5 岁,水肿显著

6. 肾病综合征最常见的并发症是
   A. 感染　　　　　　　　　　B. 循环充血　　　　　　C. 电解质紊乱

D. 急性肾功能不全   E. 高凝状态或血栓形成

7. 泌尿道感染最常见的细菌是

    A. 大肠杆菌   B. 副大肠杆菌   C. 克雷伯杆菌

    D. 变形杆菌   E. 金黄色葡萄球菌

8. 鉴别肾性高血压和原发性高血压的要点是

    A. 有无血尿   B. 血压高低

    C. 尿液改变和高血压发病的先后   D. 有无肾功能损害

    E. 有无全身水肿

9. 诊断肾病综合征必备的条件是

    A. 明显水肿   B. 中等程度高血压   C. 尿蛋白定量 >3.5g/24h

    D. 高血脂   E. 肾功能损害

10. 以下符合下尿路感染的临床表现有

    A. 高热寒战   B. 腰痛，肾区叩痛阳性   C. 尿频、尿急、尿痛

    D. 尿中红细胞增多   E. 败血症，感染中毒性休克

11. 急性肾炎患儿参加体育锻炼的标准是

    A. 血压正常   B. 血沉正常   C. 尿常规正常

    D. 血补体测定正常   E. 尿阿迪计数正常

A2 型题

12. 患儿，男，3 岁。颜面、眼睑重度凹陷性水肿五天，双眼不能睁开，阴囊水肿发亮，腹水征阳性，尿蛋白（++++），血沉 15mm/h，抗链球菌溶血素"O"为 1∶100，该患儿最可能的诊断为

    A. 急性肾小球肾炎   B. 肾病综合征   C. 泌尿系感染

    D. 病毒性肾炎   E. 急性肾衰竭

13. 患儿，男，8 岁。反复水肿一月余。入院后查：血压 130/80mmHg，尿蛋白 ++~+++，红细胞 0~10 个 /HP，血尿素氮 11.5mmol/L，血浆总蛋白为 42g/L，白蛋白 15g/L，本例患儿诊断首先考虑

    A. 急性链球菌感染后肾炎   B. 急进性肾炎

    C. 单纯性肾病   D. 肾炎性肾病

    E. 病毒性肾炎

14. 患儿，女，7 岁。2 周前曾患脓疱疮，近 3 天水肿，少尿，肉眼血尿，血压 150/100mmHg，尿蛋白（+++），有大量红细胞，管型 1~2 个 /HP，抗"O" 500U，补体 C3 减少。最可能的诊断是

    A. 单纯性肾病   B. 肾炎性肾病   C. 急性肾炎

    D. 慢性肾炎   E. IgA 肾病

15. 患儿，8 岁，已确诊为急性肾小球肾炎，起病后第 10 天，突然出现剧烈头痛、恶心、呕吐、惊厥等症状，应首先考虑的是

    A. 脑出血   B. 高血压脑病   C. 低钙惊厥

    D. 低钠惊厥   E. 低蛋白血症

16. 5 岁女孩，诊断为"肾病综合征"，因水肿、尿少给予利尿消肿治疗，患儿发生腹胀、乏力，膝反射减弱，心音低钝，心电图出现 U 波，治疗中需及时补充的是

A. 钠盐　　　B. 钾盐　　　C. 钙剂　　　D. 镁剂　　　E. 维生素 B_1

17. 患儿,男,5岁,全身严重指陷性水肿,血清蛋白 10g/L,血胆固醇 9.2mmol/L,24 小时尿蛋白定量 0.15g/kg,诊断为单纯性肾病。以下哪个并发症,是该患儿不会发生的

　　A. 低钠血症　　　　　B. 感染　　　　　　　C. 心力衰竭

　　D. 低钾血症　　　　　E. 静脉血栓形成

18. 患儿,男,6岁,肾病综合征,2 天前开始出现发热,腹痛和腹胀,首先考虑是

　　A. 呼吸道感染　　　　B. 急性阑尾炎　　　　C. 原发性腹膜炎

　　D. 肠炎　　　　　　　E. 胃肠功能失调

19. 患儿,男,6岁。眼睑水肿 1 周就诊,化验:Hb97g/L,尿蛋白(++)尿红细胞 10~15 个 /HP,尿比重 1.026,血白蛋白 27g/L,胆固醇 9.8mmol/L,C3460mg/L。该患儿最可能的诊断是

　　A. 急进性肾炎　　　　B. 肾炎性肾病　　　　C. 慢性肾炎

　　D. 急性肾盂肾炎　　　E. 单纯性肾病

20. 患儿,男,9岁。发现眼睑水肿 3 天,尿如深茶色 1 天,病前 3 周曾患皮肤脓疱疮。查体:血压 130/90mmHg,心率 110 次 / 分,肝于右肋下 1cm,压痛(+),双下肢轻度非凹陷性水肿。目前首选的治疗措施是给予

　　A. 限盐　　　B. 青霉素　　　C. 氢氯噻嗪　　　D. 呋塞米　　　E. 卡托普利

A3/A4 型题

（21~23 题共用题干）

8 岁男孩,水肿,尿色红 2 天入院。查体:颜面、眼睑水肿,心肺听诊无异常。尿常规:RBC(+++),蛋白(+)。患儿半月前患过扁桃体炎。

21. 为明确诊断,最有意义的检查是

　　A. ASO 与 ESR　　　　B. ASO 与血浆蛋白电泳　　　C. ASO 与补体 C3

　　D. ESR 与血 BUN　　　E. 血 BUN 与 Cr

22. 若患儿在病程中出现呼吸增快,心率增快,奔马律,双肺布满中、小水泡音,肝大,BP 120/80mmHg,应首先考虑发生了

　　A. 急性肺炎　　　　　B. 严重循环充血　　　　C. 急性肾功能不全

　　D. 高血压脑病　　　　E. 低钠血症

23. 发生上述情况,首先应采取的措施是

　　A. 使用降压药物　　　B. 加强抗生素的应用　　　C. 使用呋塞米

　　D. 补充氯化钠　　　　E. 血液透析

B 型题

（24~26 题共用答案）

　　A. 呋塞米　　　　　　B. 休息、限液、低盐饮食　　　C. 甲泼尼龙冲击疗法

　　D. 环磷酰胺　　　　　E. 丙种球蛋白

24. 急性肾小球肾炎明显水肿、少尿应选择

25. 急性肾小球肾炎轻度水肿、高血压应选择

26. 治疗对激素耐药,反复发作的肾病应用选择

第十一章　神经系统疾病

 学习目标

1. 掌握：小儿神经系统解剖生理特点、化脓性脑膜炎、病毒性脑炎的诊断和治疗。
2. 熟悉：化脓性脑膜炎、病毒性脑炎的病因、临床表现。
3. 了解：化脓性脑膜炎、病毒性脑炎的发病机制、辅助检查、预防及预后。

第一节　小儿神经系统解剖、生理特点

一、脑

中枢神经系统是由胚胎时期的神经管发育而成。小儿神经系统发育最早,速度也快,胎儿出生时,大脑表面已有主要的沟和回,但脑沟较浅、脑回较宽,随着年龄的增长大脑的沟和回逐渐加深、增厚,出生后 6 个月时接近成人。出生时大脑皮质细胞数已和成人相同,随着年龄的增长,主要是脑细胞的增大和分化。3 岁时脑细胞的分化基本完成,8 岁时与成人无明显区别。

婴幼儿时期神经髓鞘形成不完全,故神经冲动传导缓慢,且易于泛化,不易在大脑皮质形成兴奋灶,易疲劳而进入睡眠状态。生后 3 个月脑神经髓鞘形成,周围神经纤维的髓鞘 4 岁后形成。

二、脊髓

出生时脊髓结构已较完善,功能基本具备。脊髓的发育与脊柱的发育不平衡,脊髓随年龄而增长,胎儿期脊髓下端在第 2 腰椎下缘,生后脊髓的发育落后于脊柱发育,4 岁时上移至第 1 腰椎水平。故对 4 岁以内小儿进行腰椎穿刺时进针位置相应要低,以第 4~5 腰椎间隙为宜。4 岁后腰穿部位同成人。

三、脑脊液

新生儿脑脊液量少,约 50ml,压力低,故抽取脑脊液较困难,以后随年龄的增长和脑室的发育,脑脊液的量逐渐增多,婴儿 40~60ml,幼儿 60~100ml,学龄期儿童 100~150ml。脑脊液的压力:新生儿侧卧位为 30~80mmH$_2$O(0.29~0.78kPa),学龄期儿童为 70~200mmH$_2$O(0.69~1.96kPa)。正常脑脊液外观无色透明,细胞数(0~10)× 10^6/L(新生儿、小婴儿 <20 × 10^6/L),葡萄糖为 2.8~4.5mmol/L,氯化物 117~127mmol/L,蛋白质 0.2~0.4g/L。

四、神经反射

1. 出生时存在且终身不消失的反射 角膜反射、结膜反射、瞳孔反射、咽反射和吞咽反射,这类反射减弱或消失均提示神经系统发生病变。

2. 出生时存在以后逐渐消失的反射 觅食反射、吸吮反射(4~7个月消失)、握持反射(3~4个月消失)、拥抱反射(3~6个月消失)、颈拨正反射(6个月消失)、迈步反射(2个月消失),这类反射当它们在应出现的时间内不出现,或在该消失的时间不消失均提示神经系统发生病变。

3. 出生时不存在以后逐渐出现且终身不消失的反射 腹壁反射、提睾反射、降落伞反射及各种腱反射,其中降落伞反射9~10个月出现,其余反射新生儿期不易引出,到1岁时才稳定。这类反射如不能按时出现或持续不对称也提示神经系统发生病变。

4. 病理反射 巴宾斯基征在2岁前阳性可为生理现象,若单侧阳性应结合临床考虑是否为病理现象。此外,生后头几个月可有眼球震颤、膝反射亢进及踝阵挛。

5. 脑膜刺激征 包括颈项强直、布鲁津斯基征、凯尔尼格征。其中布鲁津斯基征、凯尔尼格征在小儿3~4个月前可呈弱阳性,均属生理现象。

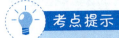

考点提示

小儿神经反射特点

第二节 化脓性脑膜炎

病例

患儿,男,2个月,发热、咳嗽6天,近2天拒奶、呕吐,现突然抽搐,生后已接种卡介苗。体查:T38.9℃,嗜睡,前囟饱满,颈软,双肺可闻少许细湿啰音,巴宾斯基征(+),余正常。血常规:白细胞$15×10^9$/L,中性0.56,淋巴0.37;脑脊液:外观呈微混浊,白细胞$1700×10^6$/L,中性0.7,淋巴0.3,蛋白质1000mg/L,糖2.3mmol/L,氯化物105mmol/L。

请问:1. 该患儿最可能的诊断是什么?诊断依据是什么?
　　　2. 该患儿还应进一步做哪些检查?
　　　3. 应采取的关键治疗是什么?

化脓性脑膜炎是由各种化脓性细菌引起的脑膜炎症,部分患儿病变可累及脑实质,是婴幼儿时期常见的急性中枢神经系统感染性疾病。临床以急性发热、头痛、呕吐、惊厥、意识障碍、颅内压增高、脑膜刺激征阳性和脑脊液化脓性改变为特征。2岁以内发病约占75%,好发于冬春季节。随着脑膜炎球菌及流感嗜血杆菌疫苗、肺炎球菌疫苗的接种和对本病诊断治疗水平的不断提高,本病发病率、病死率明显下降。

一、病因及发病机制

(一)病因

1. 各种化脓性细菌均可引起本病,但2/3以上患儿由脑膜炎球菌、肺炎链球菌和流感嗜血杆菌三种细菌引起。2个月以内的婴儿和新生儿以大肠杆菌最多见,其次是变形杆菌、铜绿假单胞菌或产气杆菌等;年长儿以脑膜炎球菌和肺炎链球菌更为常见。由脑膜炎球菌引起的脑膜炎呈流行性,称为流行性脑脊髓膜炎。

2. 诱因 新生儿和小婴儿血脑脊液屏障功能发育不完善;营养不良、各种严重慢性疾病、长期应用肾上腺皮质激素或免疫抑制剂及患有各种原发免疫缺陷病等;颅脑外伤、手术、脑室液引流、皮肤窦道及脑脊膜膨出等,均可使脑脊液与外界相通而易于继发感染。

(二) 发病机制

1. 致病菌可通过多种途径侵入脑膜

(1)血流侵入:通过血流透过血-脑屏障到达脑膜是最常见的途径。致病菌侵入血流的途径以呼吸道最为常见,其次是消化道、皮肤或新生儿脐部。

(2)邻近组织器官感染:如中耳炎、乳突炎、鼻窦炎等扩散波及脑膜。

(3)与颅腔存在直接通道:如颅骨骨折、皮肤窦道或脑脊膜膨出等,细菌可直接进入蛛网膜下腔。

2. 病理改变 在细菌毒素和多种炎症相关因子的作用下,形成以软脑膜、蛛网膜和表层脑组织为主的炎性反应,表现为广泛性血管充血、大量中性粒细胞浸润和纤维蛋白渗出,伴有弥漫性血管源性和细胞毒性脑水肿。在早期或轻症病例,炎性渗出物主要在大脑顶部表面,逐渐蔓延至大脑基底部和脊髓表面。严重者可有血管壁坏死和灶性出血,或发生闭塞性小血管炎而致灶性脑梗死,引起相应的脑神经损害,如失明、面瘫、耳聋等。

二、临床表现

大多数患儿急性起病,部分发病前可有上呼吸道或胃肠道感染病史。

(一) 典型临床表现

典型化脓性脑膜炎可有以下三方面的表现:

1. 感染中毒和急性脑功能障碍的表现 包括发热、烦躁不安和进行性加重的意识障碍。患儿逐渐从精神萎靡、嗜睡、昏睡、昏迷到深度昏迷。大约30%的患儿有反复的全身或局限性惊厥发作。脑膜炎球菌感染常伴有瘀斑、瘀点,并迅速发生休克。

2. 颅内压增高的表现 包括头痛、呕吐,前囟饱满、紧张或隆起、头围增大等。合并脑疝时可出现呼吸不规则,突然意识障碍加重,双侧瞳孔不等大,对光反射减弱或消失等。

3. 脑膜刺激征 颈强直最常见,凯尔尼格征、布鲁津斯基征可呈阳性。

(二) 非典型临床表现

3个月以内小婴儿临床表现多不典型,主要差异在于:①体温可高可低、不发热或体温不升。②颅内压增高表现不明显,突出表现在前囟的变化上(饱满、紧张或隆起)。③惊厥不典型,如仅出现眼角、口角抽动,一侧肢体抽动或两侧肢体交替抽动,新生儿惊厥发作更不典型,常表现为呼吸暂停、双眼凝视、阵发性发绀、面肌抽动似咀嚼及四肢抖动等。④脑膜刺激征不明显,与婴儿肌肉不发达,肌力弱和反应低下有关。

三、并发症

1. 硬脑膜下积液 约有30%~60%的化脓性脑膜炎并发硬脑膜下积液,本症多见于1岁以下婴儿。凡经化脓性脑膜炎有效治疗48~72小时后脑脊液有好转,但体温持续不退或退而复升;或一般情况好转后又出现惊厥、意识障碍、前囟隆起或颅压增高等症状,则应考虑本病。颅骨透照试验和CT检查可协助诊断,硬膜下穿刺是确诊的主要手段,同时也起到治疗作用。积液应作常规检查和细菌培养。正常情况下婴儿硬膜下积液量 <2ml,蛋白质定量 <0.4g/L。

2. 脑室管膜炎 主要发生在治疗被延误的婴儿。有效抗生素治疗无效,临床表现无改善,脑脊液始终无法正常化,以及 CT 可见脑室扩大时,需考虑本病,确诊有赖于侧脑室穿刺。病死率、致残率均高。

3. 抗利尿激素异常分泌综合征 炎症累及下丘脑或神经垂体,可引起抗利尿激素过量分泌,导致低钠血症和血浆渗透压降低,临床表现为恶心、呕吐、尿少及软弱无力等,并可加重脑水肿和意识障碍,促使惊厥发作。

4. 脑积水 多见于未能早期正确治疗的 6 个月以下婴儿。表现为前囟扩大饱满、头围进行性增大,颅缝裂开,头颅叩诊呈破壶音,头皮静脉曲张,额大面小,"落日眼"等。疾病晚期,持续的颅内高压使大脑皮质退行性萎缩,患儿出现进行性智力减退和其他神经功能障碍。头颅 CT 可见进行性脑室扩张。

5 其他 炎症累及脑神经,可出现耳聋、失明、斜视等。脑实质受损可出现继发性癫痫、瘫痪、智力低下等。

四、辅助检查

1. 血象 白细胞总数早期即明显增高,可达(20~40)× 10^9/L,分类以中性粒细胞为主,可高达 80%~90%,有时可见中毒颗粒。但严重感染或不规则治疗者,白细胞总数可减少。

2. 脑脊液 脑脊液检查是确诊本病的重要依据。典型改变为脑脊液压力增高,外观混浊甚至呈脓样;白细胞总数明显增加,≥1000 × 10^6/L,分类以中性粒细胞为主;糖含量明显降低;蛋白质显著增高;脑脊液涂片可快速确定病原菌,同时应做细菌培养及药敏试验。

3. 血培养 对疑似化脓性脑膜炎的病例均应做血培养,早期作血培养对病原菌的确定有较大意义。新生儿及早期未用抗生素的患儿血培养阳性率较高。

4. 皮肤瘀斑、瘀点涂片 是发现脑膜炎球菌简便而重要的检查方法。

5. 影像学检查 对于出现神经定位体征、治疗效果不理想,或疑有并发症的患儿,应进行头颅 CT 或 MRI 检查。前囟未闭者可行头颅 B 超检查,可发现脑水肿,硬膜下积液、脑室扩大、脑室炎等。

五、诊断与鉴别诊断

(一) 诊断

典型病例根据病史、临床表现和脑脊液改变即可诊断。脑脊液检查是确诊的最可靠依据。对于发热患儿,一旦出现神经系统异常表现,应及时做脑脊液检查以明确诊断。但对有明显颅压高的患儿,应先适当降低颅内压后再进行腰椎穿刺,以防腰椎穿刺后发生脑疝。婴幼儿患者及经过不规则治疗的患儿,其临床表现不典型,脑脊液改变也不明显,涂片及细菌培养均可呈阴性,诊断时须结合病史、症状、体征及治疗经过进行综合分析,有条件者可结合脑脊液中致病菌的特异性抗原检测等协助诊断。

(二) 鉴别诊断

不同致病微生物引起的脑膜炎,临床表现相似,其鉴别诊断依赖于脑脊液检查,颅内几种常见感染性疾病的脑脊液改变特征见表 11-1。

表 11-1　颅内常见感染性疾病的脑脊液改变特点

	压力 （kPa）	外观	潘氏 试验	白细胞 （×10⁶/L）	蛋白 （g/L）	糖 （mmol//L）	氯化物 （mmol/L）	查找病原
正常	0.96~1.96	清亮透明	-	0~10	0.2~0.4	2.8~4.5	117~127	
化脓性 脑膜炎	不同程度 增高	米汤样混 浊	+~+++	数百至数 千,多核为 主	明显增高	明显降低	多数降低	涂片或培养 可发现致病 菌
结核性 脑膜炎	增高	微浊,毛 玻璃样	+~+++	数十至数 百,淋巴细 胞为主	增高	降低	降低	涂片或培养 可发现抗酸 杆菌
病毒性 脑炎	正常或轻 度增高	清亮	-~+	正常至数 百,淋巴细 胞为主	正常或轻 度增高	正常	正常	特异性抗体 阳性,病毒 分离可阳性
隐球菌 性脑膜 炎	增高或明 显	微浊	+~+++	数十至数 百,淋巴细 胞为主	增高	降低	多数降低	涂片墨汁染 色可发现隐 球菌

1. 结核性脑膜炎　需与不规则治疗的化脓性脑膜炎鉴别。结核性脑膜炎多数起病较缓(婴幼儿可急性起病),常有结核接触史及肺部等处的结核病灶,有结核中毒症状,PPD 试验阳性。脑脊液外观呈毛玻璃样,白细胞总数 <500×10⁶/L,分类以淋巴细胞为主,蛋白含量增高,糖和氯化物含量降低,薄膜涂片抗酸染色和结核分枝杆菌培养有助于诊断。

2. 病毒性脑炎　临床表现与化脓性脑膜炎相似,一般感染中毒症状较化脓性脑膜炎轻,病程自限,大多不超过 2 周。脑脊液外观清亮,白细胞总数多在数百个以下,分类以淋巴细胞为主,蛋白质轻度增高或正常,糖和氯化物正常,细菌培养及涂片找菌均为阴性。脑脊液特异性抗体和病毒分离有助于诊断。

3. 隐球菌性脑膜炎　临床及脑脊液改变与结核性脑膜炎相似,但病情进展可能更缓慢,头痛等颅压增高表现更持续和严重。脑脊液涂片墨汁染色找到新型隐球菌(厚荚膜的发亮圆形菌体)或培养找到致病真菌可以确诊。

此外还需与脑脓肿、热性惊厥、颅内出血、肿瘤性脑膜炎进行鉴别。

> **考点提示**
> 几种常见脑膜炎的最重要鉴别点

六、治疗

(一) 抗生素治疗

1. 用药原则　早期、足量、联合、足疗程、静脉用药,选择对病原菌敏感、易透过血 - 脑脊液屏障、在脑脊液中能达到有效浓度的药物。

2. 病原菌未明时　包括诊断初步确立但致病菌尚未明确,或院外不规则治疗者。应选用对肺炎链球菌、脑膜炎球菌和流感嗜血杆菌三种常见致病菌皆有效的抗生素。目前主要选择能快速在患儿脑脊液中达到有效灭菌浓度的第三代头孢菌素,包括头孢噻肟钠 200mg/(kg·d),或头孢曲松钠 100mg/(kg·d),疗效不理想时可联合使用万古霉素 60mg/(kg·d)。

3. 病原菌明确后的抗生素选择

（1）肺炎链球菌脑膜炎：目前约半数以上对青霉素耐药，故可选用第三代头孢菌素，如头孢曲松钠、头孢噻肟钠等。仅当药物敏感试验提示致病菌对青霉素敏感，可改用青霉素20万~40万 U/（kg·d）。

（2）流行性脑脊髓膜炎：目前脑膜炎球菌大多数对青霉素依然敏感，故首选青霉素，20万~40万 U/（kg·d），耐药者选用第三代头孢菌素。

（3）流感嗜血杆菌脑膜炎：对敏感菌株可换用氨苄西林 200mg/（kg·d）。耐药者使用上述第三代头孢霉素联合美罗培南 120mg/（kg·d），或选用氯霉素。

（4）其他：致病菌为金黄色葡萄球菌的患儿应参照药物敏感试验选用萘夫西林 200mg/（kg·d），万古霉素或利福平 10~20mg/（kg·d）等。革兰阴性杆菌患儿除上述第三代头孢菌素外，可加用氨苄西林或美罗培南。

4. 抗生素疗程　流感嗜血杆菌和肺炎链球菌脑膜炎应静脉滴注有效抗生素 10~14 天，流行性脑脊髓膜炎 7 天，金黄色葡萄球菌及革兰阴性杆菌脑膜炎应不少于 3 周。若伴有并发症或出现耐药，应适当延长疗程或酌情更换抗生素。

（二）肾上腺皮质激素的应用

可以减轻炎症反应和中毒症状，降低颅内压。在使用抗生素的同时，常用地塞米松0.6mg/（kg·d），分 4 次静脉注射，连用 2~3 天。

（三）对症和支持治疗

1. 严密监测生命体征　定期观察患儿意识、瞳孔和呼吸节律改变，并及时处理颅内高压，预防脑疝发生。给予 20% 甘露醇每次 0.25~1g/kg，每 4~6 小时 1 次，快速静脉注射。颅压增高明显者可加大剂量（每次≤2g/kg），或同时给予呋塞米 1~2mg/kg，静脉注射。

2. 控制高热和惊厥　有高热的患儿，给予物理降温，必要时药物降温。频繁惊厥会加重脑缺氧和水肿，甚至导致呼吸衰竭。应及时给予镇静药物如地西泮、苯巴比妥、水合氯醛等，控制惊厥发作，并防止再发。

3. 支持疗法　保证热量供给，维持水、电解质和酸碱平衡。对新生儿或免疫功能低下的患儿，可静脉输注丙种球蛋白或新鲜血浆。

4. 抢救休克　伴感染性休克时应积极给予扩充血容量、纠正酸中毒及血管活性药物等治疗。

（四）并发症的治疗

1. 硬脑膜下积液　少量积液无须处理。积液量多时应行硬膜下穿刺放液。开始每日或隔日一次，一般每次每侧放液不超过 15ml。放液时任其自然流出，不可抽吸。1~2 周后酌情延长穿刺间隔。若反复穿刺放液无效时，应外科手术引流。

2. 脑室管膜炎　静脉注射抗生素，同时行侧脑室穿刺引流。放液后注入抗生素，一般每次青霉素 5000~10 000U、氨苄西林 50~100mg 侧脑室注入。

3. 脑积水　主要依赖手术治疗。对于重度脑积水，智能低下已失明、瘫痪，且脑实质明显萎缩，大脑皮质厚度小于 1cm 者，则不宜手术。

（五）心理治疗

及时解除患儿不适，并取得患儿及家长的信任。对恢复期患儿，根据病情和年龄制定相应的功能训练措施，指导家长和患儿配合训练，促进病情康复，减少后遗症。

七、预后

早期正确的诊断及治疗是决定预后的关键。合理的抗生素治疗和支持治疗降低了本病的死亡率,本病婴儿死亡率10%。肺炎球菌脑膜炎死亡率最高,死亡率与病原菌、患儿年龄(<6个月)、脑脊液中细菌量、治疗前惊厥持续时间(>4天)相关。约10%~20%的幸存者遗留各种神经系统严重后遗症,如耳聋、智力倒退、反复惊厥、视力障碍、行为异常等。

第三节　病毒性脑炎

患儿,男,5个月,主因咳嗽1周,发热2天,抽搐1次入院。查体:T38.7℃,P140次/分,R32次/分,精神萎靡,嗜睡,前囟饱满,颈软,余正常。脑脊液检查:压力增高,外观清亮,白细胞计数$50×10^6$/L,淋巴细胞为主,糖和氯化物正常。

请问: 1. 该患儿最可能的诊断是什么?诊断依据是什么?

2. 该患儿还应进一步做哪些检查?

3. 应采取的治疗原则是什么?

病毒性脑炎是指由多种病毒引起的颅内急性炎症,若病变主要累及脑膜,则称为病毒性脑膜炎。若病变主要累及大脑实质,则临床表现为脑炎的特点。若脑膜和脑实质同时受累,此时称为病毒性脑膜脑炎。大多数患儿病程为自限性。

一、病因及发病机制

1. 病因　在实际临床工作中,目前仅能在1/4~1/3的中枢神经病毒感染病例中确定其致病病毒。其中80%以上为肠道病毒(如柯萨奇病毒、埃可病毒、轮状病毒等),其次为虫媒病毒、腺病毒、单纯疱疹病毒、腮腺炎病毒及其他病毒等。

2. 发病机制　病毒经肠道(如肠道病毒)或呼吸道(如单纯疱疹病毒、腺病毒)进入淋巴系统增殖,然后经血液感染颅外某些脏器,这时患儿可有发热等全身症状。若病毒在这些脏器内进一步繁殖,入侵脑和脑膜组织,则可出现中枢神经系统症状。因此,病毒性脑炎的病理改变主要是大量病毒对脑组织的直接入侵和破坏,但是,如果宿主对病毒抗原发生强烈免疫反应,将进一步导致脱髓鞘、血管与血管周围脑组织的损害。

二、临床表现

病情轻重不一,临床表现多样化,其主要取决于脑膜或(和)脑实质受累的程度。一般病毒性脑炎的临床表现较脑膜炎严重。病程呈自限性,一般2~3周。轻者预后良好,重者可留下后遗症甚至导致死亡。

(一)病毒性脑膜炎

起病急,主要表现为发热、呕吐、嗜睡,年长儿可述说头痛,婴儿常烦躁不安或激惹。一般很少有严重意识障碍和惊厥,脑膜刺激征可为阳性,但无局限性神经系统体征。病程一般在1~2周内。

（二）病毒性脑炎

急性起病，而临床表现因脑实质受累的部位、范围和程度不同而异。

1. 弥漫性大脑病变　占大多数，主要表现为发热、反复惊厥发作、不同程度的意识障碍和颅内压增高。部分患儿伴偏瘫或肢体瘫痪。可并发脑疝。

2. 病变主要累及额叶皮质运动区　以反复惊厥为主要表现，伴或不伴发热。多为全身性或局灶性强直-阵挛或阵挛性发作，少数为肌阵挛或强直性发作，都可出现癫痫持续状态。

3. 病变主要累及额叶底部、颞叶边缘系统　其主要表现为精神情绪异常，如躁狂、幻觉、失语及定向力、记忆力和计算障碍等。伴发热或无热。多种病毒皆可出现此类表现，但单纯疱疹病毒引起此型者病情最严重，常合并惊厥和昏迷，死亡率高。

部分患儿可同时出现上述多种类型的表现。当病变累及椎体束可出现病理征阳性。

三、辅助检查

1. 外周血检查　白细胞总数正常或偏低，部分可轻度升高，分类以淋巴细胞增多为主。

2. 脑脊液检查　外观清亮，压力正常或增高。白细胞数增多，偶可正常，一般在 $300 \times 10^6/L$ 以内，早期以中性粒细胞为主，之后逐渐以淋巴细胞为主，蛋白质含量大多数正常或轻度增高，糖和氯化物正常。涂片或培养未发现细菌。

3. 病毒学检查　部分患儿脑脊液病毒分离或特异性抗体检测阳性。

4. 脑电图　以弥漫性或局灶性异常慢波背景活动为特征。少数可伴有棘波、棘-慢复合波。弥漫性或局灶性异常慢波背景活动只能提示脑功能异常，不能确定病毒感染性质。但有较高的临床参考价值。部分患儿脑电图也可正常。

5. 神经影像学检查　磁共振对显示病变比 CT 更有优势，有助于确定病变的部位、范围和性质，但早期或轻症病例多不能发现明显异常。

四、诊断及鉴别诊断

（一）诊断

主要依据发病前病毒感染史、临床表现、脑脊液检查和病毒学检查结果综合分析。在病原学检测结果明确之前，多采用排除颅内其他非病毒性感染作出诊断。脑电图检查呈弥漫性或局限性慢波有诊断意义。

（二）鉴别诊断

1. 颅内其他病原感染　主要根据脑脊液常规、生化、病原学检查及临床特点，应与化脓性、结核性、隐球菌性脑膜炎进行鉴别。

2. Reye 综合征　因急性脑病表现和脑脊液无明显异常容易与病毒性脑炎相混淆，但本症无黄疸而肝功能明显异常，起病后 3~5 天病情不再进展，有的患者可有血糖降低等特点，可与病毒性脑炎鉴别。

3. 其他　可根据头颅影像学检查、脑脊液检查、血液免疫学检查等，与脑肿瘤、脑脓肿、脑血管病变、脑寄生虫病、全身性疾病脑内表现（如系统性红斑狼疮）等鉴别。

五、治疗

本病无特异疗法。及时、正确的对症和支持治疗，是保证病情顺利恢复、降低死亡率和致残的关键。

1. 一般治疗　密切观察病情变化,加强护理,保证营养供给,维持水、电解质平衡。高热患儿可给予物理或药物降温。重症患儿有条件时应在 PICU 监护治疗。继发细菌感染者,给予抗生素治疗。

2. 控制脑水肿和颅内高压　酌情采用以下方法:①严格限制液体入量。②过度通气将 $PaCO_2$ 控制于 150~180mmHg。③ 20% 甘露醇 0.25~1.0g/kg 快速静脉注射,必要时加用呋塞米 1~2mg/kg、地塞米松 0.5~1mg/kg,6~8 小时后可重复使用。

3. 控制惊厥发作　给予止惊剂,可选用地西泮、苯巴比妥等药物,如无效,可在控制性机械通气下给予肌肉松弛剂。

4. 抗病毒治疗　①阿昔洛韦是治疗单纯疱疹病毒、水痘 - 带状疱疹病毒的首选药物,每次 5~10mg/kg,每 8 小时 1 次;更昔洛韦治疗巨细胞病毒有效,每次 5mg/kg,静脉滴注,每 12 小时 1 次;利巴韦林对控制 RNA 病毒感染有效 10mg/(kg·d),每天 1 次,缓慢静脉滴注。以上药物均需连用 10~14 天。②大剂量静脉注射丙种球蛋白400mg/(kg·d),连用 5 天,可减轻症状,缩短病程。另外还可应用干扰素、转移因子或中药等。

5. 呼吸道和心血管功能的监护与支持。

6. 康复治疗　对恢复期患儿或有后遗症的患儿,应进行功能锻炼,给予高压氧、针灸、按摩等治疗,并给予脑活素、胞磷胆碱等脑代谢激活剂,以促进神经功能的恢复。

六、预后和预防

1. 预后　多数患儿可完全恢复,病程大多 2~3 周,部分患儿病程较长,可达数周或数月。不良预后与病变严重程度、病毒种类(单纯疱疹病毒)、患儿年龄(<2 岁)相关。临床病情重、全脑弥漫性病变者预后差,常遗留惊厥及智力、运动、心理行为、视力或听力等残疾。

2. 预防　及时接种减毒疫苗,可以减少病毒性脑炎的发生。积极防治呼吸道及肠道病毒感染,保证饮食洁净,消灭蚊虫,防止蚊虫叮咬等,均是预防病毒性脑炎的重要措施。高效免疫球蛋白可用于受蜱叮咬后的预防。

本章小结

熟悉小儿神经系统的解剖生理特点,是学习本章知识的基础,掌握颅内常见感染性疾病的脑脊液改变特点是学好本章的关键。化脓性脑膜炎是由多种化脓性细菌感染引起的中枢神经系统急性感染性疾病,临床以发热、头痛、呕吐、惊厥、意识障碍、脑膜刺激征阳性和脑脊液化脓性改变为特征,其最常见的并发症为硬脑膜下积液,而治疗措施主要有应用有效抗生素、降颅压、控制惊厥、及时处理并发症等。病毒性脑炎、脑膜炎是由多种病毒引起的脑实质和(或)脑膜炎症,临床主要表现为发热、颅内压增高和意识障碍,引起脑炎的病毒80% 以上为肠道病毒,正确、积极的对症和支持治疗,是保证病情顺利恢复、降低死亡率和致残率的关键。

(李红霞)

目标测试

A1 型题

1. 关于小儿神经反射的描述,**不正确**的是

A. 握持反射在 3~4 个月时消失

B. 拥抱反射在 3~6 个月时消失

C. 2 岁以下小儿巴宾斯基征阳性属病理现象

D. 新生儿提睾反射不易引出

E. 腹壁反射在 1 岁后比较容易引出

2. **不属于**新生儿化脓性脑膜炎临床表现的是

A. 黄疸   B. 吐奶   C. 面色青灰、发绀

D. 拒食、少动   E. 苦笑面容

3. 下列哪组细菌引起的化脓性脑膜炎易合并硬膜下积液

A. 脑膜炎双球菌、肺炎链球菌   B. 肺炎链球菌、流感嗜血杆菌

C. 金黄色葡萄球菌、大肠杆菌   D. 溶血性链球菌、脑膜炎双球菌

E. 流感嗜血杆菌、金黄色葡萄球菌

4. 化脓性脑膜炎最可靠的诊断依据是

A. 急性高热、惊厥、昏迷   B. 剧烈头痛、呕吐、抽搐

C. 脑膜刺激征阳性   D. 脑脊液细胞数升高

E. 脑脊液中检出化脓性细菌

5. 化脓性脑膜炎与结核性脑膜炎的主要区别是

A. 病史   B. 结核菌素试验   C. 胸片检查

D. 周围血象变化   E. 脑脊液检查

6. 化脓性脑膜炎与病毒性脑膜炎在脑脊液检查中有根本区别的是

A. 脑脊液透明   B. 脑脊液压力   C. 脑脊液细胞数

D. 糖含量减少   E. 蛋白增高程度

A2 型题

7. 8 个月男孩,诊断为"化脓性脑膜炎",经有效抗生素治疗 8 天,病情好转,体温正常,近 3 天又出现发热、抽搐、前囟饱满,颅骨缝分离。应优先考虑:

A. 硬脑膜下积液   B. 低钙惊厥   C. 脑性低钠血症

D. 脑水肿   E. 脑积水

8. 10 个月男孩,体检时出现以下神经反射阳性,哪项属于**异常**

A. 吞咽反射   B. 结膜反射   C. 巴宾斯基征

D. 咽反射   E. 颈肢反射

A3/A4 型题

(9~10 题共用题干)

患儿男,5 岁,3 天前开始发热、头痛,呕吐 2 次,1 天前稀便 4 次,精神不振,今日突然抽搐 1 次。体检:急性病容,嗜睡状,颈强(+),凯尔尼格征(+)。WBC 16.8×10^9/L,脑脊液微混,白细胞 700×10^6/L,中性 82%。

9. 该患儿初步诊断是

A. 中毒性菌痢   B. 流行性脑脊髓膜炎   C. 化脓性脑膜炎

D. 中毒性脑病   E. 结核性脑膜炎

10. 该患儿住院 2 天后,高热不退,反复抽搐,意识不清,呼吸节律不整,此时最重要的抢救措施是立即应用:

　　A. 镇静剂　　　B. 强心剂　　　C. 地塞米松　　　D. 退热剂　　　E. 脱水剂

B 型题

（11~13 题共用答案）

　　A. 庆大霉素　　　　　　　B. 大剂量青霉素　　　　　　C. 半合成青霉素

　　D. 头孢噻肟钠　　　　　　E. 氨苄西林

11. 病原菌不明的化脓性脑膜炎应选择的药物是

12. 治疗肺炎链球菌性脑膜炎应首选

13. 治疗流感嗜血杆菌性脑膜炎应首选

第十二章　免疫系统疾病

学习目标

1. 掌握：风湿热、过敏性紫癜、川崎病的临床表现、辅助检查和诊断。
2. 熟悉：小儿免疫系统发育特点；原发性免疫缺陷的临床表现；导致继发性免疫缺陷的因素；风湿热的病因、鉴别诊断、治疗、预防；过敏性紫癜、川崎病的鉴别诊断、治疗。
3. 了解：风湿热发病机制；过敏性紫癜、川崎病的病因、发病机制。

第一节　小儿免疫系统发育特点

免疫是机体的生理性保护机制，其本质为识别自身，排除异己。具体功能包括防御感染，清除衰老、损伤或死亡的细胞，识别和清除突变细胞。人类免疫的发育始于胚胎早期，虽然出生时免疫器官和免疫细胞大多已发育成熟，但由于未接触抗原，尚未建立免疫记忆，因此其免疫功能低下。免疫功能失调可致异常免疫反应，即变态反应、自身免疫反应、免疫缺陷及发生恶性肿瘤。免疫系统包括非特异性免疫和特异性免疫。

一、非特异性免疫及特点

非特异性免疫主要有屏障结构、单核/巨噬细胞、中性粒细胞、补体和其他免疫分子。

1. 屏障结构

（1）皮肤和黏膜屏障：健康完整的皮肤和黏膜是阻止微生物向体内入侵的第一道防线。它通过体表上皮细胞的脱落或更新，局部分泌液的抗菌作用以及正常菌群的拮抗作用来维护人体的健康。年龄越小屏障功能越差。如新生儿皮肤黏膜感染易产生败血症等。

（2）血-脑脊液屏障：主要由软脑膜、脑毛细血管和包在血管壁外的由星状胶质细胞形成的胶质膜所构成。小儿血-脑脊液屏障发育尚未完善，易发生颅内感染。

（3）血-胎盘屏障：由母体子宫内膜的基蜕膜和胎儿的绒毛膜滋养层细胞共同构成，能防止母体内病原微生物穿过，但在妊娠前3个月，该屏障尚不完善。故妊娠早期受风疹、巨细胞病毒等感染可致胎儿畸形、流产或死胎等。

2. 单核/巨噬细胞　新生儿单核细胞发育已经完善，但因缺乏辅助因子，其趋化、黏附、吞噬、氧化杀菌、产生G-CSF、IL-6、IL-8、IL-12、INF-γ和抗原呈递能力均较成人差。新生儿接触抗原和过敏原的类型和剂量不同直接影响单核/巨噬细胞，特别是树突状细胞的免疫调节功能，将影响日后的免疫状态。

3. 中性粒细胞　受分娩的刺激，出生后12小时外周血中性粒细胞计数较高，72小时后渐下降,继后逐渐上升达成人水平。由于储藏库空虚,严重新生儿感染时易发生中性粒细胞减少。新生儿趋化和黏附分子 Mac-1(CD11b、CD18、CD10、CD13 和 CD33)表达不足,尤其未成熟儿和剖宫产儿更为明显。未成熟儿中性粒细胞 FcR Ⅲ 表达下降,出生后 2 周才达到成人水平。中性粒细胞暂时性低下是易发生化脓性感染的原因。

4. 补体和其他免疫分子 在正常人体的体液和组织中存在多种具有抗菌作用的物质。实验证明这些物质对某些细菌可分别表现出抑菌、杀菌或溶菌等作用。其中主要的几种有:①补体:是体液中正常存在的一组球蛋白,补体激活后具有放大特异性细胞免疫、体液免疫以及吞噬作用的效应。母体的补体不能传给胎儿,足月新生儿经典途径成分活性是母亲的50%~60%,3~6 个月达成人水平,旁路途径更为落后,1 岁时达成人水平。②干扰素:能保护敏感的宿主细胞抵抗病毒感染,抑制病毒在宿主细胞内复制。③溶菌酶:具有杀菌、溶菌作用,中性粒细胞和巨噬细胞中均含有多量溶菌酶,对吞噬杀灭细菌有重要意义。

二、特异性免疫及特点

特异性免疫是后天获得的,有针对某种抗原物质的特异性。特异性免疫包括体液免疫和细胞免疫,并由免疫系统来完成。免疫系统由免疫器官、免疫细胞和免疫分子所组成。免疫活性细胞主要是 T、B 淋巴细胞,两者分别主要担负细胞免疫功能和体液免疫功能。

1. 特异性细胞免疫(T 细胞免疫) 胎儿的细胞免疫功能尚未成熟,因而对胎内病毒感染(如巨细胞病毒)还不能产生足够的免疫力,故可造成胎儿长期带病毒现象。成熟 T 细胞占外周血淋巴细胞的 80%,因此外周血淋巴细胞计数可反映 T 细胞数量。出生时淋巴细胞数目较少,6~7 个月时超过中性粒细胞的百分率,6~7 岁时两者相当;此后随年龄增长,逐渐降至老年的低水平。新生儿 T 细胞产生的细胞因子较成人少,如 TNF 和 GM-CSF 仅为成人的 50%,IFN-γ、IL-10 和 IL-4 为 10%~20%。随抗原反复刺激,T 细胞功能更趋完善,各种细胞因子水平逐渐升高。如 IFN-γ 于生后 175 天即达到成人水平。在新生儿期 CD4[+] 细胞不但辅助功能较低,而且还具有较高的抑制活性,抑制 B 细胞生产免疫球蛋白。

2. 特异性体液免疫(B 细胞免疫) 胎儿和新生儿有合成 IgM 的 B 细胞,无合成 IgG、IgA 的 B 细胞,合成 IgG 的 B 细胞于 2 岁时,合成 IgA 的 B 细胞于 5 岁时达成人水平,由于 TH$_2$ 功能不足,B 细胞不能产生多糖疫苗和荚膜多糖细菌抗体。

(1)IgG:是唯一能通过胎盘的免疫球蛋白,其转运过程为主动性。大量 IgG 通过胎盘发生在妊娠后期。胎龄小于 32 周的胎儿或未成熟儿的血清 IgG 浓度低于 400mg/dl,而足月新生儿血清 IgG 高于其母体 5%~10%。新生儿自身合成的 IgG 比 IgM 慢,生后 3 个月血清 IgG 降至最低点,至 10~12 个月时体内 IgG 均为自身产生,8~12 岁时达成人水平。来自母体的 IgG 在生后数月内对防御白喉、麻疹、脊髓灰质炎等感染起着重要作用。IgG 亚类随年龄增长而逐渐上升,IgG$_2$ 代表细菌多糖的抗体,其上升速度在 2 岁内很慢,在此年龄阶段易患荚膜细菌感染。

(2)IgM:免疫球蛋白中最先出现的是 IgM,在胚胎晚期胎儿已能合成。正常情况下因无抗原刺激,胎儿自身产生 IgM 甚微。又因 IgM 不能通过胎盘,故脐血含量甚微,若脐血含量增高,提示官内感染。出生 1 岁时 IgM 可达成人的 75%。男孩 3 岁,女孩 6 岁达成人水平。新生儿血清 IgM 水平低下是易患大肠杆菌等革兰阴性菌感染的重要原因。

(3)IgA:IgA 不能通过胎盘,若脐血 IgA 增高同样提示宫内感染。新生儿血清 IgA 含量甚微,到 1 岁时仅为成人的 20%,12 岁才达成人水平。分泌型 IgA(SIgA)不被蛋白水解酶破坏,是黏膜局部抗感染的重要因素。分泌型 IgA 于新生儿期不能测出,2 个月时唾液中可测到,2~4 岁时达成人水平。因此新生儿、婴幼儿易患呼吸道、消化道感染。

(4) IgD 和 IgE:两者都难以通过胎盘,目前对 IgD 了解甚少。IgE 的主要生物学功能是参与 I 型变态反应。此外 IgE 还参与抗寄生虫感染。IgD 在 5 岁时达成人水平的 20%,IgE 约 7 岁达成人水平。

第二节 免疫缺陷病

免疫缺陷病(ID)是指因免疫细胞(淋巴细胞、吞噬细胞和中性粒细胞)和免疫分子(可溶性因子,如白细胞介素、补体和免疫球蛋白和细胞膜表面分子)发生缺陷引起的机体抗感染免疫功能低下的一组临床综合征。免疫缺陷病包括原发性免疫缺陷病与继发性免疫缺陷病。由人类免疫缺陷病毒(HIV)感染所致者,称为获得性免疫缺陷综合征(AIDS)。

一、原发性免疫缺陷病

原发性免疫缺陷病(PID)是一组由不同基因缺陷导致免疫系统功能损害的疾病,为遗传性疾病。病因目前尚不清楚,可能是多种因素所致,遗传因素或宫内感染因素在众多原发性免疫缺陷病中起作用。本病多为单基因病,目前大多数已找到了缺陷基因,但其发病机制却仍然十分复杂。由于缺陷基因的相应蛋白产物结构和功能尚不清楚,因而明确其发病机制尚需时日。原发性免疫缺陷病的种类很多,目前将其分为八大类:即 T 细胞和 B 细胞联合免疫缺陷、以抗体为主的免疫缺陷、其他已明确定义(基因表型)的免疫缺陷综合征、免疫调节失衡性疾病、先天性吞噬细胞数量和(或)功能缺陷、天然免疫缺陷、自身炎症反应性疾病和补体缺陷。在我国经基因确认的主要有以下六种疾病:X 连锁无丙种球蛋白血症;X 连锁高免疫球蛋白 M 血症;湿疹、血小板减少伴免疫缺陷综合征;慢性肉芽肿病;严重联合免疫缺陷病。

(一)临床表现

由于病因不同其表现极为复杂,但其共同的表现却非常一致,即反复感染、易患肿瘤和自身免疫性疾病。大多原发性免疫缺陷病有明显家族史。

1. 反复和慢性感染 免疫缺陷最常见的表现是感染,呈现反复、严重、持久的感染。不常见和致病力低的细菌常为感染原。许多患儿需要持续使用抗菌药物预防感染。

(1)感染发生的年龄:1 岁内发病的约占 40%,1~5 岁为 40%,6~16 岁为 15%,仅 5% 发病于成人。其发病时间的早晚与疾病的种类有关。T 细胞缺陷和联合免疫缺陷病常于出生后不久发病,以抗体缺陷为主者,因存在母体抗体,在生后 6~12 个月才发生感染。成人期发病者多为常见变异型免疫缺陷病。

(2)感染的部位:以呼吸道最常见,如复发性或慢性中耳炎、鼻窦炎、结合膜炎、支气管炎或肺炎;其次为胃肠道、皮肤感染,也可为全身性感染,如败血症、脓毒血症等。

(3)感染的病原体:一般而言,抗体缺陷易发生化脓性感染。T 细胞缺陷则易发生病毒、结核杆菌和沙门菌属等细胞内病原体感染;此外,也易于真菌和原虫感染。补体成分缺陷好发生奈瑟菌属感染。中性粒细胞功能缺陷时易发生金黄色葡萄球菌感染。发生感染的病原体的毒力可能并不很强,常为机会性感染。

(4)感染的过程:常反复发作或迁延不愈,治疗效果欠佳,尤其是抑菌剂疗效更差,必需使用杀菌剂,剂量偏大,疗程较长才有一定疗效。

2. 肿瘤和自身免疫性疾病　未因严重感染而致死亡者,随年龄增长,易发生自身免疫性疾病和肿瘤,尤其是淋巴系统肿瘤。其发生率较正常人群高数 10 倍乃至 100 倍以上。淋巴瘤最常见,其次是淋巴细胞白血病。

常见的自身免疫性疾病包括溶血性贫血、血小板减少性紫癜、系统性血管炎、系统性红斑狼疮、皮肌炎、免疫复合物性肾炎、甲状腺功能减退症、I 型糖尿病和关节炎等。多于 3~5 岁后发生。

3. 其他临床表现　除反复感染外,不同的原发性免疫缺陷病有其自身的临床特点,如湿疹、血小板减少伴免疫缺陷综合征的湿疹和出血倾向,胸腺发育不全的特殊面容、先天性心脏病和难以控制的低钙惊厥等。

（二）诊断

1. 病史和体格检查　①经常反复感染是本组疾病的主要特征。②有家族史,约 1/4 患儿家族能发现因感染致早年死亡的成员,应对患儿家族进行家系调查。③发病年龄与病种有关,如 T 细胞缺陷与联合免疫缺陷病常于生后不久发病。④体格检查发现扁桃体发育不良或缺如,难以摸到淋巴结,而肝脾大常见。

2. 实验室检查　反复不明原因的感染和阳性家族史提示原发性免疫缺陷病的可能性,确诊该病必须有相应的实验室检查依据,明确免疫缺陷的性质。不可能测定全部免疫功能,一些实验技术仅在研究中心才能进行。为此,在做该病的实验室检查时,可分为三个层次进行,即：①初筛试验;②进一步检查;③特殊或研究性实验。其中初筛试验在疾病的初期筛查过程中尤其重要,包括 Ig 测定、同族凝集素、抗链球菌溶血素 O、外周血淋巴细胞绝对计数、胸部 X 线等。

（三）治疗

1. 一般治疗　患儿应得到特别的护理,包括预防和治疗感染,应有适当的隔离措施,注重营养,加强家庭宣教以增强父母和患儿对抗疾病的信心等。应鼓励经治疗后的患儿尽可能参加正常生活。一旦发现感染灶应及时治疗,有时需用长期抗感染药物预防性给药。下呼吸道慢性感染者,应定期作肺功能试验。T 细胞缺陷患儿不宜输血或新鲜血制品,若必须输血或新鲜血制品时,应先将血液进行放射照射。最好不作扁桃体和淋巴结切除术,脾切除术视为禁忌。严重免疫缺陷患者严禁使用活疫苗,以防发生疫苗诱导的感染。

2. 替代治疗

（1）静脉注射丙种球蛋白:仅限于低 IgG 血症。剂量为每月 1 次静脉注射 100~600mg/kg,持续终身。治疗剂量应个体化,以能控制感染为尺度。

（2）高效价免疫血清球蛋白（SIG）:包括水痘 - 带状疱疹、狂犬病、破伤风和乙肝 SIG,用于高危患儿的预防。

（3）血浆:除有 IgG 外,尚含有 IgM、IgA、补体和其他免疫活性成分,剂量为 20ml/kg,必要时可加大剂量。

（4）新鲜白细胞:吞噬细胞缺陷患者伴严重感染时。由于白细胞在体内存活时间短,反复使用会发生不良免疫反应,故仅用于严重感染时,而不作常规替代治疗。

（5）细胞因子治疗:如胸腺素类、转移因子、IFN-γ、IL-2 等。

（6）酶替代治疗:腺苷脱氨酶（ADA）缺陷者,可输注红细胞（其中富含 ADA）或牛 ADA-多聚乙二烯糖结合物肌内注射,效果优于红细胞输注。

3. 免疫重建　免疫重建是采用正常细胞或基因片段植入患者体内,使之发挥其功能。

以持久地纠正免疫缺陷病。如胸腺组织移植、干细胞移植(骨髓移植、脐血干细胞移植)等。

4. 基因治疗 许多原发性免疫缺陷病的突变基因已被克隆,其突变位点已经确立。这给基因治疗打下了基础:将正常的目的基因片段整合到患者干细胞基因组内(基因转化),这些被目的基因转化的细胞经有丝分裂,使转化的基因片段能在患者体内复制而持续存在。目前基因治疗尚处于探索和临床验证阶段。

二、继发性免疫缺陷病

继发性免疫缺陷病(SID)是出生后因不利的环境因素导致免疫系统暂时性功能障碍,一旦不利因素被纠正,免疫功能即可恢复正常。因其程度较轻,又称为免疫功能低下。人的一生中,在某一特定的时期或环境下均可能发生一过性继发性免疫缺陷病。其发病率远高于原发性免疫缺陷病,且为可逆性,因此及早确诊,并找到其诱因,及时予以纠正,显得尤为重要。常见因素见表12-1。

营养紊乱是儿童时期最常见的SID的原因。包括蛋白质—能量营养不良、亚临床微量元素锌和铁缺乏、亚临床维生素A、维生素B族和维生素D缺乏、脂肪和碳水化合物过多等。

表 12-1　导致继发性免疫缺陷病的因素

1. 营养紊乱	蛋白质-热能营养不良,铁缺乏症,锌缺乏症,维生素A缺乏症,肥胖症
2. 免疫抑制剂	放射线,抗体,糖皮质激素,环孢素,细胞毒性药物,抗惊厥药物
3. 遗传性疾病	染色体异常,染色体不稳定综合征,酶缺陷,血红蛋白病,张力性肌萎缩症,先天性无脾症,骨骼发育不良
4. 肿瘤和血液病	组织细胞增生症,类肉瘤病,淋巴系统肿瘤,白血病,霍奇金淋巴瘤,淋巴组织增生性疾病,再生障碍性贫血
5. 新生儿	属生理性免疫功能低下
6. 感染	细菌、真菌、病毒、寄生虫感染
7. 其他	糖尿病,蛋白质丢失性肠病,肾病综合征,尿毒症,外科手术和外伤

本病最常见的临床表现为反复呼吸道感染,包括反复上呼吸道感染,支气管炎和肺炎,亦有胃肠道感染者,一般症状较轻,但反复发作。反复感染尤其是胃肠道感染可引起更严重的营养吸收障碍而加重营养不良;感染本身也可直接引起免疫功能的进一步恶化。如此,形成"营养不良—免疫功能下降—感染—加重营养不良"的恶性循环,构成了儿童时期重要的疾病谱。本病的治疗原则是治疗原发性疾病,去除诱发因素。

第三节　风　湿　热

病例

　　患儿,男,12岁。7天前无明显原因出现发热,伴乏力、多汗,并出现左、右膝关节肿痛,活动时加重。2周前曾因"扁桃体炎"在门诊治疗。查体:T38.5℃,脉搏有力。咽充血,两肺(-)。心音有力,心率90次/分,律齐,未闻及心脏杂音及心包摩擦音。腹平软,肝脾未及。双膝关节有红、肿、热、痛及压痛,活动受限。辅助检查:Hb102g/L,

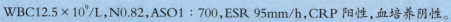

WBC12.5×10^9/L,N0.82,ASO1：700,ESR 95mm/h,CRP 阳性,血培养阴性。

　　请问：1. 该患儿的临床诊断和诊断依据是什么?

　　　　　2. 治疗原则是什么?

　　风湿热是一种由咽喉部感染 A 组乙型溶血性链球菌后反复发作的急性或慢性全身性免疫性结缔组织疾病,主要表现为心脏炎、游走性关节炎、舞蹈病、环形红斑和皮下小结。其中心脏炎是最严重的表现,急性期可危及患儿生命,反复发作可造成慢性风湿性心瓣膜病,致永久性心脏瓣膜病变。本病好发年龄为 5~15 岁,3 岁以下少见;一年四季均可发病,以冬春季节多见;无性别差异。目前风湿热在我国农村发病率仍很高,且有回升趋势,应予以重视。

一、病因与发病机制

　　由 A 组乙型溶血性链球菌所致咽峡炎患儿,约 0.3%~3% 在 1~4 周后发生风湿热。皮肤及其他部位 A 组乙型溶血性链球菌感染不会引起风湿热。影响本病发生的因素有:链球菌在咽峡部存在时间长短、特殊的致病菌株、某些人群具有明显的易感性。

　　A 组乙型溶血性链球菌的抗原性很复杂,各种抗原分子结构与机体器官抗原存在同源性,机体的抗链球菌免疫反应可与人体组织产生免疫交叉反应,导致器官损害,这是风湿热发病的主要机制。这些具有交叉抗原的组织包括:关节、滑膜、心肌和心瓣膜以及丘脑下核、尾状核等。其次是链球菌的自身抗原与抗链球菌抗体可形成免疫复合物沉积于人体关节滑膜、心肌、心瓣膜,同时激活补体产生炎性病变。

二、病理

　　1. 急性渗出期　受累部位如心脏、关节、皮肤等结缔组织变性和水肿,淋巴细胞和浆细胞浸润。心包膜纤维素性渗出,关节腔内浆液性渗出。本期持续约 1 个月。

　　2. 增生期　主要发生于心肌和心内膜(包括心瓣膜),特点为形成风湿小体(Aschoff 小体),小体中央为胶原纤维素样坏死物质,外周有淋巴细胞、浆细胞和巨大的多核细胞(风湿细胞)。风湿细胞呈圆形或椭圆形,含有丰富的嗜碱性胞浆,胞核有明显的核仁。此外,风湿小体还可分布于肌肉及结缔组织,好发部位为关节处皮下组织和腱鞘,形成皮下小结,是诊断风湿热的病理依据,表示风湿活动。本期持续约 3~4 个月。

　　3. 硬化期　风湿小体中央变性和坏死物质被吸收,炎症细胞减少,纤维组织增生和瘢痕形成。心瓣膜边缘可有嗜伊红性疣状物,瓣膜增厚,形成瘢痕。二尖瓣最常受累,其次为主动脉瓣,很少累及三尖瓣。此期约持续 2~3 个月。

　　此外,大脑皮质、小脑、基底核可见散在非特异性细胞变性和小血管透明变性。

三、临床表现

　　风湿热的临床表现轻重不一,取决于疾病侵犯部位和程度。急性风湿热发病前 1~6 周常有链球菌咽峡炎病史。多呈急性起病,亦可为隐匿性进程。临床主要表现为心脏炎、关节炎、舞蹈病、皮下小结和环形红斑,发热和关节炎是最常见的主诉。

　　1. 一般表现　急性起病者发热在 38~40℃,热型不定,1~2 周后转为低热。可伴有精神不振、疲倦、食欲不振、面色苍白、多汗、鼻出血、关节痛和腹痛等。未经治疗,一次急性风湿热发作一般不超过 6 个月。

2. 心脏炎　40%~50% 的风湿热患者病变累及心脏,是风湿热唯一的持续性器官损害。首次风湿热发作时,一般于起病 1~2 周内出现心脏炎,以心肌炎和心内膜炎最多见,若同时累及心包膜,称为全心炎。

（1）心肌炎:轻者可无症状,重者可伴不同程度的心力衰竭。安静时心率增快,与体温升高不成比例;心界扩大,心音低钝,有奔马律,心尖部可闻轻度收缩期吹风样杂音,75% 的患儿主动脉瓣区可闻及舒张中期杂音。X 线检查心脏扩大,搏动减弱;心电图示 P-R 间期延长,S-T 段下移、T 波低平或倒置,或有心律失常。

（2）心内膜炎:二尖瓣最常受累,其次为主动脉瓣。心尖部可闻及二尖瓣关闭不全所致的(2~3)/6 级吹风样收缩期杂音,向腋下传导,有时可闻及二尖瓣相对狭窄所致的舒张中期杂音。主动脉瓣关闭不全时胸骨左缘第 3 肋间可闻及叹气样舒张期杂音。急性期瓣膜损害多为充血、水肿,恢复期可逐渐消失。多次复发可造成瓣膜永久性瘢痕形成,导致风湿性心瓣膜病。

（3）心包炎:积液量少时,可仅有心前区疼痛,于心底部听到心包摩擦音。积液量多时心前区搏动消失,心音遥远,颈静脉怒张、肝大等心包填塞表现。X 线检查呈“烧瓶心”。心电图示低电压,S-T 段早期抬高、随后下移并出现 T 波平坦或倒置。超声心动图可确诊少量心包积液。临床上有心包炎表现者,提示心脏炎严重,易发生心力衰竭。

3. 关节炎　约占急性风湿热总数的 50%~60%。特点为游走性多关节炎,以膝、踝、肘、腕等大关节为主,局部红、肿、热、痛,活动受限。每个受累关节持续数日后自行消退,愈后不留畸形,但此起彼伏,可延续 3~4 周。

4. 舞蹈病　发生率 3%~10%。好发于 8~12 岁女孩,表现为面部和四肢肌肉的不自主、无目的的快速运动,如伸舌歪嘴、挤眉弄眼、耸肩缩颈、语言及书写障碍、细微动作不协调。在兴奋或注意力集中时加剧,入睡后消失。患儿常伴肌无力和情绪不稳定。常在其他症状出现后数周至数月出现,也可为首发症状。病程大多 1~3 个月,个别病例在 1~2 年内反复发作。少数患儿可遗留性格改变、偏头痛、细微运动不协调等神经精神后遗症。

5. 皮肤症状

（1）皮下小结:发生率为 2%~16%,表现为圆形、质硬、无压痛、可活动结节,直径0.1~1cm,分布于肘、腕、膝、踝等关节伸侧,枕部、前额头皮、胸、腰椎脊突的突起部位。常在起病后数周出现,经 2~4 周消失。常伴严重心脏炎。

（2）环形红斑:出现率为 6%~25%,在躯干和四肢近端屈侧皮肤出现环形或半环形边界明显的淡红色斑,大小不等,环内皮肤正常,呈一过性或时隐时现,可持续数周。

四、辅助检查

1. 链球菌感染证据　咽拭子培养可发现 A 组乙型溶血性链球菌,链球菌感染一周后血清抗链球菌溶血素 O(ASO)滴度开始上升,两个月后逐渐下降。50%~80% 风湿热患儿 ASO 升高,同时测定抗脱氧核糖核酸酶 B、抗链球菌激酶(ASK)、抗透明质酸酶(AH)则阳性率可提高到 95%。

2. 风湿热活动指标　包括白细胞计数和中性粒细胞增高、血沉增快、C-反应蛋白阳性、α-球蛋白和黏蛋白增高等,但仅能反映疾病的活动情况,对诊断本病并无特异性。

五、诊断与鉴别诊断

1. Jones 诊断标准　1992 年修改的 Jones 诊断标准包括三个部分,即主要表现、次要表现和链球菌感染证据。在确定链球菌感染证据的前提下，有两项主要表现或一项主要表现伴两项次要表现即可作出诊断（表12-2）。近年风湿热不典型和轻型病例增多，硬性套用此标准易造成诊断失误，故确诊须结合临床表现和实验室检查综合分析，必要时需追踪观察。确诊为风湿热后，应进一步明确发病类型、是否存在风湿活动和心脏损害。

表 12-2　风湿热诊断标准

主要表现	次要表现	链球菌感染的证据
1. 心脏炎	1. 临床表现	1. 近期猩红热病史
（1）杂音	（1）既往风湿热病史	2. 咽培养溶血性链球菌阳性
（2）心脏增大	（2）关节痛	3. ASO 或风湿热抗链球菌抗体升高
（3）心包炎	（3）发热	
（4）充血性心力衰竭		
2. 多发性关节炎	2. 实验室检查	
3. 舞蹈病	（1）血沉增快、CRP 阳性、白细胞增多、贫血	
4. 环形红斑	（2）心电图：PR 间期延长，QT 间期延长	
5. 皮下小结		

注：主要表现为关节炎者，关节痛不再作为次要表现；主要表现为心脏炎者，P-R 间期延长不再作为次要表现。存有链球菌感染证据的前提下，存在以下三项之一者亦应考虑风湿热：①排除其他原因的舞蹈病。②无其他原因可解释的隐匿性心脏炎。③以往已确诊为风湿热，存在一项主要表现，或有发热和关节痛，或急性期反应物质增高，提示风湿热复发。

2. 鉴别诊断

（1）幼年类风湿关节炎：多于 3 岁以下起病，常侵犯指、趾小关节，无游走性特点，反复发作后遗留关节畸形，X 线摄片可见关节面破坏、关节间隙变窄、邻近骨骼骨质疏松。

（2）急性化脓性关节炎：为全身脓毒血症的局部表现，中毒症状重，多累及大关节，血培养阳性，病原菌常为金黄色葡萄球菌。

（3）非特异性肢痛：又名"生长痛"，多发生于下肢，夜间或入睡时尤甚，喜按摩，局部无红肿、无发热。

（4）感染性心内膜炎：先天性心脏病或风湿性心脏病合并感染性心内膜炎时，易与风湿性心脏病伴风湿活动相混淆。贫血、脾肿大、皮肤瘀斑或其他栓塞症状有助于鉴别，血培养可阳性，超声心动图可看到心瓣膜或心内膜有赘生物。

（5）病毒性心肌炎：心脏杂音不明显，较少发生心内膜炎，较多出现期前收缩等心律失常，实验室检查 ASO 不高，但可发现病毒感染证据。

六、治疗

1. 休息与饮食　卧床休息的时间取决于心脏是否受累以及心功能的状态。急性期无心脏炎患儿卧床休息 2 周，随后逐渐恢复活动，于 2 周后达正常活动水平；心脏炎无心脏扩大患儿卧床休息 4 周，伴心脏扩大患儿需卧床休息 6 周；心脏炎伴心力衰竭患儿应严格卧床休息至少 8 周，然后在 2~3 个月内逐渐增加活动量。饮食宜低盐、富含营养而易于消化。

2. 清除链球菌感染　应用青霉素80万 U/次，肌内注射，每天2次；或大剂量青霉素（480万 ~960 万 U/d）静脉滴注，持续 2~3 周，以彻底清除链球菌感染。青霉素过敏者改用其他有效抗生素，如红霉素等。

3. 抗风湿治疗 常用药物为非甾体抗炎药和糖皮质激素。无心脏炎的患儿可用阿司匹林，100mg/（kg·d），最大量≤3g/d，分次饭后服用，2 周后逐渐减量，疗程 4~8 周。心脏炎时宜早期使用糖皮质激素，泼尼松 2mg/（kg·d），最大量≤60mg/d，分 3 次口服，2 周后逐渐减量，总疗程 8~12 周。严重心脏炎或伴有充血性心力衰竭者可用甲泼尼龙或氢化可的松静脉滴注，病情好转后再改泼尼松口服。

4. 对症治疗 有充血性心力衰竭时应视为心脏炎复发，及时给予大剂量静脉注射糖皮质激素，如氢化可的松或甲泼尼龙，每日 1 次，10~30mg/kg，共 1~3 次。多数情况在用药后 2~3 天即可控制心力衰竭，应慎用或不用洋地黄制剂，以免发生洋地黄中毒。必要时氧气吸入、给予利尿剂和血管扩张剂。舞蹈病时可用苯巴比妥、地西泮等镇静剂。关节肿痛时应予以制动。

七、预后与预防

1. 预后 风湿热的预后主要取决于心脏炎的严重程度、首次发作是否得到正确抗风湿热治疗以及是否正规抗链球菌治疗。心脏炎者易于复发，有严重心脏炎伴充血性心力衰竭者预后较差。

2. 预防

（1）预防风湿复发：应用长效青霉素（苄星青霉素）120 万 U，深部肌内注射，每月 1 次，至少 5 年，最好持续至 25 岁；有风湿性心脏病者，宜作终身药物预防。青霉素过敏者改用红霉素类药物口服，每月口服 6~7 天，持续时间同前。

（2）预防感染性心内膜炎：拔牙或其他手术时，术前、术后应用抗生素预防感染。

第四节 过敏性紫癜

案例

患儿，男，8 岁。因双下肢皮疹 3 天，腹痛 1 天入院。1 周前有咳嗽、咽喉痛等"感冒"表现。体检发现：神萎，体温 37.8℃，双下肢可见散在暗红色斑丘疹，高出皮肤，压不褪色，双侧对称，双膝关节轻微肿胀、不红，无活动障碍。口唇红，咽充血，双侧扁桃体Ⅰ度肿大。颈软，心肺无异常，腹软，脐周有轻微压痛，辅助检查：血常规：WBC15.3×10^9/L，L0.20，N 0.71，RBC4.6×10^{12}/L，PLT352×10^9/L，Hb136g/L。大便隐血（+），小便常规（−）。

请问：1. 该患儿初步诊断何病？诊断依据是什么？

2. 该患儿应进一步做哪些检查？请写出治疗原则。

过敏性紫癜又称亨 - 舒综合征，是以小血管炎为主要病变的系统性血管炎。临床特点为非血小板减少性紫癜，常伴关节肿痛、腹痛、便血、血尿和蛋白尿。多发生于 2~8 岁儿童，男孩多于女孩。一年四季均有发病，以春秋季节多见。

一、病因

本病病因尚未明确，与以下因素有关：

1. 感染因素 患儿血清 ASO 滴度升高，提示该病发病前存在 A 组溶血性链球菌感染；

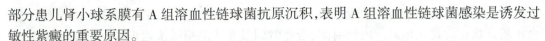

部分患儿肾小球系膜有 A 组溶血性链球菌抗原沉积，表明 A 组溶血性链球菌感染是诱发过敏性紫癜的重要原因。

2. 免疫因素 过敏性紫癜患儿存在显著的免疫异常。部分患儿血清 IgA 浓度升高，IgA、补体 C3 和纤维蛋白沉积于肾小球系膜、皮肤和肠道毛细血管。提示本病为 IgA 免疫复合物疾病。血清肿瘤坏死因子 -α 和 IL-6 等前炎症因子升高。

3. 致敏因素 食物过敏（鱼虾、蛋类、乳类、豆类）、药物（阿司匹林、抗生素等）、微生物（细菌、病毒、寄生虫等）、疫苗接种、花粉过敏、蚊虫叮咬等与过敏性紫癜发病可能有关。

4. 遗传因素 本病家族中可同时发病，同胞中可同时或先后发病，表明有一定遗传倾向。

二、发病机制与病理改变

1. 发病机制 各种刺激因子，包括感染原和变应原作用于具有遗传背景的个体，引起机体异常免疫应答，激发 B 细胞克隆扩增，导致 IgA 介导的系统性血管炎。

2. 病理改变 为广泛的白细胞碎裂性小血管炎。以毛细血管炎为主，亦可累及小静脉和小动脉。血管壁可见胶原纤维肿胀和坏死，中性粒细胞浸润，周围散在核碎片；间质水肿，有浆液性渗出，同时可见渗出的红细胞；内皮细胞肿胀，可有血栓形成。病变主要累及皮肤、肾脏、关节及胃肠道，少数涉及心、肺等脏器。荧光显微镜下可见皮肤和肾脏 IgA 为主的免疫复合物沉积。过敏性紫癜肾炎轻者为轻度系膜增生、微小病变、局灶性肾炎，重者为弥漫增殖性肾炎伴新月体形成。

三、临床表现

多为急性起病，大多以皮肤紫癜为首发症状，少数病例以腹痛、关节炎或肾脏症状首先出现。起病前 1~3 周常有上呼吸道感染史，可伴有低热、食欲缺乏、乏力等全身症状。

1. 皮肤紫癜 反复出现皮肤紫癜为本病特征，四肢及臀部多见，对称分布，伸侧较多，分批出现，面部及躯干较少。初起呈紫红色斑丘疹，高出皮面，压之不褪色，数日后转为暗紫色、棕褐色而逐渐消退。部分可伴有荨麻疹、多形红斑和血管神经性水肿。少数重症紫癜可融合成大疱致出血性坏死。皮肤紫癜一般在 4~6 周后消退，部分患儿间隔数周、数月复发。

2. 胃肠道症状 2/3 患儿有胃肠道症状。以反复的阵发性剧烈腹痛为主，位于脐周或下腹部，可伴呕吐；部分患儿可有便血、腹泻或便秘，偶见并发肠套叠、肠梗阻或肠穿孔。主要原因为血管炎引起的肠壁水肿、出血和坏死。

3. 关节症状 约 1/3 患儿可出现膝、踝、肘、腕等大关节肿痛，活动受限，呈单发或多发。关节腔有浆液性积液，一般无出血，数日内消失，不留后遗症。

4. 肾脏症状 1/3~2/3 患儿有肾脏受损的表现。多发生于起病 1 个月内，亦可在病程更晚期，于其他症状消失后发生。少数以肾炎作为首发症状。轻重不一，多数患儿出现血尿、蛋白尿和管型，伴血压增高及水肿，称为紫癜性肾炎；少数呈肾病综合征表现。虽然病程可持续数月甚至数年，但大多数能完全恢复，少数发展为慢性肾炎，死于慢性肾衰竭。

5. 其他表现 偶可发生颅内出血，导致惊厥、瘫痪、昏迷、失语；还可有鼻出血、牙龈出血、咯血、睾丸出血等。

四、辅助检查

无特异性实验室检查，以下试验有助于了解病程和并发症。

1. 血液检查　白细胞正常或增加,中性和嗜酸性粒细胞可增高,严重出血时可有贫血,血小板计数正常甚至增高。出血时间、凝血时间及血块退缩试验均正常。血沉轻度增快。血清 IgA 升高,IgG 和 IgM 正常或轻度升高,C3、C4 正常或升高。抗核抗体及类风湿因子阴性。重症血浆黏度增高。部分患儿毛细血管脆性试验阳性。

2. 尿常规　可有红细胞、蛋白、管型,重症有肉眼血尿。

3. 大便检查　大便隐血试验多呈阳性。

4. 其他检查　腹部超声波检查有利于早期诊断肠套叠,头颅 MRI 可用于了解颅内有无出血等。

五、诊断与鉴别诊断

典型病例诊断不难,若临床表现不典型,皮肤紫癜未出现时,容易误诊为其他疾病,需与特发性血小板减少性紫癜、风湿性关节炎、败血症、外科急腹症以及其他肾脏疾病等鉴别。

1. 特发性血小板减少性紫癜　多为针尖大小的皮内或皮下出血点、瘀斑和紫癜,分布不均,以四肢和易于碰撞部位多见,无血管神经性水肿,血小板减少。

2. 风湿性关节炎　本病无出血性皮疹,常伴有心脏炎等临床表现。

3. 其他　败血症中毒症状重、起病急,皮疹为瘀血斑点,不伴血管神经性水肿;肠套叠多见于婴幼儿,腹部可扪及包块,X 线下钡剂灌肠有特殊表现;肠梗阻除腹痛外,尚有腹胀、肠鸣音亢进、腹部 X 线平片显示肠腔液平及胀气等特征。

六、治疗

1. 一般治疗　积极去除致病因素,控制感染。注意休息,饮食宜低蛋白、富含维生素。

2. 对症治疗　有荨麻疹或血管神经性水肿时,应用抗组胺药物(阿司咪唑、赛庚啶等),可静脉滴注钙剂。腹痛时应用解痉剂,消化道出血时应禁食,可静脉滴注西咪替丁 20~40mg/(kg·d)。

3. 肾上腺皮质激素应用　急性期可缓解腹痛和关节痛,但不能预防肾脏损害的发生。泼尼松 1~2mg/(kg·d),分次口服,或用地塞米松、甲泼尼龙 5~10mg/(kg·d)静脉滴注,症状缓解后即可停用。

4. 免疫抑制剂　重症过敏性紫癜性肾炎可在应用激素基础上加用免疫抑制剂如环磷酰胺、硫唑嘌呤或雷公藤总苷片,疗程大约 6 个月。

5. 抗凝治疗　阿司匹林 3~5mg/(kg·d),每日 1 次服用。双嘧达莫(潘生丁)3~5mg/(kg·d),分次服用。肝素每次 0.5~1mg/kg,首日 3 次,次日 2 次,以后每日 1 次,持续 7 天;或肝素钠每次 120~150U/kg 加入 10% 葡萄糖液 100ml 中静脉滴注,每天 1 次,连续 5 天。尿激酶 1000~3000U/(kg·d)静脉滴注。

6. 其他　钙通道拮抗剂如硝苯地平 0.5~1mg/(kg·d),分次服用。中成药如贞芪扶正冲剂、复方丹参片、银杏叶片,口服 3~6 个月,可补肾益气、活血化瘀。

七、预后与预防

1. 预后　本病预后一般良好,除少数重症患儿可死于肠出血、肠套叠、肠坏死或神经系统损害外,大多痊愈。病程一般 1~2 周至 1~2 个月,少数可长达数月或 1 年以上。肾脏病变常较迁延,可持续数月或数年,少数病例(1%)发展为持续性肾脏疾病,极个别病例(0.1%)

发生肾功能不全。

2. 预防 搞好预防接种，加强体质锻炼，提高机体免疫力；正确用药，减少药物过敏概率；加强对儿童的看护，防止蚊虫叮咬；及时、正确治疗各种感染。

第五节 川 崎 病

案例

患儿，男，2岁。7天前突然出现发热，体温最高达40.1℃，应用克林霉素治疗无效。2天前胸部出现红色皮疹。体检：T39.5℃，P136次/分，R42次/分。发育良好，营养中等，热性病容，神清。胸背部可见红色斑丘皮疹，压之褪色。左颈旁可触及数个肿大淋巴结，约1cm×1.5cm、质硬、有触痛。双眼球结合膜充血，口唇干裂，口腔黏膜潮红，草莓舌。颈软，心肺正常，肝脾未及，四肢活动正常。手足弥漫性红肿，手指、脚趾肿胀、质硬、有触痛。辅助检查：Hb98g/L，WBC16×10⁹/L，N0.86，PLT250×10⁹/L。ESR85mm/h，CRP阳性。

请问：1. 该患儿初步诊断？诊断依据是什么？

2. 请写出治疗原则。

川崎病（KD）曾称为皮肤黏膜淋巴结综合征（MCLS），是一种以变态反应性全身小血管炎为主要病理改变的结缔组织病。于1967年日本川崎富作首先报告，并以他的名字命名的疾病。临床特点为发热、皮肤黏膜损害和淋巴结肿大。最严重的危害是冠状动脉损伤所致的冠脉扩张和冠状动脉瘤形成。本病一年四季均可发病，散发或小流行。1970年以来，世界各国均有发生，但以亚裔人发病率为高。发病年龄以婴幼儿多见，5岁以下的患儿占80%以上，男孩多于女孩。

一、病因与发病机制

本病病因不明，可能与感染和免疫因素有关。

发病机制尚不清楚，多认为本病是易患宿主对多种感染病原触发的免疫介导性血管炎，T细胞异常活化是川崎病免疫系统激活导致血管免疫损伤的始动环节和关键步骤。感染原的特殊成分如超抗原，可不经过单核/巨噬细胞，而直接通过与T细胞抗原受体结合，导致T细胞亚群失衡。在T细胞诱导下，B淋巴细胞多克隆活化且凋亡减少，产生大量免疫球蛋白（IgG、IgM、IgA、IgE）和细胞因子（IL-1、IL-2、IL-6、TNF-α）。血液循环中增多的抗中性粒细胞胞浆抗体（ANCA）、抗内皮细胞抗体和细胞因子，直接损伤血管内皮细胞，导致内皮细胞功能失调、凋亡和坏死，血管壁进一步损伤。

二、病理改变

本病病理变化为全身性血管炎，好发于冠状动脉；病理过程可分为四期，各期变化如下：

1. I期 1~9天，小动脉周围炎症，冠状动脉主要分支血管壁上的小营养动脉和静脉受到侵犯。心包、心肌间质及心内膜炎症浸润，包括中性粒细胞、嗜酸性粒细胞及淋巴细胞。

2. II期 12~25天，冠状动脉主要分支全层血管炎，血管内皮水肿、血管壁平滑肌层及外膜炎性细胞浸润。弹力纤维和肌层断裂,可形成血栓和动脉瘤。

3. Ⅲ期　28~31天,动脉炎症渐消退,血栓和肉芽形成,纤维组织增生,内膜明显增厚,导致冠状动脉部分或完全阻塞。

4. Ⅳ期　数月至数年,病变逐渐愈合,心肌瘢痕形成,阻塞的动脉可能再通。

三、临床表现

1. 主要表现

(1)发热:为最早出现的症状。体温39~40℃,稽留热或弛张热,持续7~14天或更长,抗生素治疗无效。

(2)球结膜充血:起病3~4天出现,无脓性分泌物,热退后消散。

(3)唇及口腔表现:口唇充血皲裂,口腔黏膜弥漫充血,舌乳头突起、充血,呈草莓舌。

(4)手足症状:为本病的特征之一,急性期手足硬性水肿和掌跖红斑,恢复期指、趾端甲床和皮肤交界处出现膜状脱皮,指、趾甲有横沟,重者指、趾甲亦可脱落。

(5)皮肤表现:常在第1周出现,全身皮肤多形性红斑和猩红热样皮疹,躯干部多见。肛周皮肤发红、脱皮。

(6)颈淋巴结肿大:单侧或双侧,坚硬有触痛,表面不发红、无化脓。病初时出现,热退时消散。

2. 心脏受累表现　为该病最严重的表现,于病程1~6周可出现心包炎、心肌炎、心内膜炎、心律失常等。冠状动脉损害多发生于病程2~4周,但也可发生于疾病恢复期。发生冠状动脉瘤或狭窄者,可无临床表现,少数可有心肌梗死的表现。冠状动脉瘤破裂或心肌梗死可发生心源性休克甚至猝死。

3. 其他　可有腹痛、腹泻、呕吐、麻痹性肠梗阻、肝脏增大、黄疸等消化系统症状以及间质性肺炎、无菌性脑膜炎、关节痛和关节炎等。

四、辅助检查

1. 血液学检查　外周血白细胞增高,以中性粒细胞为主,伴核左移。轻、中度贫血。血小板早期正常,第2~3周升高。血沉明显增快,CRP增高,血浆纤维蛋白原和血浆黏度增高,血清转氨酶升高。

2. 免疫学检查　血清IgG、IgM、IgA、IgE和血液循环免疫复合物升高,总补体和补体C3正常或增高。

3. 心电图　对及时发现心肌炎和心律失常的诊断有帮助,多表现为S-T段和T波异常,也可见P-R、Q-T间期延长或异常Q波。

4. 超声心动图　诊断冠状动脉病变的优选方法,如冠状动脉扩张(直径>3mm,≤4mm为轻度;4~7mm为中度)、冠状动脉瘤(直径≥8mm)、冠状动脉狭窄等。急性期可见心包积液、左心室内径增大,二尖瓣、主动脉瓣或三尖瓣反流。

5. 冠状动脉造影　超声波检查有多发性冠状动脉瘤,或心电图有心肌缺血表现者,应进行冠状动脉造影,以观察冠状动脉病变程度,指导治疗。

6. 胸部平片　可见肺部纹理增多、模糊或有片状阴影,心影可扩大。

7. 多层螺旋CT　可检测冠状动脉狭窄、血栓、钙化,可部分取代传统的冠状动脉造影。

五、诊断与鉴别诊断

1. 诊断标准　不明原因发热5天以上,伴以下5项临床表现中4项者,排除其他疾病后,即可诊断为川崎病。

(1) 四肢变化:急性期掌跖红斑,手足硬性水肿;恢复期指(趾)端膜状脱皮。

(2) 多形性红斑。

(3) 眼结膜充血,非化脓性。

(4) 唇充血皲裂,口腔黏膜弥漫充血,舌乳头突起、充血呈草莓舌。

(5) 颈部淋巴结肿大。

若上述5项临床表现中不足4项,但超声心动图提示有冠状动脉损害也可确诊。

2. 鉴别诊断　本病需与渗出性多形红斑、幼年类风湿关节炎全身型、猩红热相鉴别。

(1) 渗出性多形性红斑:婴儿少见。皮疹呈多样化,可见疱疹、溃疡和结痂;有口腔溃疡;眼睑红肿、畏光,有黄色分泌物;无典型的肢端硬性水肿及脱皮。

(2) 幼年类风湿关节炎全身型:无眼结合膜充血,无口唇发红、皲裂,无手足硬肿及指、趾端膜状脱皮,无冠状动脉损害。

(3) 猩红热:皮疹多于发热当日或次日出现,为全身皮肤充血发红及密集、粟粒样小丘疹,无明显指、趾肿胀及口唇皲裂。青霉素治疗有效。

六、治疗

1. 阿司匹林　为首选药物,具有抗炎和抗凝作用。30~50mg/(kg·d),分2~3次服用,热退后3天逐渐减量,2周左右减至3~5mg/(kg·d),维持6~8周。如有冠状动脉病变时,应延长用药时间,直至冠状动脉恢复正常。

2. 静脉注射丙种球蛋白(IVIG)　能迅速退热、减轻炎症反应,并可预防冠状动脉病变发生。宜发病早期(10天内)应用,单剂静脉滴注丙种球蛋白1~2g/kg,于8~12小时静脉缓慢输入。同时应合用阿司匹林,剂量和疗程同上。若IVIG治疗后仍发热持续48~72小时及CRP等检查未改善者,可重复使用1~2次,并同时应用泼尼松治疗。应用过IVIG的患儿在9个月内不宜进行麻疹、风疹、腮腺炎等疫苗预防接种。

3. 糖皮质激素　对IVIG治疗无效的患儿可考虑应用糖皮质激素。因可促进血栓形成,易发生冠状动脉瘤和影响冠脉病变修复,故不宜单独应用,宜与阿司匹林和双嘧达莫合并应用:泼尼松1~2mg/(kg·d),用药2~4周。病情严重者可静脉滴注甲泼尼龙15~20mg/(kg·d)冲击治疗,连用3天,改为泼尼松口服。

4. 其他治疗

(1) 抗血小板聚集:除阿司匹林外可加用双嘧达莫3~5mg/(kg·d)。

(2) 对症治疗:根据病情给予对症及支持疗法,如补充液体、保护肝脏、控制心力衰竭、纠正心律失常等,有心肌梗死时应及时进行溶栓治疗。

(3) 心脏手术:严重的冠状动脉病变需要进行冠状动脉搭桥术。

七、预后与预防

1. 预后　为自限性疾病,绝大多数预后良好。病死率在0.5%左右,致死的主要原因是心肌梗死和冠状动脉瘤破裂。约1%~2%患儿可复发。无冠状动脉病变患儿应于出院后1

个月、3 个月、6 个月以及 1~2 年进行一次全面检查。包括体格检查、心电图、超声心动图等。未经有效治疗的患儿,冠状动脉瘤的发生率达 15%~25%,因此应长期密切随访,每 6~12 个月一次。冠状动脉瘤多于病后 2 年内自行消失,但常致管壁增厚和弹性减弱等;大的动脉瘤多不易完全消失,常致血栓形成或管腔狭窄。

2. 预防 主要措施是做好预防接种,加强体质锻炼,提高机体免疫力,避免或减少各种感染的发生。

 本章小结

> 风湿热是由 A 组乙型溶血性链球菌感染引起的自身免疫反应性疾病,主要表现为心脏炎、游走性关节炎、舞蹈病、环形红斑和皮下小结。严重心脏炎可危及患儿生命,反复发作可形成风湿性心脏瓣膜病变。治疗措施主要有休息、清除链球菌感染、抗风湿治疗及对症治疗等;过敏性紫癜是以小血管炎为主要病变的血管炎综合征,主要表现为皮肤紫癜、关节肿痛、腹痛、便血、血尿和蛋白尿。治疗措施主要有去除致病因素、抗组胺药物、抗凝、保肾等治疗,急性期应用肾上腺皮质激素治疗,重症者可在应用激素治疗的基础上加用免疫抑制剂治疗;川崎病是一种以变态反应性全身小血管炎为主要病理改变的结缔组织病,临床特点为发热、皮肤黏膜损害和淋巴结肿大。主要用阿司匹林、丙种球蛋白、糖皮质激素等进行治疗。

（李代强）

 目标测试

A1 型题

1. 唯一能通过胎盘进入胎儿体内的免疫球蛋白是

   A. IgG　　　　B. IgA　　　　C. IgM　　　　D. IgD　　　　E. IgM

2. 下列哪一项是链球菌感染证据

   A. CRP 阳性　　　　B. 血沉增快　　　　C. 抗"O">500U

   D. 扁桃体化脓　　　　E. 白细胞数增高

3. 川崎病治疗,应除外下列那一项

   A. 主张应用大剂量糖皮质激素抗炎　　　　B. 心肌损害者给予 ATP

   C. 注意休息　　　　D. 首选阿司匹林抗凝

   E. 大剂量丙种球蛋白滴注预防冠状动脉病变发生

4. 过敏性紫癜与特发性血小板减少性紫癜鉴别的关键点是

   A. 发病年龄不同　　　　B. 紫癜部位、特点不同　　　　C. 并发症不同

   D. 凝血功能不同　　　　E. 血小板计数结果不同

A2 型题

5. 患儿,男,8 岁。因发热,关节肿痛而入院。经检查确定为风湿性关节炎,查体时未发现心脏异常,医生嘱其服用阿司匹林,其总疗程一般为

   A. 2~4 周　　　B. 3~6 周　　　C. 4~8 周　　　D. 8~12 周　　　E. 12~14 周

6. 5 岁女孩,因发热、伴有肘膝关节游走性疼痛 15 天入院,查:抗"O">500 单位,考虑为风湿热,治疗中给予青霉素静滴,目的是

A. 防止心脏病变　　　　　B. 控制关节症状　　　　　C. 制止风湿活动

D. 消除链球菌感染　　　　E. 防止感染加重

7. 患儿男,9岁,2日来出现皮肤紫癜,以下肢为主,两侧对称,颜色鲜红,高出皮肤表面,伴有关节疼痛与腹痛,应诊断为

A. 血小板减少性紫癜　　　B. 过敏性紫癜　　　　　　C. 急性白血病

D. 急性关节炎　　　　　　E. 急腹症

A3/A4 型题

(8~10题共用题干)

女,10岁,阵发性腹痛,黑便2天,双下肢散在出血点,双膝关节肿胀,腹软,右下腹压痛,白细胞 12.5×10^9/L,血红蛋白 110g/L,尿常规:蛋白质(+),红细胞(+),颗粒管型 0~3 个。

8. 诊断可能是

A. 急性阑尾炎　　　　　　B. 肠套叠　　　　　　　　C. 风湿性关节炎

D. 过敏性紫癜　　　　　　E. 急性肾小球肾炎

9. 其常见病因**不包括**

A. 细菌毒素　　　　　　　B. 鱼、牛奶等某些食物　　C. 某些药物

D. 疫苗接种　　　　　　　E. 放射性物质

10. 首选治疗措施是

A. 急诊手术　　　　　　　B. 肾上腺皮质激素　　　　C. 抗生素

D. 氯苯那敏　　　　　　　E. 雷尼替丁

(11~13题共用题干)

患儿,男,5岁。两周前曾患上感,目前不规则发热,易疲倦,脸色略苍白。查体发现,心率增快,心尖部第一心音减弱,并可闻及早搏,心电图:P-R 间期延长,ST 段下移,实验室检查:C 反应蛋白增高。

11. 该患儿的临床诊断最可能是

A. 病毒性心肌炎　　　　　B. 风湿性心肌炎　　　　　C. 风湿性心包炎

D. 结核性心包炎　　　　　E. 类风湿性心包炎

12. 下列哪项检查可以帮助确诊

A. 抗透明质酸酶　　　　　B. 谷草转氨酶　　　　　　C. 血沉

D. 心脏 X 检查　　　　　　E. 肌酸磷酸激酶

13. 该患儿首选药物是

A. 水杨酸制剂　　　　　　B. 洋地黄类药物　　　　　C. 泼尼松

D. 镇静剂　　　　　　　　E. 抗生素

B 型题

(14~16题共用答案)

A. 2 周　　　　B. 4 周　　　　C. 8 周　　　　D. 10 周　　　　E. 12 周

14. 急性风湿热无心脏炎者,至少要卧床休息

15. 急性风湿性心脏炎而无心力衰竭者,至少要卧床休息

16. 急性风湿热伴有心力衰竭者,需卧床休息

第十三章 遗传代谢内分泌疾病

 学习目标

1. 掌握：唐氏综合征的临床表现特征、诊断、遗传与产前筛查；苯丙酮尿症的诊断及治疗；糖尿病酮症酸中毒的临床表现、诊断及治疗。
2. 熟悉：唐氏综合征的鉴别诊断及治疗；苯丙酮尿症的临床特征；先天性甲状腺功能减低症的临床特征、诊断及治疗；1 型糖尿病的临床表现、诊断及治疗。
3. 了解：唐氏综合征、苯丙酮尿症、先天性甲状腺功能减低症及 1 型糖尿病的病因及实验室检查。

第一节 唐氏综合征

病例

　　2 岁患儿，智能发育落后就诊。体检发现：体格瘦小，智能及语言、动作发育均落后于同龄儿，表情呆滞，两眼距宽，鼻梁低平，双眼外侧上斜，外耳小，舌常伸出口外，通贯手。心肺无异常。

　　请问：1. 该患儿最可能的诊断是什么？诊断依据是什么？

　　　　　2. 该患儿应进一步做哪些检查？请写出治疗原则。

　　唐氏综合征又称 21- 三体综合征、先天愚型，是人类最早被确定的最常见的染色体病，属常染色体病变。在活产婴儿中发生率约为 1∶600~1∶1000，孕母年龄愈大，发生率愈高，60% 患儿在胚胎早期即夭折流产。

一、病因

　　其细胞遗传学特征是第 21 号染色体呈三体征，其发生主要是由于生殖细胞或受精卵在分裂过程中 21 号染色体发生不分离，致使胚胎体细胞内存在一条额外的 21 号染色体。

二、临床表现

　　本病主要特征为智能落后、特殊面容、生长发育落后、通贯手并伴有多种畸形。

（一）智能发育低下

是本病最突出、最严重的表现。绝大多数患儿有不同程度的智能发育障碍，随年龄增长日益明显。

（二）生长发育落后

患儿出生体重、身长均较正常儿低，生后体格发育、动作发育均落后于同龄儿，身材矮小，骨龄落后，出牙迟且顺序异常；四肢短，肌张力低下，韧带松弛，关节柔软，可过度弯曲，手指粗短，第五指骨短向内弯曲；腹膨隆，可伴有脐疝。

（三）特殊面容

出生时即有明显的特殊面容，表现为表情呆滞，眼距宽，眼裂小，眼外眦上斜，内眦赘皮；鼻梁低平，外耳小；张口伸舌，流涎多；头小而圆，前囟大且闭合延迟；颈短而宽；常呈嗜睡状，有喂养困难（图 13-1）。

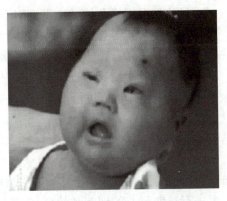

图 13-1　唐氏综合征面容

（四）皮纹特点

可有通贯手和特殊皮纹，手掌三叉点 t 移向掌心，atd 角增大（正常人 <45°），第五指只有一条指褶纹。

（五）伴发畸形及免疫功能低下

约 50% 患儿伴有先天性心脏病，其次是消化道和泌尿道畸形。免疫功能低下，易患感染性疾病、先天性甲状腺功能减退症和白血病。

三、实验室检查

（一）细胞遗传学检查

染色体核型分析是确诊的依据，根据核型分析可分为三型，即标准型、易位型及嵌合型。

1. 标准型　占绝大多数，约为 95%，临床症状典型。染色体核型为 47,XX（或 XY），+21。

2. 易位型　占 2.5%~5%，包括 D/G 易位和 G/G 易位。D/G 易位最常见，常见染色体核型为 46,XX（或 XY），−14,+t（14q21q）；G/G 易位，常见染色体核型有两种，46,XX（或 XY），−21,+t（21q21q）或 46,XX（或 XY），−22,+t（21q22q）。

3. 嵌合型　占 2%~4%，临床表现差异大，轻者可接近正常人，重者出现典型表现。染色体核型为 46,XX（或 XY）/47,XX（或 XY），+21。

（二）荧光原位杂交

用荧光素标记的 21 号染色体的相应片段序列作探针，与外周血中的淋巴细胞或羊水细胞进行原位杂交，使患儿细胞中可呈现出 3 个 21 号染色体的荧光信号，可快速、准确进行诊断。

四、诊断与鉴别诊断

根据特殊面容、智能低下、生长发育落后、皮纹特点及伴发畸形等，不难作出临床诊断，但确诊须作染色体核型分析。

本病应与先天性甲状腺功能减低症鉴别，可通过血清 TSH、T$_4$ 测定和染色体核型分析进行鉴别。

五、遗传咨询与产前筛查

目的是根据染色体畸变类型对子代发病风险作出评估,指导生育。咨询的主要对象是患儿父母及家族中有唐氏综合征者。标准型患儿的父母再次生育再发风险为 1%,孕母年龄越大风险率越高;易位型再发风险为 4%~10%。

孕中期可做唐氏筛查,将孕妇区分为高危及低危两类。对高危孕妇可作羊水细胞或绒毛膜细胞染色体检查进行产前诊断。通过 B 超测量胎儿颈项皮肤厚度也是诊断唐氏合征的重要指标。

六、治疗

目前尚无有效药物治疗。应采取综合措施,包括提供医疗和社会服务,日常生活中对患者进行长期耐心的训练和教育,促进健康,增强体力,培养生活自理能力;注意防止感染,严重畸形可进行手术矫正。

七、预后

据统计,25%~30% 患儿在 1 岁内死亡,50% 在 5 岁内夭折,8% 可存活至 40 岁以上。

第二节 苯丙酮尿症

病例

> 1 岁患儿,智能发育落后,尿臭。体检发现:五官正常,皮肤白嫩,毛发黄、虹膜颜色浅,体格智能发育落后于同龄儿,头竖不起,下肢肌张力低,不会伸手拿玩具,有鼠尿味。
>
> 请问: 1. 该患儿最可能的诊断是什么? 诊断依据是什么?
>
> 　　　 2. 该患儿应进一步做哪些检查? 请写出治疗原则。

苯丙酮尿症(PKU)是一种较常见的氨基酸代谢障碍疾病,属常染色体隐性遗传病,由于苯丙氨酸代谢途径中酶的缺陷,致患儿尿液中排出大量苯丙酮酸等代谢产物而得名。发病率随种族和地域不同而异,我国的发病率约为 1/11 000,北方人群高于南方。

一、病因与发病机制

苯丙氨酸是人体必需氨基酸之一,食入体内的苯丙氨酸一部分用于蛋白质的合成,另一部分通过苯丙氨酸羟化酶作用转变为酪氨酸,仅有少量经过次要代谢途径在转氨酶的作用下转变成苯丙酮酸。

PKU 是由于患儿肝脏缺乏苯丙氨酸羟化酶,不能将苯丙氨酸转化为酪氨酸,而是通过旁路代谢产生大量苯丙酮酸、苯乙酸、苯乳酸和对羟基苯乙酸。导致苯丙氨酸在血液、脑脊液、各种组织中的浓度极度增高,高浓度的苯丙氨酸及其代谢产物能导致脑组织损伤。同时由于酪氨酸生成减少导致黑色素生成不足,毛发、皮肤、虹膜色泽变浅;大量苯丙酮酸代谢产物从尿液中排出,导致尿液出现特殊的鼠臭味。

知识链接

非典型 PKU

　　非典型 PKU 属四氢生物蝶呤（BH_4）缺乏型，是因鸟苷三磷酸环化水合酶、6-丙酮酰四氢蝶呤合成酶或二氢生物蝶呤还原酶缺乏所致，BH_4 是苯丙氨酸、酪氨酸和色氨酸等芳香氨基酸在羟化过程中所必需的共同辅酶，缺乏时不仅苯丙氨酸不能氧化成酪氨酸，而且造成多巴胺、5-羟色胺等重要神经递质的合成受阻，加重了神经系统的功能损害。尿蝶呤图谱分析可用于对 BH_4 缺乏症的鉴别诊断。治疗除包含饮食控制外，应给予 BH_4、5-羟色胺和左旋多巴等药物治疗。

二、临床表现

　　患儿出生时正常，通常在 3~6 个月时始出现症状，1 岁时症状明显，表现为：

　　1. 神经系统　智力发育落后最为突出，语言发育障碍明显，可有行为异常，兴奋多动、忧郁孤僻等。可有癫痫小发作，少数呈现肌张力增高和腱反射亢进。

　　2. 皮肤　患儿外观正常，出生数月后因黑色素合成不足，头发渐由黑变黄，虹膜颜色浅，皮肤白皙，常见湿疹。

　　3. 体味　由于尿和汗液中排出较多苯乙酸，可有明显鼠尿臭味。

三、实验室检查

　　1. 新生儿疾病筛查　Guthrie 细菌生长抑制试验是通用的筛查方法。新生儿哺乳 3 天后，针刺足跟采集外周血 1 滴，滴于专用采血滤纸上，晾干后即寄送至筛查实验室，放在含有抑制剂的变异型枯草杆菌培养基上进行培养，根据细菌生长带的大小，估计血中苯丙氨酸浓度，当血中苯丙氨酸浓度在 0.24mmol/L 以上时为筛查阳性，应进一步做定量检查。

　　2. 血浆游离氨基酸分析　即进行血苯丙氨酸和酪氨酸生化定量测定，是确诊 PKU 的主要依据，筛查试验阳性者均需做。典型 PKU 血苯丙氨酸浓度 >1.22mmol/L，酪氨酸正常或稍低。

　　3. 尿三氯化铁（$FeCl_3$）及 2,4-二硝基苯肼试验（DNPH）　用于较大儿童的初筛。新生儿 PKU 因苯丙氨酸代谢旁路尚未健全，患者尿液测定为阴性。

　　4. 其他检查　尿蝶呤图谱分析主要用于非典型 PKU 的鉴别诊断；DNA 分析可进行产前诊断。

四、诊断

　　根据智能落后、头发由黑变黄、特殊体味和血苯丙氨酸浓度升高可以确诊。本病是少数可治疗的遗传病之一，关键在于早期诊断，早期治疗，避免神经系统不可逆的损伤。

五、治疗

　　1. 治疗时机　疾病一旦确诊，应立即治疗。开始治疗的年龄愈小，预后越好。

　　2. 治疗方法　原则是采用低苯丙氨酸饮食，预防脑损害及智能低下的发生。小婴儿采用低苯丙氨酸奶粉,待血苯丙氨酸浓度降到理想浓度时,可逐渐少量添加天然食品,首选母乳,母乳中苯丙氨酸含量仅为牛奶的 1/3;幼儿添加辅食应以低蛋白、低苯丙氨酸为原则,以淀粉类、蔬菜、水果为主。较大婴儿和儿童可添加牛奶、粥、面、蛋等,其量和次数随血苯丙氨酸浓度而定。苯丙氨酸是合成蛋白质的必需氨基酸,苯丙氨酸浓度过高或过低都将影响生长发育,故仍应供给适量苯丙氨酸,以维持血中苯丙氨酸浓度在 0.12~0.6mmol/L 为宜。

3. 注意事项 由于每个患儿对苯丙氨酸的耐受量不同,故在饮食治疗中,仍需定期测定血苯丙氨酸浓度,根据患儿具体情况调整食谱。低苯丙氨酸饮食治疗至少持续到青春期,终生治疗对患者更有益。对有本病家族史的夫妇及先证者可进行 DNA 分析,再生育时进行遗传咨询和产前基因诊断。

第三节 先天性甲状腺功能减低症

1 岁男婴,生后常便秘、腹胀、哭声低。体检发现:头大颈短,眼睑颜面水肿,唇厚舌大,体温 36℃,毛发枯黄、稀疏,心率 70 次 / 分,腹部膨隆,脐疝,四肢粗短,稍凉,皮肤粗糙。

请问: 1. 该患儿最可能的诊断是什么?诊断依据是什么?
      2. 该患儿应进一步做哪些检查?请写出治疗原则。

先天性甲状腺功能减低症是由于甲状腺激素合成不足或其受体缺陷所造成的儿童最为常见一种内分泌功能障碍性疾病,又称"克汀病"。根据病因不同可分为两类:①散发性:由于先天性甲状腺发育不良、异位或甲状腺激素合成途径中酶缺陷所致,发病率为 1/7000。②地方性:饮食中缺碘引起,见于甲状腺肿流行的山区,因该地区水、土和食物中碘缺乏所致,随着我国碘化食盐的广泛应用,其发病率明显下降。婴幼儿期发病者称克汀病,年长儿发病者称黏液性水肿。甲状腺激素缺乏时,直接影响脑组织及骨骼的发育,若不及时治疗,可造成智能落后及身材矮小;早期治疗的小儿生长发育可完全正常。本节主要介绍散发性甲状腺功能减低症。

一、病因

1. 甲状腺不发育、发育不全或异位 是造成先天性甲状腺功能减低症最主要的原因,约 1/3 病例甲状腺完全缺如,可能与遗传素质与免疫机制有关。

2. 甲状腺激素合成障碍 是导致先天性甲状腺功能减低症的第 2 位原因。由于甲状腺激素合成和分泌过程中酶的缺陷,造成甲状腺素合成不足。多为常染色体隐性遗传。

3. 促甲状腺激素缺陷 包括 TSH 和 TRH 缺陷,导致甲状腺素合成障碍。

4. 母亲因素 母亲服用抗甲状腺药物或母亲患自身免疫性疾病,存在抗 TSH 受体抗体,均可通过胎盘而影响胎儿,造成甲状腺功能低下,亦称暂时性甲状腺功能低下,通常在 3 个月后好转。

二、病理生理

甲状腺激素是由甲状腺合成、储藏和释放的。合成甲状腺激素的原料是体内的碘和酪氨酸。甲状腺激素的分泌受促甲状腺激素释放激素(TRH)、促甲状腺激素(TSH)和血浆中甲状腺激素水平的调节。

甲状腺激素的生理作用是促进机体新陈代谢和生长发育,提高机体神经系统的兴奋性,使呼吸、心率加快及增加产热等作用。当各种原因导致甲状腺激素合成不足时,可引起代谢障碍、生理功能低下、生长发育迟缓和智能发育障碍等。

三、临床表现

甲状腺功能减低症症状出现的早晚及轻重程度与残留甲状腺组织的多少及甲状腺功能低下的程度有关。先天性无甲状腺或酶缺陷患儿在婴儿早期即可出现症状,甲状腺发育不良者常在生后 3~6 个月时出现症状,亦偶有数年之后才出现症状。患儿的主要临床特征包括智能落后、生长发育迟缓和生理功能低下。

(一)新生儿期

常为过期产和巨大儿,最早症状为生理性黄疸持续不退,胎便排出延迟。生后常有腹胀,便秘;前、后囟大;脐疝;对外界反应低下,肌张力低,吸吮力差,呼吸缓慢,哭声低微,体温低,(常 <35℃),四肢冷,末梢循环差,皮肤出现斑纹或有硬肿等。以上症状和体征均无特异性,极易误诊为其他疾病。

(二)典型症状

多数先天性甲状腺功能减低症患儿常在出生半年后出现典型症状:

1. 特殊面容　头大颈短,面部黏液水肿,眼睑水肿,眼距宽;鼻梁低平,唇厚,舌大常伸出口外,皮肤粗糙、面色苍黄,毛发稀疏、无光泽。

2. 特殊体态　身材矮小,上下部量保持婴儿比例,腹部膨隆,常有脐疝。

3. 神经系统症状　智能发育低下,表情呆板、淡漠,神经反射迟钝;运动发育障碍,如翻身、坐、立、行时间都延迟。

4. 生理功能低下　安静少动,嗜睡,体温低而怕冷,脉搏、呼吸缓慢,心音低钝,肌张力低,腹胀,便秘。心电图呈低电压、P-R 间期延长、T 波平坦等改变。

四、实验室检查

1. 新生儿筛查　我国已将本病列为新生儿筛查的疾病之一。目前多采用出生后 2~3 天的新生儿干血滴纸片检测 TSH 浓度作为初筛,结果大于 15~20mU/L 时,再检测血清 T_4、TSH 以确诊。

2. 血清 T_4、T_3、TSH　测定　是早期确诊先天性甲状腺功能减低症的依据。任何新生儿筛查结果可疑或临床可疑的小儿都应检测血清 T_4、TSH 浓度,如 T_4 降低、TSH 明显升高即可确诊。血清 T_3 可降低或正常。

3. TRH 刺激试验　若血清 T_4、TSH 均低,则疑 TRH、TSH 分泌不足,应进一步做 TRH 刺激试验。

4. X 线检查及核素检查检测　患儿骨龄常明显落后于实际年龄,常采用腕部摄片测骨龄,1 岁以下小儿则采用膝部摄片;核素检查检测患儿甲状腺发育情况及甲状腺的大小、形状、位置及发育情况。

五、诊断和鉴别诊断

典型病例,诊断不难。新生儿期不易确诊,应对新生儿进行群体筛查。年长儿应与先天性巨结肠、唐氏综合征、佝偻病等进行鉴别。

1. 先天性巨结肠 出生后即有便秘、腹胀及脐疝,但面容、精神反应及哭声等均正常,钡餐灌肠有特征改变。

2. 唐氏综合征 患儿智能、动作发育落后,有特殊面容,但皮肤及毛发正常,无黏液性水肿,染色体核型分析可鉴别。

3. 佝偻病 动作发育迟缓、生长发育落后,但智能和皮肤正常,有佝偻病体征如颅骨软化等畸形,血生化和 X 线片可鉴别。

六、治疗

治疗原则为早期、足量、终身服用甲状腺制剂。

常用甲状腺制剂有两种,L- 甲状腺素钠和干甲状腺片。从小剂量开始,临床多应用 L- 甲状腺素钠,$25\sim50\mu g$/ 天,每 $1\sim2$ 周增加一次剂量,直至临床症状改善,血清 T_4、TSH 水平正常。在治疗过程中注意随访,根据血清 T_4、TSH 水平及时调整剂量,并注意监测智能和体格发育情况。治疗过程中若出现烦躁、多汗、消瘦、腹痛、腹泻、发热等提示药物过量。

此外,日常饮食应注意富含蛋白质、维生素及矿物质,以补充营养需要。

七、预后

新生儿筛查阳性者确诊后应即开始正规治疗,预后良好;若在 6 个月后才开始治疗者,可改善生长状况,但智能仍会受到严重损害;治疗越晚,则智能落后越明显。

第四节 儿童糖尿病

病例

> 患儿,男,8 岁,消瘦伴精神萎靡,烦渴 2 周。体检:R21 次 / 分,P78 次 / 分,心肺无异常,肝脾正常。餐后血糖水平$\geq$15mmol/L,空腹血糖$\geq$9.3mmol/L。
>
> 请问: 1. 该患儿最可能的诊断是什么?诊断依据是什么?
>
> 　　　2. 该患儿应进一步做哪些检查?请写出治疗原则。

糖尿病(DM)是由于胰岛素分泌绝对缺乏或相对不足引起的糖、脂肪、蛋白质代谢紊乱的慢性全身代谢病。儿童原发性糖尿病主要分为三大类:1 型糖尿病(又称胰岛素依赖性糖尿病)、2 型糖尿病(又称非胰岛素依赖性糖尿病)、青年成熟期发病型糖尿病(属常染色体显性遗传性疾病,是一种罕见的遗传性 β 细胞功能缺陷症)。98% 的儿童糖尿病为 1 型糖尿病,本节主要介绍 1 型糖尿病。

一、病因与发病机制

1型糖尿病的病因尚未完全阐明。目前认为是在遗传易感基因的基础上,受到外界环境因素作用引起的自身免疫反应,导致胰岛β细胞的损伤和破坏,分泌胰岛素功能下降。遗传、免疫、环境等因素在1型糖尿病的发病过程中起着重要作用。

二、病理生理

胰岛素可促进细胞内葡萄糖的转运,促进糖的利用和蛋白质、脂肪的合成,抑制肝糖原和脂肪的分解。当胰岛素分泌不足时,组织不能利用葡萄糖,能量不足使机体乏力、软弱、产生饥饿感,引起多食;与此同时,因胰高血糖素的分泌过多,促进肝糖原分解和糖原异生,使血糖更为增高,当血糖浓度超过肾阈值时,引起渗透性利尿(多尿)、电解质紊乱和慢性脱水,产生口渴多饮;而糖利用受阻时,蛋白质大量分解以供能量之需,使生长发育延迟和抵抗力降低,易继发感染;胰岛素不足也促进脂肪分解过程,患儿出现消瘦,当脂肪代谢障碍严重时,脂肪酸增多,致使乙酰乙酸、β-羟丁酸和丙酮酸等酮体在体液中累积,形成酮症酸中毒。

三、临床表现

(一)典型症状

多数患儿有多饮、多尿、多食和体重下降即"三多一少"的典型症状。但婴儿多饮、多尿不易被发觉,儿童可因夜尿增多而发生遗尿。年长儿还可出现消瘦、精神不振、倦怠乏力等体质显著下降症状。

(二)酮症酸中毒

约40%患儿以酮症酸中毒为首发症状,常由于急性感染、过食、诊断延误或突然中断胰岛素治疗等而诱发,且年龄越小者发生率越高。此时除"三多一少"表现外,还有恶心、呕吐、腹痛、食欲不振,并迅速出现脱水和酸中毒征象:皮肤黏膜干燥,呼吸深长、呼气中有酮味,脉搏细速、血压下降,随即可出现嗜睡、昏迷甚至死亡。

(三)其他表现

对糖尿病控制不佳时可出现生长发育落后、智能发育迟缓、肝大。晚期可出现蛋白尿、高血压、肾衰竭等糖尿病肾病表现,还可出现白内障、视力障碍、视网膜病变,甚至双目失明。

四、辅助检查

(一)尿液检查

尿糖阳性,酮症酸中毒时尿酮体阳性。定期监测尿蛋白,如阳性提示可能有肾脏的继发损害。

(二)血糖检查

空腹全血或血浆血糖浓度增高分别≥6.7mmol/L,7.8mmol/L(120mg/dl,140mg/dl);或随机血糖≥11.1mmol/L(200mg/dl)即可诊断为糖尿病。

(三)血气分析

酮症酸中毒时血pH<7.30,HCO_3^-<15mmol/L。

(四)其他

可做葡萄糖耐量试验和糖化血红蛋白检测。

五、诊断

根据美国糖尿病学会 2005 年公布的糖尿病诊断标准,符合下列任意一项即可诊断为糖尿病:①有典型糖尿病症状并且餐后随机血糖水平≥11.1mmol/L。②空腹血糖≥7.0mmol/L;③2 小时口服葡萄糖耐量试验血糖水平≥11.1mmol/L。

六、治疗

采取综合治疗,主要包括胰岛素治疗、饮食治疗、运动治疗、酮症酸中毒治疗、血糖监测、健康教育等。其治疗目的是:消除临床症状;预防和纠正酮症酸中毒;纠正代谢紊乱;保证患儿正常生长发育和生活活动;预防并早期治疗并发症。

(一)胰岛素治疗

胰岛素是 1 型糖尿病治疗的最主要药物,是治疗能否成功的关键。疗效与胰岛素的种类、剂量、注射方法等有关。

1. 胰岛素种类　按作用时间分为速效胰岛素类似物、短效胰岛素、中效胰岛素、长效胰岛素、长效胰岛素类似物(甘精胰岛素、地特胰岛素)、预混胰岛素(短效 + 中效)。

2. 胰岛素的剂量及调整　婴儿剂量偏小,年长儿偏大。新诊断的轻症患儿剂量为 0.5~1.0U/(kg·d),青春前期儿童为 0.75~1.0U/(kg·d),青春期儿童通常 >1.0U/(kg·d)。每日分别于早餐前和晚餐前 2 次皮下注射,早餐前注射的胰岛素提供早餐和午餐后的胰岛素(为每日总量的 2/3),晚餐前注射的胰岛素提供晚餐后和次日晨的胰岛素(为每日总量的 1/3)。应根据用药日血糖或尿糖结果,调整次日的胰岛素用量,每 2~3 天调整剂量一次,直至尿糖不超过 ++;当血糖、尿糖稳定后,可在相当时期内不用调整剂量。

知识链接

胰岛素注射笔和胰岛素泵

胰岛素注射笔是普通注射器的改良,可减少皮肤损伤和注射时的精神压力。所用制剂为预混胰岛素(速效 + 短效,长效 + 中效)其成分和比例随笔芯的不同而异。胰岛素泵是通过一条与人体相连的软管向体内输注胰岛素的装置,能模拟正常胰腺的胰岛素分泌模式,持续 24 小时向患儿体内输入微量胰岛素,更利于血糖的控制。胰岛素泵一般使用短效或速效胰岛素,但剂量低于一般治疗方案。长期佩戴胰岛素泵的患儿,应注意局部的消毒和保持清洁,并定期更换部位,以防感染。

3. 胰岛素治疗的注意事项　①胰岛素过量会发生 Somogyi 现象,可在午夜至凌晨时发生低血糖,在反调节激素作用下使血糖又升高,在清晨时出现高血糖;如诊断不及时,可因日间血糖升高而盲目增加胰岛素用量,则可造成恶性循环,此时应减少胰岛素用量。②胰岛素不足可导致清晨现象,是因夜间胰岛素不足,在清晨 5~9 时出现血糖和尿糖增高,可加大晚间胰岛素注射剂量或将注射时间稍往后移即可。③低血糖反应,胰岛素用量过大或注射后作用最强的时间内没有按时和定量进餐,或增加活动量后可引起低血糖。④胰岛素注射,应有计划地按顺序在臀部、大腿内侧及前侧、上臂前外侧及前内侧、腹部等部位轮换进行皮下注射,注射点相隔 2.0cm 左右,1 个月内不要在同一部位注射两次,以免发生局部皮下脂肪萎缩硬化。

（二）饮食治疗

进行计划饮食，其目的是维持正常的血糖水平和保持理想的体重。

1. **热量的需要** 每日所需总热量（kcal）=1000+ 年龄 ×（80~100），年幼儿稍偏高。

2. **热量分配** 早、中、晚三餐的热量应分别占总热量的 1/5、2/5、2/5，每餐中留出少量（约 5%）作为餐间点心。

3. **食物成分分配** 糖类占 50%~55%，以含纤维素高的粗粮为主，如玉米或糙米等，避免使用蔗糖等精制糖；脂肪占 30%，以含多价不饱和脂肪酸的植物油为主；蛋白质占 15%~20%，一半以上应为动物蛋白，如禽类、鱼类、各种瘦肉类等。

（三）运动治疗

运动时肌肉对胰岛素的敏感性增高，从而增强葡萄糖的利用，有利于血糖的控制。应根据年龄和运动能力不同安排运动的种类和强度。每天应参加 1 小时以上的适当运动，运动时必须做好胰岛素的用量和饮食调节，运动前应减少胰岛素的用量或加餐，每天固定运动时间，避免发生运动后低血糖。

（四）酮症酸中毒治疗

酮症酸中毒是儿童糖尿病死亡的主要原因。

1. **液体疗法** 主要是纠正脱水、酸中毒和电解质紊乱。酮症酸中毒时脱水量约为 100ml/kg，一般为等渗性脱水。输液开始第 1 小时按 20ml/kg（总量不超过 1000ml）快速输入 0.85% 氯化钠溶液，以补充血容量、改善血液循环和肾功能。第 2~3 小时按 10ml/kg 静脉输入 0.45% 氯化钠溶液。当血糖 <17mmol/L 后改用 0.2% 氯化钠与 5% 葡萄糖混合溶液。在开始的 12 小时内至少应补充累积损失量的一半。在以后的 24 小时内可视病情按 60~80ml/kg 输入同样液体，以供给生理需要量和继续损失量。同时见尿补钾，一般按 2~3mmol/(kg·d)补给，输入浓度不得 >40mmol/L，注意监测心电图或血钾浓度。

2. **胰岛素治疗** 采用小剂量胰岛素持续静脉滴注，儿童胰岛素用量为 0.1U/(kg·h)，加入生理盐水中输入。能够进食后或血糖 <11mmol/L、酮体消失时停用静脉注射胰岛素，改用皮下注射，每次 0.25~0.5U/kg，4~6 小时 1 次，直至血糖稳定。

3. **控制感染** 酮症酸中毒常并发感染，应同时使用有效抗生素治疗，并做好口腔、皮肤护理。

（五）血糖监测

定期进行总体血糖监测，建议患儿每 3~6 个月到医院进行糖化血红蛋白、肝肾功能等检测。加强对胰岛素用量、影响血糖控制的特殊事件（如患病、运动、聚会、月经等）、低血糖事件及其严重程度、潜在的日常生活习惯改变等观察记录。

📊 本章小结

唐氏综合征临床主要特征为智能落后、特殊面容、生长发育落后、通贯手并伴有多种畸形。染色体核型分析是确诊的依据。典型的 PKU 是由于患儿肝脏缺乏苯丙氨酸羟化酶，临床特征为智力发育落后、毛发与皮肤色泽浅淡和尿呈鼠尿臭味，血苯丙氨酸和酪氨酸生化定量测定，是确诊 PKU 的主要依据，典型 PKU 主要采用低苯丙氨酸饮食治疗。先天性甲状腺功能减低症是由于甲状腺激素合成不足或其受体缺陷所致，分为散发性和地方性两类，临床特征为智能落后、生长发育迟缓和生理功能低下，血 T_4

降低、TSH 明显升高即可确诊,确诊后应立即给予甲状腺素终身替代治疗。糖尿病是由于胰岛素分泌绝对缺乏或相对不足所致,98% 的儿童糖尿病为 1 型糖尿病,典型症状为"三多一少",酮症酸中毒是儿童糖尿病死亡的主要原因。符合下列一项即可诊断为糖尿病:①有典型糖尿病症状并且餐后随机血糖水平≥11.1mmol/L;②空腹血糖(FPG)≥7.0mmol/L;③2 小时口服葡萄糖耐量试验(OGTT)血糖水平≥11.1mmol/L。治疗主要包括胰岛素治疗、饮食治疗、运动治疗、酮症酸中毒治疗、血糖监测等。胰岛素过量可导致 Somogyi 现象,胰岛素不足可导致清晨现象。

(黄力毅)

 目标测试

A1 型题

1. 小儿散发性甲状腺功能减低症的病因是
   A. 甲状腺发育不全　　　B. 异位甲状腺　　　C. 甲状腺素合成障碍
   D. 母亲孕期使用抗甲状腺药物　　　E. 以上都是

2. 新生儿散发性甲状腺功能减低症最早出现的症状是
   A. 腹泻　　　B. 特殊外貌　　　C. 生理性黄疸消退延迟
   D. 心律失常　　　E. 发热

3. 早期确诊先天性甲状腺功能减低症的实验室检查是
   A. 甲状腺抗体测定　　　B. TRH 兴奋试验　　　C. 血清 T_3、T_4、TSH 测定
   D. 甲状腺扫描　　　E. 骨龄测定

4. 先天愚型最具诊断价值是
   A. 骨骼 X 线检查　　　B. 染色体检查　　　C. 血清 T_3、T_4 检查
   D. 智力低下　　　E. 特殊面容

5. 苯丙酮尿症属
   A. 染色体畸变　　　B. 常染色体显性遗传　　　C. 常染色体隐性遗传
   D. X 连锁显性遗传　　　E. X 连锁隐性遗传

6. 导致苯丙酮尿症发生的原因是
   A. 缺乏酪氨酸羟化酶　　　　　B. 缺乏谷氨酸羟化酶
   C. 缺乏苯丙氨酸羟化酶　　　　D. 缺乏二氢生物蝶呤还原酶
   E. 缺乏羟苯丙酮酸氧化酶

7. 苯丙酮尿症最突出的表现为
   A. 智能发育落后　　　B. 行为异常　　　C. 癫痫小发作
   D. 肌张力增高　　　E. 腱反射亢进

8. 苯丙酮尿症生化改变中错误的是
   A. 苯丙氨酸在脑脊液中堆积　　　　B. 酪氨酸产生减少
   C. 甲状腺素合成增多　　　　　　　D. 黑色素合成不足
   E. 尿中苯乙酸排出增多

9. 儿童糖尿病空腹血糖至少应达到
   A. 5.0mmol/L　B. 6.0mmol/L　C. 7.0mmol/L　D. 8.0mmol/L　E. 9.0mmol/L

A2 型题

10. 1 岁婴儿诊断为散发性甲状腺功能减低症,治疗不正确的是
    A. 应终身服用甲状腺片　　B. 明确诊断后立即治疗　　C. 供给维生素和矿物质
    D. 加用碘剂治疗　　E. 供给丰富的蛋白质

11. 女孩,2 岁 8 个月。尚不会独立行走,智力落后于同龄儿。体检:表情淡漠,眼睑轻度水肿,鼻梁较塌,手指粗短,皮肤粗糙,心率 78 次 / 分,腹较膨隆。下述检查哪一项对诊断有帮助
    A. 染色体核型分析　　　　　　　B. 测血钙、磷、碱性磷酸酶
    C. 腕部摄片测骨龄　　　　　　　D. 尿三氯化铁试验
    E. 做智能筛查

12. 2 岁小儿表情呆滞,智商低下,怕冷,颜面臃肿,鼻梁低平,眼距宽,舌伸出口外,腹胀便秘,四肢短。诊断首选
    A. 尿三氯化铁试验　　B. 血钙磷测定　　C. 血 T_3、T_4、TSH 测定
    D. 染色体核型分析　　E. TRH 兴奋试验

13. 1 岁患儿,生后半年经常呕吐,智能及体格发育低于同龄儿,尿有霉臭味,近 1 个月常有抽搐发作,体检:表情呆滞,毛发棕黄,面部有湿疹,皮肤白皙,尿三氯化铁试验阳性。最可能的诊断是
    A. 21- 三体综合征　　B. 苯丙酮尿症　　C. 呆小病
    D. 癫痫　　E. 佝偻病性手足抽搐症

A3/A4 型题

(14~16 题共用题干)

1 岁男孩,智能落后,表情呆滞,鼻梁低,舌宽大伸出口外,皮肤苍黄、粗糙,四肢粗短,反射减弱。

14. 最可能的诊断是
    A. 唐氏综合征　　　　　　　　　B. 软骨营养不良
    C. 先天性甲状腺功能减低症　　　D. 佝偻病
    E. 苯丙酮尿症

15. 进一步确诊应做
    A. 智能测定　　　　　B. 尿三氯化铁试验　　C. 尿黏多糖分析
    D. 血 T_3、T_4、TSH 测定　　E. 生长激素测定

16. 治疗应选择
    A. 低苯丙氨酸饮食　　B. 甲状腺素　　C. 生长激素
    D. 低铜饮食　　E. 脑复康

B 型题

(17~18 题共用答案)
    A. 先天性甲状腺功能减低症　　　B. 佝偻病
    C. 软骨发育不全　　　　　　　　D. 垂体性侏儒症
    E. 先天性巨结肠

17. 智能低下,有特殊面容

18. 动作发育迟缓,颅骨软化

第十四章 感染性疾病

学习目标

1. 掌握：小儿常见感染性疾病的诊断、预防及治疗。
2. 熟悉：小儿常见感染性疾病的临床表现和流行病学特点。
3. 了解：小儿常见感染性疾病的病因及发病机制。

第一节 概 述

传染病是由病原微生物和寄生虫感染人体后产生的具有传染性的疾病。

一、传染过程

传染过程是指病原体侵入机体后，病原体与机体之间相互作用、相互斗争的过程。此过程受病原体的致病能力、机体的免疫力的影响。在传染的过程中可产生以下五种不同的结局：病原体被清除、隐性感染（最常见）、病原携带状态、潜伏性感染、显性感染（少见）。

二、传染病的基本特征

1. 有病原体　每一种传染病都有特异性的病原体，对疾病的诊断和治疗有重要的作用。在各种病原体中以病毒和细菌感染最多见。

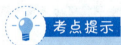

考点提示

传染病的基本特征

2. 有传染性　是传染病和其他感染性疾病的最主要区别。如呼吸道传染病通过空气传播，肠道传染病通过消化道传播。

3. 有流行病学特征　有流行性、季节性和地方性等特点。

4. 有免疫性　传染病痊愈后，可产生不同程度的特异性免疫。

三、传染病流行的环节

1. 传染源　是指病原体已在体内生长繁殖并能将其排出体外的人和动物。

2. 传播途径　指病原体离开传染源后到达另一个易感者所经历的途径。传播途径有空气飞沫、水、食物、虫媒、手、用具、玩具、血液、土壤、母婴传播等。

3. 人群易感性　是易感者在特定人群的比例。易感者指对某种传染病缺乏特异性免疫力的人。一般而言，人群对传染病普遍易感。

四、影响流行过程因素

受自然因素和社会因素的影响。

五、传染病的临床特点

传染病的病程发展分为四个阶段:潜伏期、前驱期、症状明显期及恢复期。

六、传染病的诊断

传染病的早期正确诊断,不仅能使患儿得到及时有效的治疗,而且还有利于及早采取隔离消毒措施,防止疾病的扩散。传染病一般根据流行病学资料、临床表现和实验室检查结果做出诊断,其中全面的询问病史,进行系统的体格检查,对临床诊断极为重要。病原学检查和免疫学检测可确定诊断并可指导临床用药。

七、传染病的治疗

强调早期隔离治疗,加强护理,采取病原治疗、对症支持治疗和心理治疗等综合性治疗措施。

八、传染病的预防

1. 管理传染源 对病人的管理尽可能做到早发现、早诊断、早隔离、早报告、早治疗。

2. 切断传播途径 经呼吸道传播的有:麻疹、水痘、风疹、腮腺炎、猩红热、白喉、百日咳、流脑等。

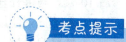

考点提示
传染病的预防措施

经消化道传播的有:中毒型细菌性痢疾、脊髓灰质炎等。经虫媒传播的有:流行性乙型脑炎等。根据传染病的不同传播途径采取相应措施,如消化道传染病主要采取饮食管理、粪便管理、保护水源、灭蝇、加强个人卫生等措施;呼吸道传染病主要采取保持室内空气新鲜、空气消毒、外出戴口罩及流行期间避免出入人群密集地等;虫媒传染病采取防虫、灭虫和驱虫等措施。

3. 保护易感人群 有主动免疫和被动免疫。合理营养,增强体质,提高小儿的非特异性免疫力。

第二节 麻 疹

 病例

　　患儿,男,3岁。4天前开始出现发热、流涕等症状,当地卫生院给予退热等处理,但效果欠佳。家长诉患儿所在幼儿园近日出现1例麻疹患儿。体检:T38.8℃,P132次/分,R41次/分,体重14kg。急性病容,神志稍差,发育正常,面色潮红,眼结膜充血,咽充血,在两颊黏膜各有1个灰白色小点,周围有红晕,耳后发际处可见淡红色充血性斑丘疹,疹间皮肤正常,心肺及腹部查体未见异常。血常规:WBC8.1×10^9/L,L0.70。

请问：1. 该患儿的初步诊断是什么病？诊断依据是什么？
　　　2. 应采取哪些治疗措施？
　　　3. 当你今后遇到此类患儿时，应与哪些疾病鉴别？

麻疹是由麻疹病毒所致的一种急性出疹性呼吸道传染病，其传染性强，接触了麻疹病毒而又未接受过免疫接种的儿童几乎都会感染。临床上以发热、呼吸道卡他症状、口腔麻疹黏膜斑（又称柯氏斑）及皮肤特殊斑丘疹、疹后遗留色素沉着伴糠麸样脱屑为主要表现。常见的并发症为肺炎、喉炎，也是引起麻疹死亡的主要原因。自麻疹疫苗普遍接种以来，麻疹的流行已得到控制，发病率大幅度下降，死亡率明显降低。

一、病原学

麻疹病毒属副黏液病毒科，RNA 病毒，仅有一个血清型，抗原性稳定。人是麻疹病毒唯一自然宿主。此病毒在体外生活力较弱，不耐热，对日光、高温、紫外线及一般消毒剂均敏感，但在低温下能长期存活。

二、流行病学

麻疹患儿是唯一的传染源。患儿发病前 5 天至出疹后 5 天均有传染性，如有并发症，传染期可延长至出疹后 10 天。病毒存在于前驱期和出疹期患儿的眼结膜、口、咽及气管等分泌物中，主要通过飞沫传播，此外密切接触者也可通过污染的生活用品、玩具、衣服等间接传播。麻疹传染性极强，人群普遍易感，但病后能获持久免疫。麻疹一年四季均可发病，以冬春季节多见。好发年龄为 6 个月 ~5 岁。在普遍接种麻疹减毒活疫苗后，麻疹发病的周期性消失，发病年龄后移，青少年及成人发病率相对上升。

三、发病机制

麻疹病毒侵入呼吸道上皮细胞及局部淋巴结并繁殖，进入血液循环，向肝、脾、肺、肾、消化道、皮肤等器官传播，导致广泛性损伤，机体出现一系列临床表现，如高热、皮疹等。营养不良或免疫功能缺陷的患儿，可发生重症麻疹或因并发重症肺炎、脑炎等而导致死亡。

四、临床表现

(一) 典型麻疹

1. 潜伏期　大多为 6~18 天，平均 10 天左右。在潜伏期末可有低热、精神差、全身不适等。

2. 前驱期（出疹前期）　自发热至出疹，一般为 3~4 天。主要表现为类似于上呼吸道感染症状：①发热：为首发症状，多数为中度以上，且逐渐增高。②呼吸道卡他症状：在发热同时伴咳嗽、流涕、喷嚏、咽部充血等上呼吸道炎症状，同时出现眼结膜充血、流泪、畏光及眼睑水肿是本病的特点。③麻疹黏膜斑：是麻疹早期的特异性体征，一般在出疹前 1~2 天出现，开始时见于第 1 磨牙相对应的颊黏膜上，出现多个直径 0.5~1.0mm 大小的灰白色斑点，周围有红晕，随后迅速增多，可累及整个颊黏膜，出疹后 1~2 天逐渐消失。④其他症状：部分患儿常伴有精神萎靡、食欲减退、呕吐及腹泻等非特异性症状。

3. 出疹期 从皮疹开始出现到皮疹出齐,需 3~4 天。皮疹是此期最突出的临床症状,按耳后发际→面部→颈→躯干→四肢→手掌、足底的顺序出现,病情严重者皮疹常融合成片。皮疹初为红色斑丘疹,呈充血性,压之退色,疹间皮肤正常,以后可融合成片,颜色加深呈暗红。出疹时全身中毒症状加重,高热、精神委靡、嗜睡、咳嗽加剧,甚至谵妄、抽搐。易出现肺炎、喉炎等并发症,肺部可闻及干、湿性啰音。

4. 恢复期 一般 3~5 天。皮疹按出疹顺序逐渐消退,并有米糠样脱屑及棕色色素沉着,棕色色素沉着斑可持续 2~3 周,对麻疹有回顾性诊断价值。此期全身情况好转。

（二）非典型麻疹

1. 轻型麻疹 发生于有部分免疫力的患儿,多见于潜伏期内接受过丙种球蛋白或 8 个月以下体内有母亲被动免疫抗体的婴儿。全身症状轻,有低热和轻度的卡他症状,可无麻疹黏膜斑,皮疹稀疏、色淡,疹退后无色素沉着或脱屑,并发症少。常通过流行病学资料和麻疹病毒血清学检查确诊。

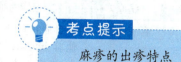

考点提示

麻疹的出疹特点

2. 重型麻疹 多见于免疫力低下者,如营养不良、肾上腺皮质激素使用者。全身中毒症状严重,伴高热、惊厥、昏迷。皮疹密集,呈紫蓝色出血性皮疹,常伴黏膜和消化道出血,或伴咯血、血尿、血小板减少等,称为"黑麻疹"。部分患儿皮疹稀少、色暗淡,或皮疹骤然消退伴血压下降、脉搏细弱及四肢冰凉等循环衰竭的表现。该型常并发肺炎、心力衰竭等,死亡率高。

五、并发症

1. 肺炎 是最常见的并发症,为麻疹死亡的首要原因,多见于 5 岁以下的患儿。多为继发性肺炎,常见金黄色葡萄球菌、肺炎链球菌等感染,多见于重度营养不良或免疫功能低下的小儿,临床表现重,预后差。

2. 喉炎 因感染导致喉部组织水肿,可出现声音嘶哑、犬吠样咳嗽、吸气性呼吸困难及三凹征等临床表现,重者可伴喉梗阻导致窒息死亡。

3. 脑炎 较少见,临床表现为性格改变、智力逐渐低下、运动失调,最后发生昏迷甚至死亡。

4. 心肌炎 症状轻微者仅有心率增快、心音低钝等,重者可发生心力衰竭或心源性休克。

5. 结核病恶化 麻疹患儿因免疫功能暂时受到抑制,体内潜伏的结核病灶恶化,严重者可致粟粒性结核或结核性脑膜炎。

6. 营养不良和维生素 A 缺乏症 因麻疹病程较长、持续高热、摄入减少或护理不当等,易导致营养不良或维生素 A 缺乏,重者可致失明,称"麻疹盲"。

六、实验室检查

1. 血常规 白细胞总数减少,淋巴细胞相对增多。若中性粒细胞增多提示继发细菌感染,若淋巴细胞严重减少多提示预后不良。

2. 血清学检查 多采用酶联免疫吸附试验进行麻疹病毒特异性 IgM 抗体检测,病程早期即可阳性。

3. 病原学检查 从呼吸道分泌物中分离出麻疹病毒,或检测到麻疹病毒均可作出特异性诊断。

七、诊断与鉴别诊断

1. 诊断　典型麻疹可根据流行病学资料、麻疹接触史、典型临床表现进行诊断。当麻疹病毒血清 IgM 抗体阳性或从呼吸道分泌物中分离出麻疹病毒可确诊。

2. 鉴别诊断　临床上主要与其他出疹性疾病相鉴别（表 14-1）。

表 14-1　小儿出疹性疾病的鉴别诊断

疾病	病原体	临床特征	皮疹特点	发热与皮疹关系
麻疹	麻疹病毒	全身症状重,呼吸道卡他症状明显,有结膜炎,出疹前1~2天口腔出现麻疹黏膜斑	红色斑丘疹,疹间皮肤正常,自耳后发际→面部→颈→躯干→四肢→手掌、足底,疹退后有色素沉着及米糠样脱屑	发热3~4天后出疹,出疹期热更高,热退疹渐退
水痘	水痘-带状疱疹病毒	典型水痘全身症状轻,表现为发热、全身不适、食欲不振等。重症水痘可出现高热及全身中毒症状	皮疹分批出现,按红色斑疹、丘疹、疱疹(感染时为脓疱)、结痂的顺序演变。上述几种皮疹常同时存在	发热第1天可出疹
风疹	风疹病毒	全身症状轻,耳后、枕部淋巴结肿大并触痛	淡红色斑丘疹,疹间皮肤正常,自面颈部→躯干→四肢,2~3天消退,无色素沉着及脱屑	症状出现后1~2天出疹
幼儿急疹	人疱疹病毒6型	一般情况良好,耳后、枕部淋巴结亦可肿大,高热时可有惊厥	红色斑丘疹,颈部及躯干部多见,1天出齐,次日消退	高热3~5天,热退疹出
猩红热	A组乙型溶血性链球菌	全身中毒症状明显,高热,有咽峡炎、扁桃体炎、草莓舌、杨梅舌、口周苍白圈	皮肤弥漫充血,有密集针尖大小的丘疹,持续3~5天退疹,1周后全身大片脱皮	发热1~2天出疹,出疹时高热
肠道病毒感染	埃可病毒、柯萨奇病毒	发热、咽痛、流涕、结膜炎、腹泻、全身或颈、枕后淋巴结肿大	散在斑疹或斑丘疹,很少融合,1~3天消退,不脱屑,有时可呈紫癜样或水疱样皮疹	发热时或热退后出疹
药物疹		原发病症状,有近期服药史	皮疹多变,斑丘疹、疱疹,猩红热样皮疹、荨麻疹,伴痒感,摩擦及受压部位多	发热多为原发病引起

八、治疗

麻疹无特异疗法,以对症治疗、加强护理及预防并发症为主。

1. 一般治疗　注意卧床休息,衣被不应过多过厚;忌捂汗,出汗后及时擦干并更换衣被;房间应通风,保持室内适宜的温湿度;不应忌口,应自由饮水、进食,保证充足的热量;维持水、电解质及酸碱平衡,必要时静脉补液;保持衣服、口腔、眼部的清洁卫生。

2. 对症治疗　高热时最好物理降温或用小剂量退热剂,应避免退热过急而致皮疹隐退,尤其在出疹期。频繁剧咳时可雾化吸入或应用镇咳剂。烦躁者适当给予镇静剂。可用抗生素眼药水滴眼、给予维生素 A 制剂预防眼干燥症。配合中药治疗,有助于清热、解毒、透疹。

3. 并发症的治疗　并发肺炎、喉炎者给予抗生素,并湿化呼吸道;喉炎者还应加用肾上腺皮质激素以缓解喉头水肿,严重者给予镇静剂、吸氧,对不能缓解的Ⅲ度以上喉梗阻应立即作气管切开;并发脑炎者应给予降颅内压等对症治疗,防止脑疝发生。

九、预防

1. 控制传染源　确诊患儿应进行呼吸道隔离至出疹后 5 天,有并发症者延长至出疹后 10 天。接触的易感儿应隔离观察 3 周,并给予被动免疫。

2. 切断传播途径　患儿房间每天通风换气并用紫外线照射消毒,患儿衣被及玩具等在阳光下暴晒 2 小时,减少不必要的探视。医生接触患儿前后应洗手,更换隔离衣。接触患儿后需在日光下或流动空气中停留 30 分钟以上,才能再接触其他患儿或健康易感者。

3. 保护易感人群　疾病流行期间易感儿应尽量避免去公共场所,托幼机构应加强晨间检查。对 8 个月以上未患过麻疹的小儿应接种麻疹减毒活疫苗,7 岁时进行复种。流行期可应急接种,以防传染病的扩散。易感儿接触麻疹后 5 日内注射免疫球蛋白,可免于发病,如果在接触麻疹 5 日后注射,只能减轻症状。

第三节　水　　痘

病例

　　患儿,女,7 岁。今日因背部出现许多疹子而就诊。患儿就诊前 2 天低热、乏力,伴皮疹,有瘙痒感。体检:T37.9℃,P105 次 / 分,R32 次 / 分。胸背部可见红色斑疹、斑丘疹、疱疹,斑疹压之褪色,伴瘙痒,有抓痕,四肢皮疹较少。有水痘的接触史。
　　请问: 1. 该患儿的初步诊断是什么病? 诊断依据是什么?
　　　　　 2. 应采取哪些治疗措施及预防措施。

　　水痘是由水痘 - 带状疱疹病毒引起的一种急性出疹性传染病,与带状疱疹为同一个病毒引起的两种临床表现不同的疾病。临床特征为皮肤黏膜相继出现并同时存在斑疹、丘疹、疱疹及结痂,全身症状轻微。本病传染性极强,病后可获持久免疫,但以后可发生带状疱疹。

一、病原学

　　水痘 - 带状疱疹病毒属疱疹病毒科 α 亚科,仅有一种血清型。人是唯一的宿主,病毒在体外抵抗力弱,对酸、热及各种有机溶剂敏感,在痂皮中不能存活。

二、流行病学

　　水痘患儿是本病的传染源。出疹前 1~2 天至疱疹结痂约 7~8 天均有传染性。病毒存在于患儿上呼吸道鼻咽分泌物及疱疹液中,主要通过空气飞沫或直接接触传播。人群普遍易感,好发于儿童,以 2~6 岁小儿为高峰。水痘全年均可发病,冬、春季节多发。

三、发病机制

病毒经呼吸道或眼结合膜进入人体后,在局部黏膜及淋巴组织中繁殖,而后入血产生病毒血症。在单核 - 吞噬细胞系统内再次增殖后释放入血,形成第 2 次病毒血症,引起各器官病变。主要损害部位在皮肤及黏膜,偶尔累及内脏。由于病毒侵入血液往往是间歇性的,故临床表现为皮疹分批出现,且各类皮疹同时存在。皮疹出现 1~4 天后,产生特异性细胞免疫及抗体,病毒血症消失,症状随之缓解。

四、临床表现

潜伏期为 10~21 天。

1. 典型水痘 一般在出疹前 1~2 天有低热、头痛、乏力、食欲减退及咽痛等上呼吸道感染症状,常在起病当天或次日出现皮疹。皮疹特点:①皮疹分批出现,初

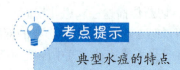

考点提示
典型水痘的特点

为红色斑疹或斑丘疹,迅速发展为清亮的椭圆形水疱,周围有红晕,疱液先透明而后混浊,且出现脐凹现象,易破溃,常伴瘙痒,2~3 天迅速结痂。不同性状的皮疹同时存在是水痘皮疹的重要特征。②皮疹躯干多,四肢少,呈向心性分布。③黏膜疱疹可出现在眼结膜、口腔、咽及生殖器等处,易破溃形成溃疡,疼痛明显。轻型水痘多为自限性疾病,全身症状及皮疹较轻,一般 10 天左右自愈。

2. 先天性水痘 孕妇在妊娠早期感染水痘 - 带状疱疹病毒可累及胎儿,导致多发性先天畸形,患儿常在 1 岁内死亡,存活者遗留严重的神经系统后遗症;若发生水痘数天后分娩可导致新生儿水痘,患儿病情严重,死亡率高。

3. 重症水痘 恶性疾病或免疫功能低下的患儿感染水痘 - 带状疱疹病毒时,全身中毒症状较重,持续高热,皮疹广泛分布,可融合成大疱型疱疹或出血性皮疹,可继发感染或伴血小板减少而发生暴发性紫癜。

五、并发症

水痘患儿最常并发皮肤细菌感染如脓疱疹、蜂窝织炎等,肺炎主要发生在免疫功能低下者,少数也可发生心肌炎、肝炎、脑炎等。

六、实验室检查

1. 血常规 白细胞总数正常或稍低。

2. 血清学检查 血清水痘病毒特异性 IgM 抗体检测有助于早期诊断,双份血清特异性 IgG 抗体滴度 4 倍以上增高可帮助诊断。

3. 疱疹刮片检查 刮取新鲜疱疹基底组织及疱疹液涂片,瑞氏染色可见多核巨细胞。苏木素 - 伊红染色可见细胞核内包涵体。

七、诊断与鉴别诊断

根据流行病学资料,患儿病前与水痘或带状疱疹患儿有密切接触史以及皮疹的特点,典型水痘临床诊断不难。非典型水痘病例需与引起疱疹的其他疾病相鉴别:

1. 脓疱疮 好发于鼻唇周或四肢暴露部位,演变顺序为疱疹、脓疱、结痂,黏膜处无

皮疹。

2. 丘疹性荨麻疹 为梭形水肿性红色丘疹,中心有针尖的丘疱疹或水疱,较硬,甚痒,无结痂。分布于四肢或躯干,不累及头部、黏膜。

3. 手足口病 有发热,皮疹分布于手足,为斑丘疹和疱疹,无结痂,口腔中可见疱疹和溃疡。

八、治疗

为自限性疾病,对症治疗为主。

1. 对症治疗 加强护理,如修剪患儿指甲,婴幼儿戴并指手套,防止抓破水疱。勤换衣服,用温水洗澡,保持皮肤清洁,减少感染危险。皮肤瘙痒可局部涂抹炉甘石洗剂或口服抗组胺药,必要时可给予少量镇静剂。体温较高者可给予退热剂,口服对乙酰氨基酚,慎用阿司匹林,因其可能引起瑞氏综合征。肾上腺糖皮质激素可导致病毒播散引起严重后果,禁忌使用,正在使用激素者,应酌情减量或停药。

2. 抗病毒药物 首选阿昔洛韦,在病后48小时内使用效果显著,口服每次20mg/kg,每日4次。重症患儿静脉给药,每次10~20mg/kg,每8小时1次。

3. 并发症治疗 如有皮肤继发性细菌感染,可适当选用抗生素。重症水痘及严重并发症者可给予静脉用丙种球蛋白。

九、预防

1. 控制传染源 无并发症的患儿多在家中隔离治疗,应隔离至疱疹全部结痂或出疹后7天止。易感儿接触后应隔离观察3周。

2. 切断传播途径 水痘患儿的污染物、用具可用煮沸或暴晒法消毒。保持室内空气新鲜,紫外线进行空气消毒。

3. 保护易感人群 主动免疫是预防的主要措施,易感者接种水痘减毒活疫苗,能有效预防水痘的发生。流行期间易感儿避免去公共场所,托幼机构应做好晨间检查。免疫功能受损、使用大剂量激素、恶性病患儿及孕妇,在接触水痘后72小时内肌内注射水痘-带状疱疹免疫球蛋白,可预防或减轻症状。

第四节 猩 红 热

 病例

患儿,女,4岁。因发热、咽痛2天,皮肤出疹1天就诊。体检:T38.5℃,P105次/分,R25次/分。急性面容,全身大部分皮肤可见分布均匀的针尖大小的丘疹,压之褪色,触之有砂纸感,伴有痒感,疹间皮肤弥漫充血,腋下、腘窝有紫红色线状疹。咽充血,扁桃体Ⅱ度肿大,覆盖有脓性分泌物,草莓舌。血常规:WBC12×10^9/L,N85%。

请问: 1. 该患儿的初步诊断是什么病? 诊断依据是什么?

2. 应采取哪些治疗措施及预防措施。

猩红热是由A组乙型溶血性链球菌引起的一种急性呼吸道传染病。临床特征为发热、咽峡炎、草莓舌、全身弥漫性鲜红色皮疹及疹退后片状脱皮。少数人在病后数周可出现变态反应性疾病,如风湿热、急性肾炎。

一、病原学

A组乙型溶血性链球菌不耐热、对干燥抵抗力弱,经55℃加热处理30分钟或一般消毒剂均可将其杀灭,但在0℃环境中能存活几个月。可产生红疹毒素,此毒素有五种血清型,但无交叉免疫,故猩红热可再感染。

二、流行病学

患儿和带菌者为传染源,病菌一般存在于病人或带菌者的鼻咽部,通过喷嚏、咳嗽和说话等由空气飞沫传播,亦可由细菌污染的食物、玩具、生活用具等间接传播。猩红热病人自发病前一日至发病高峰传染性最强。人群普遍易感,多见于3~7岁小儿。猩红热全年均可发病,冬、春季为发病高峰。

三、发病机制

A组乙型溶血性链球菌及其毒素侵入机体后,主要产生三种病变:①化脓性病变,导致咽峡炎、化脓性扁桃体炎等。②中毒性病变,导致发热等全身中毒症状及出现典型猩红热皮疹。③变态反应性病变,病后2~3周,少数患儿出现肾脏、心脏及关节的非化脓性炎症。

四、临床表现

潜伏期通常2~3天。有如下几种不同类型:

1. 普通型 典型病例分三期。

(1)前驱期:一般数小时至1天。起病急、高热、头痛、咽痛、乏力、全身不适等。检查可见咽部、扁桃体充血、肿胀,重者咽及软腭有脓性渗出物及点状红疹或出血性红疹,可有假膜。颈及颌下淋巴结肿大伴压痛。发热的高低及热程与皮疹的多少及其消长相一致。

(2)出疹期:多在发病后1~2天出现皮疹,始于耳后、颈及上胸部,24小时内波及全身。在弥漫性充血潮红的皮肤上广泛分布针尖大小的充血性皮疹,呈"鸡皮样"丘疹,有痒感,触之粗糙,压之褪色,疹间无正常皮肤。皮疹多于48小时达高峰,持续2~4天后,皮疹按出现顺序消退。病初舌被覆白苔,红肿的乳头突出于白苔之上,称之为"草莓舌"。3~4日后白苔脱落,舌乳头红肿突起,称为"杨梅舌",同时伴有颌下淋巴结肿大。在腋窝、肘窝、腹股沟等皮肤皱褶处皮疹密集,易摩擦出血呈紫红色线状,称为"帕氏线"或"线状疹"。面部充血潮红,口唇周围不出皮疹而显苍白,形成一个围绕口周的苍白圈,称"口周苍白圈"。

(3)恢复期:皮疹于3~5天后颜色转暗,逐渐隐退,按出疹顺序脱皮。躯干呈糠皮样脱屑,手掌、足底可见大片状脱皮,呈"手套"、"袜套"状,无色素沉着,严重者可有暂时性脱发。全身中毒症状及局部炎症也很快消退。此期从发病1周左右开始。

2. 轻型 起病缓,全身症状轻,低热、咽部稍充血,皮疹稀少、色淡或隐约可见,常被漏诊,因脱皮或并发急性肾小球肾炎等才被回顾诊断。

3. 重型 起病急,全身中毒症状重,咽峡炎明显,皮疹呈片状红斑,常表现为高热、烦躁、惊厥、嗜睡、昏迷,易并发肺炎、急性肾小球肾炎、风湿性关节炎等,甚至发生中毒性休克。

4. 外科型 多继发于产道感染或皮肤创伤、烧伤等,皮疹常先在创口附近出现,后延至全身,全身症状轻,预后好。

五、并发症

常见并发症有化脓性淋巴结炎、鼻窦炎、中耳炎等。此外还有中毒性心肌炎、中毒性肝炎及感染性休克等。在病程2~3周后,可并发风湿热、肾小球肾炎和关节炎,为免疫反应所致。

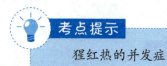
考点提示
猩红热的并发症

六、实验室检查

1. 血常规　白细胞总数增加,多数达(10~20)×10⁹/L,中性粒细胞增高,可达80%以上,有中毒颗粒和核左移现象。

2. 血清学检查　可用免疫荧光法检测咽拭子涂片进行快速诊断。

3. 病原学检查　从鼻咽拭子或其他病灶内取标本做细菌培养可有乙型溶血性链球菌生长。

七、诊断与鉴别诊断

根据与猩红热或咽峡炎患儿的接触史,骤起发热、咽峡炎、典型皮疹、草莓舌、口周苍白圈、帕氏线、脱屑等,结合实验室检查,容易诊断。本病需与其他出疹性疾病进行鉴别。

八、治疗

主要是抗菌治疗和对症治疗。

1. 一般治疗　供给充足的营养和能量。为防止猩红热引起急性肾炎、心肌炎,患儿应绝对卧床1~2周。多饮水,发热、咽痛期间可给予流质或半流质饮食,维持口腔清洁,可用温盐水漱口。保持皮肤清洁,衣被勤洗换。可用温水清洗皮肤(禁用肥皂)。出疹期皮肤有瘙痒感,可给予炉甘石洗剂。高热患儿,可用物理或化学药物降温。

2. 抗感染治疗　首选青霉素,以预防急性肾小球肾炎及风湿热等并发症的发生,每日剂量5万U/kg,分2次肌内注射;严重感染者可静脉滴注,每日剂量10万~20万U/kg。疗程5~7天。青霉素过敏者可用红霉素,每日20~40mg/kg,分3次口服,严重时也可静脉给药,疗程同青霉素。

3. 对症治疗　全身中毒症状明显者,除给予大剂量青霉素外,可应用肾上腺糖皮质激素。对发生休克者,应抗休克治疗。

九、预防

1. 控制传染源　隔离至症状消失后1周,连续咽拭子培养3次阴性。有化脓性并发症者应隔离至治愈为止。

2. 切断传播途径　患儿居室要经常开窗通风换气或用紫外线照射进行消毒,每天不少于3次,每次15~20分钟。被患儿分泌物污染的食具、玩具、衣被等采用消毒液浸泡、擦拭、蒸煮或日光暴晒。

3. 保护易感人群　密切接触者需观察7天,流行期间易感儿避免去公共场所,托幼机构及小学要认真开展晨、午检工作。患儿家长在病程第2~3周时注意患儿尿液颜色的变化,并定期到医院化验检查,及时发现并发症。

第五节　流行性腮腺炎

 病例

患儿,男,8岁。因发热、头痛2天,右侧耳垂周围的面颈部肿痛1天而就诊。体检:T37.8℃,P92次/分,R20次/分。右侧肿大是以耳垂为中心,边缘不清,局部紧张发亮、灼热,未见充血发红,有轻微压痛,左侧未见明显肿大。口腔内可见红肿的腮腺导管口。初步诊断为流行性腮腺炎。经治疗1周后,患儿持续发热,并出现头痛、呕吐症状,伴抽搐。

请问:1. 该患儿的可能出现了什么问题?
　　　2. 应采取哪些治疗措施及预防措施?

流行性腮腺炎是由腮腺炎病毒引起的一种急性呼吸道传染病,以腮腺肿大及疼痛为特征,系非化脓性炎症,多伴发热及咀嚼受限,可累及其他腺体及器官。

一、病原学

腮腺炎病毒为RNA病毒,属副黏液病毒,仅有1个血清型,人是该病毒的唯一宿主,病毒存在于患儿的唾液、血液、尿液及脑脊液中。紫外线照射可将其杀灭,来苏、甲醛等均能在2~5分钟内将其灭活,经56℃加热处理20分钟失去活力,但低温下可存活数月至数年。

二、流行病学

患儿和隐性感染者为本病传染源,腮腺肿大前6天到发病后9天内均可排出病毒。病毒主要通过直接接触、飞沫传播,也可经唾液污染的食具、玩具等间接传播,传染性强,常在幼儿园及学校中造成流行。人群普遍易感,其易感性随年龄的增加而下降,以5~15岁的小儿发病率为高,病后可有持久免疫力。一年四季均可发病,以冬春季为主。

三、发病机制

腮腺炎病毒经口、鼻侵入机体后,在上呼吸道黏膜上皮组织中生长繁殖,引起局部炎症及免疫反应,然后入血引起病毒血症,进而扩散到腮腺及全身各器官,由于病毒对腺体组织及神经组织有高度亲和性,使多种腺体(如腮腺、颌下腺、舌下腺、胰腺及性腺等)发生炎症改变,也可侵犯神经系统导致脑膜脑炎等严重病变。

四、临床表现

潜伏期14~25天,平均18天。前驱期很短,可有低热、头痛、乏力等。腮腺肿大常是本病的首发体征。常先见于一侧,2~3天内可波及对侧,也有双侧同时肿大或始终限于一侧者。局部疼痛,张口咀嚼或吃酸性食物时疼痛加剧。肿大的腮腺以耳垂为中心,向前、后、下发展,边缘不清,表面发热但不红,触之有弹性感并有触痛,在上颌第2臼齿旁的颊黏膜上,可看到红肿的腮腺导管开口,但无分泌物。腮腺肿大于3~5天达高峰,1周左右消退。在腮腺肿胀时,常波及邻近的舌下腺及颌下腺,使舌下及颈下颌角内侧肿胀。说话、张口、咀嚼(尤其进食酸性食物)时刺激唾液分泌,疼痛加剧,病程中患儿可有不同程度发热,持续时间不等,亦有体温始终正常者。

五、并发症

1. 脑膜脑炎 为常见的并发症,常发生在腮腺肿大前、后或同时,表现为发热、头痛、呕吐、颈项强直。脑脊液的改变与其他病毒性脑炎相似。脑膜受累为主,大多预后良好,重者可留有后遗症或死亡。

2. 睾丸炎 是男孩最常见的并发症,一般发生在腮腺炎起病后的 4~5 天左右,多为单侧,睾丸肿胀疼痛伴剧烈触痛,部分病例可发生睾丸萎缩,双侧萎缩者可导致不育症。

3. 急性胰腺炎 较少见。常发生于腮腺肿大数日后,表现为上腹疼痛和压痛,伴发热、寒战及呕吐等。因单纯腮腺炎即可引起血、尿淀粉酶增高,因此不能以淀粉酶增高作为诊断胰腺炎的依据,还需做血清脂肪酶检查。

4. 其他 可有心肌炎、肾炎、乳腺炎、关节炎等。

六、实验室检查

1. 血常规 白细胞总数正常或稍低,淋巴细胞相对增多。有并发症时白细胞总数及中性粒细胞可增高。

2. 血清及尿淀粉酶测定 疾病早期约 90% 的患儿血清和尿液淀粉酶有轻至中度增高,血脂肪酶增高有助于胰腺炎的诊断。

3. 血清学检查 采用 ELISA 法检测患儿血清中腮腺炎病毒特异性 IgM 抗体,有助于早期快速诊断。

4. 病毒分离 患儿的脑脊液、唾液、尿液或血中可分离出病毒。

七、诊断与鉴别诊断

根据流行病学及患儿发病前 2~3 周内有与腮腺炎患儿接触史,并有发热、腮腺肿大疼痛等表现临床诊断不难。疾病早期或疑似病例可进行血清学检查及病毒分离以确诊。鉴别诊断包括急性化脓性腮腺炎、其他病毒性腮腺炎,其他疾病所致的腮腺肿大,如白血病、淋巴瘤、腮腺肿瘤等。

八、治疗

本病为自限性疾病,无特殊治疗,主要为对症治疗及支持治疗。

1. 对症治疗 头痛及并发睾丸炎者给予解热止痛药物,睾丸肿痛时可用丁字带托起。

2. 重症患儿可短期使用肾上腺糖皮质激素治疗,疗程 3~5 天。中药治疗常用普济消毒饮加减内服及青黛散调醋局部外敷等。

3. 抗病毒治疗 发病早期可用利巴韦林静滴,每日 10~15mg/kg,疗程 5~7 天,也可应用干扰素治疗,有加速消肿、缩短热程的疗效。

4. 注意口腔卫生,经常用温盐水或复方硼砂液漱口。多饮水,给予富有营养、易消化的半流质或软食。忌酸、辣、干、硬食物,以免增加唾液分泌及咀嚼使疼痛加剧。

九、预防

1. 控制传染源 隔离患儿至腮腺肿大完全消退为止,易感儿接触后应隔离观察 3 周。

2. 切断传播途径 对患儿的呼吸道分泌物及其污染的物品进行消毒,居室应空气流通。患儿所用的食具等煮沸 30 分钟即可达到消毒的目的,紫外线照射半分钟即可杀灭病毒,所以患儿的衣服、被褥、玩具、文具或其他不能用煮沸消毒的物品,可在室外暴晒。

3. 保护易感人群 流行期间易感儿应尽量避免去公共场所,幼儿园与学校应加强晨检。易感儿可接种腮腺炎减毒活疫苗,能起到保护作用。对 8 个月以上易感儿可接种腮腺炎减毒活疫苗。

第六节 脊髓灰质炎

脊髓灰质炎是由脊髓灰质炎病毒引起的急性传染病,临床特征为分布不规则和轻重不等的迟缓性瘫痪。重者会因呼吸肌麻痹而死亡。目前尚无有效治疗。因本病多发于小儿,故又称"小儿麻痹症"。自口服脊髓灰质炎减毒活疫苗广泛应用以来,本病发病率已明显降低。

一、病原学

脊髓灰质炎病毒属于微小 RNA 病毒科的肠道病毒属,有 3 个血清型,以 I 型发病较多,且较易引起瘫痪,各型间很少交叉免疫。本病毒在外界生命力强,零下 20℃下可存活数年,在粪便和污水中可存活数月,对高温、干燥及氧化剂敏感,煮沸立刻灭活,紫外线、2% 碘及高锰酸钾均可使其灭活。

二、流行病学

人是脊髓灰质炎病毒的唯一自然界宿主。病人和无症状病毒携带者(隐性感染)均为传染源,整个病程均具传染性,潜伏期末和瘫痪前期传染性最强。患儿鼻咽部分泌物和粪便中都含有病毒,粪 - 口传播是本病主要传播方式,病初亦可通过飞沫传播。人群普遍易感,6 个月 ~5 岁小儿多见。感染后可获同型病毒持久的免疫力。一年四季均可发病,以夏季和秋季为多。

三、发病机制

病毒经口进入人体,在咽部和回肠淋巴组织中增殖,同时向外排出病毒,若机体能及时将病毒清除,可不发病而呈隐性感染。若病毒经淋巴进入血液,形成病毒血症,病毒通过血流到达全身单核吞噬细胞系统,进一步增殖后再次入血,形成第 2 次病毒血症。此时如果体内抗体能中和病毒,则不侵犯中枢神经系统,患儿仅有上呼吸道和肠道症状,形成顿挫型。若病毒致病力强或体内抗体产生过迟或不足,病毒进一步侵犯中枢神经系统,引起无瘫痪型或瘫痪型。

四、临床表现

潜伏期一般 8~12 天,临床表现差异很大,分为无症状型(又称隐性感染,占 90% 以上)、顿挫型(约占 4%~8%)、无瘫痪型和瘫痪型。其中瘫痪型典型表现可分为以下五期。

1. 前驱期　主要表现为发热、乏力、咽痛、流涕及咳嗽等上呼吸道症状，或食欲减退、恶心、呕吐、腹泻等消化道症状。持续1~4日，如病情不再发展而痊愈即为顿挫型。

2. 瘫痪前期　多数患儿由前驱期进入本期，感觉过敏、肌肉酸痛，主要为肢体和颈背部疼痛，同时有多汗、皮肤发红、烦躁不安等兴奋状态和脑膜刺激征阳性等神经系统体征。小婴儿拒抱，较大患儿体检可见：①三脚架征：患儿坐起时困难，需用两臂后撑在床上使身体形似三角形以支持体位，提示有脊柱强直。②吻膝试验阳性：小儿坐起后不能自如地弯颈使下颌抵膝。③头下垂征：将手置于患儿肩下并抬起躯干时，患儿头向后下垂。此时脑脊液已出现异常。如患儿经3~6日康复，称无瘫痪型。

3. 瘫痪期　临床上无法将此期与瘫痪前期截然分开，一般于起病后的2~7天或第2次发热1~2天后发生瘫痪，并逐渐加重，至体温正常后瘫痪停止进展，不伴感觉障碍。根据病变部位可分为4型。

（1）脊髓型：最常见。多表现为不对称的单侧下肢弛缓性瘫痪，不伴感觉障碍。如累及颈背肌、膈肌、肋间肌时，可出现抬头及坐起困难、呼吸运动受限、矛盾呼吸等表现。腹肌、肠肌或膀胱肌瘫痪可引起肠麻痹、顽固性便秘、尿潴留或尿失禁。

（2）延髓型：病毒侵犯延髓呼吸中枢、循环中枢及脑神经核，病情大多严重，可见脑神经麻痹及呼吸、循环受损的表现。常与脊髓型同时发生，可因呼吸衰竭和循环衰竭而死亡。

（3）脑型：较少见。表现与病毒性脑炎相似，可有上运动神经元瘫痪。

（4）混合型：同时存在上述两种或两种以上类型的表现。以脊髓型与延髓型同时存在多见。

4. 恢复期　一般在瘫痪后1~2周，肢体远端的瘫痪肌群开始恢复，并逐渐上升至腰部。轻症者1~3个月恢复，重症者则需更长时间。

5. 后遗症期　因运动神经元严重受损而形成持久性瘫痪，1~2年内仍不能恢复则为后遗症，可导致肌肉萎缩及畸形，患儿不能站立行走或呈跛行。

五、并发症

呼吸肌麻痹者可继发吸入性肺炎、肺不张；尿潴留易并发尿路感染；长期卧床可致压疮、肌萎缩、骨质脱钙、尿路结石和肾衰竭等。

六、实验室检查

1. 血常规　外周血白细胞多正常，急性期血沉可增快。

2. 脑脊液　瘫痪前期及瘫痪早期可见白细胞数增多（以淋巴细胞为主），蛋白增加不明显，呈细胞蛋白分离现象，对诊断有一定的参考价值。热退后白细胞恢复正常，但蛋白增高，且持续时间可长达4~6周。

3. 血清学检查　近期未服用过脊髓灰质炎疫苗的患儿，发病1个月内用ELISA法检测患儿血液及脑脊液中抗脊髓灰质炎病毒特异性IgM抗体，有利于早期诊断。

4. 病毒分离　粪便病毒分离是本病最重要的确诊性试验。疾病早期可从血、咽部分泌物及粪便中分离出病毒。

七、诊断与鉴别诊断

脊髓灰质炎出现典型瘫痪症状时，诊断并不困难。瘫痪出现前多不易确诊。血清学检

查和大便病毒分离阳性可确诊。需与其他急性
迟缓性麻痹相鉴别。

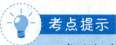

考点提示

脊髓灰质炎的鉴别诊断

1. 急性感染性多发性神经根神经炎（吉
兰 - 巴雷综合征）　起病前 1~2 周常有呼吸道或
消化道感染史,一般不发热,由远端开始的上行性、对称性、弛缓性肢体瘫痪,多有感觉障碍。
面神经、舌咽神经可受累,病情严重者常有呼吸肌麻痹。脑脊液呈蛋白细胞分离现象。血清
学检查和大便病毒分离可鉴别见表 14-2。

表 14-2　脊髓灰质炎（瘫痪型）与感染性多发性神经根神经炎的鉴别要点

	脊髓灰质炎	感染性多发性神经根神经炎
发病早期	多有发热	很少有发热
瘫痪肢体	不对称弛缓性瘫痪,且近端重于远端	对称性弛缓性瘫痪,且远端重于近端
感觉障碍	多无	多有
脑膜刺激征	有	多无
早期脑脊液改变	呈细胞蛋白分离	呈蛋白细胞分离
遗留后遗症	多有	多无

2. 家族性周期性瘫痪　较少见,常有家族史及周期性发作史,突然起病,发展迅速,对
称性四肢弛缓性瘫痪。发作时血钾降低,补钾后迅速恢复。

3. 周围神经炎　臀部注射时位置不当、维生素 C 缺乏、白喉后神经病变等引起的瘫痪,
可根据病史、感觉检查和有关临床特征鉴别。

4. 假性瘫痪　婴儿如有先天性髋关节脱位、骨折、骨髓炎、骨膜下血肿时可见假性瘫
痪。应详细询问病史、体格检查,必要时经 X 线检查容易确诊。

八、治疗

目前尚无药物可控制瘫痪的发生和发展,主要是对症处理和支持治疗。

1. 前驱期和瘫痪前期　避免劳累、肌内注射及手术等刺激,肌肉痉挛疼痛可用热敷或
口服镇痛剂。静脉滴注高渗葡萄糖和维生素 C,以减轻神经组织水肿。静脉输注射丙种球
蛋白每日 400mg/kg,连用 2~3 天,可使病情减轻。

2. 瘫痪期　瘫痪肢体置于功能位置,防止畸形。瘫痪期可用促神经传导和增强肌肉张
力的药物。地巴唑每日 0.1~0.2mg/kg 顿服,一个疗程 10 天,有扩张血管和兴奋脊髓的作用;
加兰他敏每日 0.05~0.1mg/kg 肌内注射,20~40 天为一个疗程,能促进神经传导;也可用维生
素 B_{12} 0.1mg/d 肌内注射,促神经细胞代谢。若有呼吸肌麻痹,及早使用呼吸机、给氧、保持呼
吸道通畅;吞咽困难者用鼻饲保证营养;继发感染者选用适宜的抗生素治疗。

3. 恢复期及后遗症期　尽早开始主动和被动锻炼,防止肌肉萎缩。也可采用针灸、按
摩及理疗等,促进功能恢复,严重肢体畸形可手术矫正。

九、预防

1. 控制传染源　隔离患儿至病后 40 天,密切接触者医学观察 20 天。

2. 切断传播途径　患儿的分泌物、排泄物用漂白粉消毒,衣物、被褥日光暴晒。

3. 保护易感人群 与患儿有密切接触的 <5 岁的小儿和先天性免疫缺陷的儿童应及早注射丙种球蛋白,每次 0.3~0.5ml/kg,每日 1 次连用 2 次,可防止发病或减轻症状。普遍接种疫苗是降低发病率以至消灭本病的主要措施。我国现行口服疫苗程序为 2、3、4 月龄各服 1 次三价疫苗,4 岁时加服 1 次。

第七节　中毒型细菌性痢疾

中毒型细菌性痢疾是急性细菌性痢疾的危重型。起病急骤,突然高热,反复惊厥、嗜睡、迅速发生休克、昏迷,死亡率高,必须积极抢救。

一、病原学

病原菌为痢疾杆菌,属志贺菌属,为革兰阴性杆菌,分 4 群(A 群:志贺菌、B 群:福氏菌、C 群:鲍氏菌及 D 群:宋内菌),我国以 B 群多见。该菌对外界抵抗力较强,最适宜生长温度为 37℃,耐湿、耐寒,但不耐热及阳光,常用的各种消毒剂均可将其灭活。

二、流行病学

患儿及带菌者是主要传染源。主要通过消化道传播,即痢疾杆菌随患儿或带菌者的粪便排出,通过污染的手、日常生活接触、污染的食物或水源,经口传染给易感者。该病主要流行于夏、秋季。人群普遍易感,多见于平素体格健壮、营养状况好的 2~7 岁小儿。

三、发病机制

志贺菌内毒素从肠壁吸收入血后,引起发热、毒血症及急性微循环障碍。中毒型菌痢肠道病变轻微,但全身病变重,病变在脑组织中最为显著,可发生脑水肿甚至脑疝,是菌痢死亡的主要原因。

四、临床表现

潜伏期多数为 1~2 天,起病急骤,突发高热,体温可达 40℃以上,短期内即出现呼吸衰竭、休克或昏迷。肠道症状多不明显甚至无腹痛及腹泻,也有在发热、排便后 2~3 天发展为中毒型,常被误诊为其他热性疾病。按其临床表现可分为 4 型:

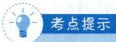

考点提示

中毒型细菌性痢疾的临床表现

1. 休克型(皮肤内脏微循环障碍型) 主要表现为感染性休克,患儿面色苍白、脉搏细速、血压下降、四肢厥冷、皮肤花纹等,后期可出现心、肺、肾等多器官功能不全及不同程度的意识障碍的表现。

2. 脑型(脑微循环障碍型) 以颅内压增高、脑水肿、脑疝及呼吸衰竭为主。起病急,患儿出现剧烈头痛、呕吐、血压增高、反复惊厥、昏迷,重者呼吸节律不齐、双侧瞳孔大小不等、对光反射迟钝或消失,甚至呼吸停止。此型较严重,病死率高。

3. 肺型(肺微循环障碍型) 主要表现为呼吸窘迫综合征,以肺微循环障碍为主,患儿突然呼吸加深加快,呈进行性呼吸困难,直至呼吸停止,常由脑型或休克型发展而来,病情危重,病死率高。

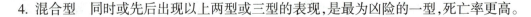

4. 混合型　同时或先后出现以上两型或三型的表现,是最为凶险的一型,死亡率更高。

五、实验室检查

1. 血常规　白细胞总数增高,以中性粒细胞增高为主,并可见核左移。当出现弥散性血管内凝血(DIC)时,血小板明显减少。

2. 大便常规　病初可正常,以后出现黏液脓血便,镜检可见大量脓细胞、红细胞及巨噬细胞。

3. 大便培养　分离出痢疾杆菌是确诊本病的依据。在抗菌治疗前,尽早取新鲜粪便的脓血部分多次送检标本培养,以提高检出率。

4. 特异性核酸检测　采用核酸杂交或聚合酶链式反应(PCR)可直接检查粪便中的痢疾杆菌核酸,灵敏度高,特异性强,快速简便。

六、诊断与鉴别诊断

发病前有不洁饮食史或与腹泻患儿接触史,在夏秋季节,2~7岁平素体质健壮的儿童突起高热、伴反复惊厥、昏迷和(或)休克的表现,均应考虑中毒型菌痢。可用肛拭子或灌肠取大便做常规检查,镜检发现成堆脓细胞或红细胞可初步确诊。中毒型菌痢需与高热惊厥、病毒性脑炎等疾病相鉴别。

七、治疗

本病发病急骤,病情危重,必须积极抢救。

1. 降温止惊　综合应用物理、药物降温或亚冬眠疗法。持续惊厥者,可用地西泮静脉注射 0.3mg/kg(每次最大剂量≤10mg/次);或用水合氯醛 40~60mg/kg 保留灌肠;或苯巴比妥钠每次 5~10mg/kg 肌内注射。

2. 抗休克治疗　扩充血容量,纠正酸中毒,维持水、电解质及酸碱平衡;在充分扩容基础上使用血管活性药物,改善微循环,如酚妥拉明、多巴胺等;可及早使用糖皮质激素。

3. 防治脑水肿及呼吸衰竭　保持呼吸道通畅,吸氧。首选 20% 甘露醇降低颅内压,静脉滴注,每次 0.5~1g/kg,每 6~8 小时一次,疗程 3~5 天,或与利尿剂交替应用;可短期静脉推注地塞米松。若出现呼吸衰竭应尽早应用呼吸兴奋剂或呼吸机。

4. 控制感染　为迅速有效控制感染,常用两种抗生素静脉滴注,如阿米卡星(丁胺卡那霉素)、头孢噻肟钠或头孢曲松钠等药物,病情好转后改口服。

八、预防

1. 控制传染源　采取肠道隔离至临床症状消失后 1 周,或连续 3 次便培养阴性为止。

2. 切断传播途径　对患儿食具要煮沸消毒 15 分钟,患儿的粪便要用 1% 含氯石灰澄清液浸泡消毒后才能倒入下水道或粪池,污染的水源及食品要及时消毒,患儿的尿布及内裤要煮过或用沸水浸泡后再洗。培养患儿良好的卫生习惯,饭前便后要洗手,不饮生水,清洁水洗瓜果蔬菜和碗筷及漱口,吃熟食,生熟分开,防止苍蝇叮爬食物。

3. 保护易感人群　在流行期间口服痢疾减毒活疫苗,对暴发疫情地区中的密切接触者应进行医学观察 7 天。对于患儿及家属给予预防和健康教育,宣讲急性菌痢的致病因素和预防措施,说明养成良好的个人卫生习惯、并注意加强体育锻炼,生活规律的重要性。

第八节 手足口病

手足口病是由一组肠道病毒引起的急性传染病。主要通过消化道、呼吸道和密切接触传播。一年四季都可发病,以夏、秋季节最多。多发生于3岁以下的婴幼儿,以手、足、口腔等部位皮肤黏膜的皮疹、疱疹、溃疡为典型表现,重者可出现脑膜炎、脑炎、脑脊髓炎、肺水肿和循环障碍等,个别重症患儿病情发展快,导致死亡。由于病毒的传染性很强,常在托幼机构造成流行。

一、病原学

引起手足口病的病原体主要为肠道病毒,其中以柯萨奇病毒A组16型和肠道病毒71型感染最常见。肠道病毒属RNA病毒类的微小RNA病毒科。适合在湿热的环境中生存,不易被胃酸和胆汁灭活。该类病毒对外界有较强的抵抗力,在4℃可存活1年。因病毒结构中无脂质,故对乙醚、来苏、氯仿等消毒剂不敏感,但病毒不耐强碱,对紫外线及干燥敏感。高锰酸钾、漂白粉、甲醛、碘酒等能使其灭活。

二、流行病学

人类是已知的人肠道病毒的唯一宿主。本病的传染源包括患儿和隐性感染者,主要经粪-口途径传播,亦可经接触患儿呼吸道分泌物、疱疹液及污染的物品而感染。本病传染性强,人群对肠道病毒普遍易感,但成人大多通过隐性感染获得相应的抗体,因此临床上以儿童患者为主,尤其容易在托幼机构的儿童之间流行,有时可在短时间内造成较大范围的流行。

三、发病机制

肠道病毒通过呼吸道或消化道进入人体内,在局部黏膜或淋巴组织中增殖,由此进入血液循环导致病毒血症,并随血流播散至脑膜、脑、脊髓、心脏、皮肤、黏膜等靶组织继续复制,引发炎症性病变并出现相应的临床表现。

四、临床表现

手足口病的临床表现复杂而多样,根据临床病情的轻重程度,分为普通病例和重症病例。

1. 普通病例 急性起病,大多有发热,可伴有咳嗽、流涕、食欲缺乏等症状。发病期主要以手、足、臀部皮疹及口咽痛为特征。口腔黏膜疹出现较早,起初为粟米样斑丘疹或水疱,周围有红晕,主要位于舌及两颊部或口唇,引起口腔疼痛,导致患儿拒食、流涎。手、足等远端部位及臀部、躯干和四肢成簇出现或平或凸的斑丘疹或疱疹,无疼痛瘙痒。偶见于躯干,呈离心性分布。手、足、口病损在同一患儿不一定全部出现。皮疹消退后不留瘢痕或色素沉着,多在1周内痊愈,预后良好。

2. 重症病例 少数病例(尤其是7~12个月患儿)病情进展迅速,在发病1~5天出现脑膜炎、脑炎(以脑干脑炎最为凶险)、脑脊髓炎、肺水肿、循环障碍等,极少数病例病情危重,可致死亡,存活病例可留有后遗症。

(1)神经系统表现:多出现在病程1~5天内,患儿可持续高热,出现中枢神经系统损害表现,如头痛、呕吐、精神差、嗜睡、易激惹、谵妄甚至昏迷;肢体抖动、肌阵挛、眼球震颤、共济失调、眼球运动障碍;肌无力或急性弛缓性瘫痪、惊厥等。查体可见脑膜刺激征、腱反射减弱或消失,巴宾斯基征等病理征阳性。

(2)呼吸系统表现:呼吸浅促、呼吸困难或节律改变,口唇发绀,咳嗽加重,咳白色、粉红色或血性泡沫样痰;肺部可闻及湿啰音或痰鸣音。

(3)循环系统表现:心率增快或减慢,面色灰白、皮肤花纹、四肢发凉、出冷汗,指(趾)端发绀;持续血压降低,毛细血管充盈时间延长。

五、实验室检查

1. 血常规　白细胞计数多正常或降低,病情危重者白细胞计数可明显升高。

2. 血生化检查　部分病例可有轻度谷丙转氨酶、谷草转氨酶以及心肌酶水平升高,升高程度与疾病严重程度和预后密切相关。病情危重者可有肌钙蛋白和血糖升高。

3. 脑脊液检查　神经系统受累时脑脊液外观清亮,压力增高,细胞计数增多,蛋白正常或轻度增高,糖和氯化物正常。脑脊液病毒中和抗体滴度增高有助于明确诊断。

4. 血气分析　呼吸系统受累时可有动脉血氧分压降低、血氧饱和度下降,二氧化碳分压升高和酸中毒。

5. 病原学检查　用组织培养分离肠道病毒是目前诊断的金标准,但病毒特异性核酸是手足口病病原确认的主要方法。还可通过血清学检查测定血清中肠道病毒中和抗体的滴度,通常用急性期血清与恢复期血清滴度进行比较,抗体滴度4倍或4倍以上增高证明病毒感染。

6. 影像学检查　胸部X线检查可表现为双肺纹理增多,网格状、斑片状阴影,部分病例以单侧为著。磁共振检查神经系统受累者可见以脑干、脊髓灰质损害为主的异常改变。

六、诊断与鉴别诊断

1. 诊断　轻症病例根据流行病学资料,急性起病,发热伴手、足、口腔、臀部皮肤斑丘疹及疱疹样损害可做出诊断。少数危重病例皮疹不典型,临床诊断困难,需结合病原学或血清学检查做出诊断。年龄 <3 岁的患儿,具有以下临床特征,可能在短期内发展为危重病例:①高热持续不退。②精神差、呕吐、易惊、肢体抖动、无力。③呼吸、心率增快。④出冷汗、末梢循环不良。⑤高血压。⑥外周血白细胞计数、血小板计数明显增高。⑦高血糖。

2. 鉴别诊断　普通病例需与其他引起儿童发热、出疹性的疾病相鉴别,见表14-1。重症病例常表现为高热、惊厥、昏迷、弛缓性瘫痪及心肺衰竭,可无手足口病的典型表现,需与中毒型菌痢、乙型脑炎、化脓性脑膜炎、结核性脑膜炎、Reye综合征、急性呼吸窘迫综合征等疾病鉴别。以弛缓性瘫痪为主要症状者应该与脊髓灰质炎鉴别。发生神经源性肺水肿者,还应与重症肺炎鉴别。循环障碍为主要表现者应与暴发性心肌炎、感染性休克等鉴别。流行病学特点、皮疹形态、部位、出疹时间以及有无淋巴结肿大等可资鉴别,以皮疹形态及部位最为重要。

七、治疗

1. 普通病例　目前尚无特效抗病毒药物和特异性治疗手段,主要是对症治疗。注意隔离,患儿应在家中隔离,直到体温正常、皮疹消退及水疱结痂,一般需2周。避免交叉感染,患儿所用物品应彻底消毒。发病1周内卧床休息,多饮温开水。饮食宜清淡、易消化、含维生素丰富。口腔有糜烂时进流质食物,禁食刺激性食物,可涂金霉素、鱼肝油。剪短患儿指甲,必要时包裹双手,防止抓破皮疹,导致破溃感染。选冰硼散、金黄散、青黛散等任一种用蒸馏水稀释溶化后用消毒棉签蘸涂患处,每天3~4次。疱疹破裂后,局部涂擦1%甲紫或抗生素软膏。

2. 重症病例

(1)神经系统受累的治疗:①控制颅内高压:限制入量,积极给予甘露醇降颅压治疗,每次0.5~1.0g/kg,每4~8小时1次,20~30分钟快速静脉注射。根据病情调整给药间隔时间及剂量。必要时加用呋塞米。②酌情应用糖皮质激素治疗,每日参考剂量:甲泼尼龙1~2mg/kg;氢化可的松3~5mg/kg;地塞米松0.2~0.5mg/kg,病情稳定后,尽早减量或停用。③酌情静脉注射免疫球蛋白,总量2g/kg,分2~5天给予。④对症治疗:降温、镇静、止惊。密切监护,严密观察病情变化。

(2)呼吸、循环衰竭的治疗:①保持呼吸道通畅,吸氧.②监测呼吸、心率、血压和血氧饱和度。③在维持血压稳定的情况下,限制液体入量。④保护重要脏器的功能,维持内环境稳定。⑤抗生素防治继发肺部细菌感染。

(3)恢复期治疗:①促进各脏器功能恢复。②功能康复治疗。③中西医结合治疗。

八、预防

目前尚无安全有效的疫苗。患儿应进行隔离。手足口病传播途径多,婴幼儿和儿童普遍易感。搞好儿童个人、家庭和托幼机构的卫生是预防本病感染的关键。在本病流行期间,尽量不带婴幼儿和儿童到人群聚集、空气流通差的公共场所。同时,根据儿童生活环境中是否有手足口病发生,以及与手足口病发病患儿接触的密切程度,采取不同的预防措施。

第九节 结 核 病

 病例

患儿,男,5岁。因近2周发热、咳嗽、食欲减退、疲乏无力就诊。体检:T38.2℃,P94次/分,R24次/分。神志清楚,轻度营养不良,双颈部淋巴结肿大,两肺叩诊浊音,肺部闻及少量干啰音。PPD试验+++,胸部X线提示左肺"双极影"阴影。

请问:1. 该患儿的初步诊断是什么病?诊断依据是什么?应与哪些疾病鉴别?

2. 该患儿的治疗原则是什么?

3. 应采取哪些预防措施?

一、结核病概述

结核病是由结核分枝杆菌引起的慢性呼吸道传染性疾病。全身各个脏器均可受累,但以原发型肺结核最常见,严重病例可引起血行播散发生粟粒性肺结核或结核性脑膜炎,后者是小儿结核病引起死亡的主要原因。近年来由于人类免疫缺陷病毒(HIV)的流行和耐药结核菌株的产生,许多国家结核病发病率有上升趋势。1997年开始将每年的3月24日定为"世

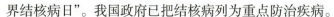

界结核病日"。我国政府已把结核病列为重点防治疾病。

（一）病原学

病原体属于分枝杆菌,为需氧菌,具有抗酸性,革兰染色阳性,抗酸染色呈红色。分裂繁殖缓慢。对人类致病的主要是人型和牛型,我国小儿结核病大多由人型结核杆菌引起。结核分枝杆菌对酸、碱、消毒剂有较强的抵抗力。冰冻1年仍保持活力,湿热对其杀菌力较强,阳光直接照射下2小时,紫外线照射15~20分钟死亡。痰液内结核菌用5%苯酚或20%漂白粉须经24小时处理才被杀灭。抗结核药物需长期使用,当不规则使用或药物单用及剂量不足时,易形成耐药菌株。

（二）流行病学

开放性肺结核患儿是主要传染源,尤其是家庭内传染,正规化疗2~4周后,随着痰中细菌排量减少而传染性降低。呼吸道是主要的传染途径,可经飞沫或带有结核分枝杆菌的痰液干燥后随尘土飞扬而进入呼吸道,产生肺部原发病灶。少数经消化道传播,经皮肤或胎盘传染者少见。小儿是结核病的主要易感者,生活贫困、居住拥挤、营养不良及社会经济落后等是结核病高发的诱因。

（三）发病机制

小儿初次接触结核分枝杆菌后是否发展为结核病,主要与机体的免疫力、细菌的毒力以及数量,尤其与细胞免疫强弱相关。人体初次感染结核分枝杆菌4~8周后产生细胞免疫,同时出现组织超敏反应。细菌量少而组织敏感性高时,则形成由淋巴细胞、巨噬细胞和成纤维细胞组成的肉芽肿;细菌量多而组织敏感性高时,导致组织坏死不完全,产生干酪样物质;细菌量多而组织敏感性低时,则引起感染播散和局部组织破坏。

机体感染结核分枝杆菌后,在产生免疫力的同时,也产生变态反应,结核变态反应和免疫是同一细胞免疫过程的两种不同表现。结核变态反应对免疫的影响为双重作用:一般认为适度的变态反应,机体抵抗力最强,病情局限;变态反应过强时,可加剧炎症反应,甚至发生干酪样坏死,造成组织严重损伤或结核分枝杆菌播散,对机体不利;变态反应过弱时,机体反应性差。

（四）诊断

1. 病史

（1）结核中毒症状:有无长期低热、咳嗽、盗汗、乏力、食欲不振、消瘦等。

（2）结核接触史:家庭中有与开放性结核病患者的接触史对诊断有重要意义,年龄愈小,意义越大。

（3）卡介苗接种史:按计划接种卡介苗可以提高机体对结核病的抵抗力,应仔细检查患儿有无卡介苗接种后的瘢痕。

（4）有无急性传染病史:特别是麻疹、百日咳等可使机体免疫功能暂时降低,常为结核病的诱因。

（5）有无结核过敏表现:如结节性红斑、疱疹性结膜炎等。

2. 结核菌素试验　测定受试者是否感染过结核分枝杆菌。

（1）试验方法:于左前臂掌侧面中、下1/3交界处,皮内注射0.1ml含5个结核菌素单位的纯蛋白衍化物(PPD),皮丘直径6~10mm,注射后48~72小时观察结果。

（2）结果判定:测定局部硬结的直径(取横、纵两径的平均值)来判断其反应的强度(表14-3)。

表 14-3　结核菌素试验结果判定

判断结果	表示符号	局部反应
阴性	–	无硬结或硬结直径 <5mm
阳性	+	红肿,硬结直径 5~9mm
中度阳性	++	红肿,硬结直径 10~19mm
强阳性	+++	红肿,硬结直径 ≥20mm
极强阳性	++++	硬结≥20mm,局部有水肿、破溃、淋巴管炎及双圈反应

（3）临床意义

1）阳性反应见于：①接种卡介苗后。②年长儿无明显临床症状,呈一般阳性反应,表示曾经感染过结核分枝杆菌。③未接种卡介苗的婴幼儿,阳性反应多表示体内有新的结核病灶,年龄越小,活动性结核可能性越大。④强阳性反应者,为活动性结核病。⑤由阴性反应转为阳性反应,或反应强度由原来小于 10mm 增至大于 10mm,且增幅超过 6mm 时,表示新近有感染。接种卡介苗后与自然感染的阳性反应的主要区别见表 14-4。

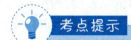

考点提示

结核菌素试验的方法和临床意义

表 14-4　接种卡介苗后与自然感染的阳性反应的主要区别

	接种卡介苗后	自然感染
硬结颜色	浅红	深红
硬结直径	多为 5~9mm	多为 10~15mm
硬结质地	较软、边缘不整	较硬、边缘清楚
阳性反应持续时间	较短,2~3 天即消失	较长,可达 7~10 天以上
阳性反应的变化	有较明显的逐年减弱的倾向,一般于 3~5 年内逐渐消失	较短时间内反应无明显减弱倾向,可持续若干年,甚至终身

2）阴性反应见于：①未感染过结核。②在结核感染 4~8 周之内。③假阴性反应,由于机体免疫功能低下或受抑制所致,如危重结核病、急性传染病、免疫缺陷病、使用免疫抑制剂等。④技术误差或结核菌素失效。

3. 辅助检查

（1）结核分枝杆菌检查：从痰液、胃液、脑脊液、浆膜腔液等找到结核分枝杆菌是重要的确诊手段。

（2）免疫学及分子生物学诊断：应用酶联免疫吸附试验、核酸杂交、聚合酶链反应等检测抗结核分枝杆菌抗体及结核杆菌核酸物质。

（3）血沉：多增快,反映结核的活动性。

（4）X 线检查：胸部 X 线检查是筛查小儿结核病不可缺少的重要手段之一,除正前后位胸片外应同时摄侧位片。可检出结核病灶的范围、性质、类型、活动或进展情况。重复检查有助于结核与非结核疾病的鉴别,也可观察治疗效果。

（5）CT 检查：有助于发现隐蔽区病灶,必要时可作高分辨率肺部 CT 扫描。

（6）纤维支气管镜检查:有助于支气管内膜结核及支气管淋巴结结核的诊断。

（7）周围淋巴结穿刺液涂片检查:可发现特异性结核改变,如结核结节或干酪样坏死。

（五）治疗

1. 一般治疗　注意营养,选用高蛋白、高维生素的饮食。有明显结核中毒症状及体弱者应卧床休息。居住环境应阳光充足,空气流通。避免传染麻疹、百日咳等疾病。一般的原发型结核病可在门诊治疗,但要填报疫情报告,治疗过程中应定期复查随诊。

2. 抗结核药物治疗

（1）目的:杀灭病灶中的结核分枝杆菌;防止血行播散。

（2）原则:早期治疗、适宜剂量、联合用药、规律用药、坚持全程、分段治疗。

（3）目前常用抗结核药分两类:①杀菌药:全效杀菌药包括异烟肼（INH）和利福平（RFP）;半效杀菌药包括链霉素（SM）和吡嗪酰胺（PZA）。②抑菌药:乙胺丁醇（EMB）、乙硫异烟胺（ETH）。小儿抗结核药物见表14-5。

表14-5　小儿抗结核药物

药物	剂量（kg/d）	给药途径	主要副作用
异烟肼（INH 或 H）	l0mg（≤300mg/d）	口服（可肌内注射、静脉滴注）	肝毒性、末梢神经炎、过敏,皮疹和发热
利福平（RFP 或 R）	10mg（≤450mg/d）	口服	肝毒性、恶心、呕吐和流感样症状
链霉素（SM 或 S）	20~30mg（≤750mg/d）	肌内注射	第Ⅷ脑神经损害、肾毒性、过敏、皮疹和发热
吡嗪酰胺（PZA 或 Z）	20~30mg（≤750mg/d）	口服	肝毒性、高尿酸血症、关节痛、过敏和发热
乙胺丁醇（EMB 或 E）	15~25mg	口服	皮疹、视神经炎
乙硫异烟胺（ETH）、丙硫异烟胺	10~15mg	口服	胃肠道反应、肝毒性、末梢神经炎、过敏、皮疹、发热
卡那霉素	15~20mg	口服	肌内注射肾毒性、第Ⅷ脑神经损害
对氨柳酸	150~200mg	口服	胃肠道反应、肝毒性、过敏、皮疹和发热

3. 抗结核治疗方案

（1）标准疗法:一般用于无明显自觉症状的原发型肺结核,疗程9~12个月。每日服用INH、RFP和（或）EMB。

（2）两阶段疗法:一般用于活动性原发型肺结核、急性粟粒性肺结核及结核性脑膜炎。①强化治疗阶段:联用3~4种杀菌药物。目的在于迅速杀灭敏感菌及生长繁殖活跃的细菌与代谢低下的细菌,防治或减少耐药菌株的产生,为化疗的关键阶段。长程疗法此阶段一般需3~4个月,短程疗法时此阶段一般为2个月。②巩固治疗阶段:联用2种抗结核药物,目的在于杀灭持续存在的细菌以巩固疗效,防止复发。在长程疗法时此阶段可长达12~18个月,短程疗法时此阶段一般4个月。

（3）短程疗法:为结核病现代疗法的重大进展,直接监督下服药与短程化疗是WHO治愈结核病人的重要策略。可选用下列几种6~9个月抗结核治疗方案:① 2HRZ/4HR（数字为月数)。②2SHRZ/4HR。③2EHRZ/4HR。若无PZA则将疗程延长至9个月。

（六）预防

1. 控制传染源 结核分枝杆菌涂片阳性病人是小儿结核病的主要传染源，早期发现，合理治疗结核分枝杆菌涂片阳性的患者，是预防小儿结核病的根本措施。

2. 普及卡介苗接种 卡介苗接种是保护易感人群，预防小儿结核病的有效措施。目前我国计划免疫要求在全国城乡普及新生儿卡介苗接种。

下列情况禁止接种卡介苗：①先天性胸腺发育不全症或严重联合免疫缺陷病患儿。②急性传染病恢复期。③注射局部有湿疹或患全身性皮肤病。④结核菌素试验阳性。

3. 预防性抗结核治疗 适应证：①密切接触家庭内开放性肺结核者；②3岁以下婴幼儿未接种卡介苗而结核菌素试验阳性者；③结核菌素试验阳性伴结核中毒症状者；④结核菌素试验新近由阴性转为阳性者；⑤结核菌素试验阳性，新患麻疹或百日咳者；⑥结核菌素试验阳性小儿需较长期使用糖皮质激素或其他免疫抑制剂者。可用INH每日10mg/kg(≤300mg/d)，疗程6~9个月；或INH每日10mg/kg(≤300mg/d)，联合RFP10mg/kg(≤300mg/d)，疗程3个月。

二、原发型肺结核

原发型肺结核为结核分枝杆菌初次侵入肺部后发生的原发感染，是原发型结核病中最常见者，也是小儿肺结核的主要类型。包括原发综合征和支气管淋巴结核。前者由肺原发病灶、局部淋巴结炎和两者相连的淋巴管炎组成，后者以胸腔内肿大淋巴结为主。一般预后良好，但也可以进展而导致干酪性肺炎、结核性胸膜炎等，或恶化血行播散而导致急性粟粒性结核或结核性脑膜炎。

（一）临床表现

1. 症状 轻重不一。轻者可无症状，仅在胸部X检查时发现。年龄较大儿童一般起病缓慢，可有低热、消瘦、疲乏、盗汗、食欲不振等结核中毒症状。婴幼儿及症状较重患儿可急性起病，体温可达39~40℃，但一般情况尚好，与发热不相称，持续2~3周转为低热，并伴有结核中毒症状。胸内淋巴结肿大明显时，可产生压迫症状：压迫气管分叉处可出现类似百日咳样痉挛性咳嗽，压迫支气管使其部分阻塞时可引起喘鸣，压迫喉返神经可出现声音嘶哑等。

2. 体征 肺部体征不明显，与肺内病变不一致。如原发病灶较大，叩诊可呈浊音，听诊呼吸音减低或有少量干湿啰音。部分患儿可出现疱疹性结膜炎，结节性红斑及（或）多发性关节炎等结核变态反应表现。

（二）辅助检查

1. X线检查 是诊断小儿肺结核的主要方法之一。注意应同时作正、侧位胸片检查：①原发综合征：典型特征是由肺部原发灶、淋巴管炎和肿大的肺门淋巴结组成的哑铃型"双极影"。②支气管淋巴结核：为小儿原发型肺结核X线胸片最为常见类型，表现为肺门淋巴结肿大，边缘模糊者称炎症型，边缘清晰者称结节型。

2. CT扫描 可显示纵隔和肺门淋巴结肿大，尤其对疑诊肺结核但胸片正常病例有助于诊断。

3. 结核菌素试验 呈强阳性或由阴性转为阳性。

（三）诊断与鉴别诊断

结合病史、临床表现、实验室检查、结核菌素试验结果及肺部影像学资料综合分析。本病应与上呼吸道感染、支气管炎、百日咳、肺炎、支气管异物、支气管扩张、风湿热、伤寒等疾病相鉴别。

考点提示

原发型肺结核的诊断与鉴别诊断

（四）治疗

1. 无明显症状的原发型肺结核　选用标准疗法,每日服用 INH、RFP 和（或）EMB,疗程 9~12 个月。

2. 活动性原发型肺结核　采用直接督导下短程化疗。强化治疗阶段宜用 3~4 种杀菌药:INH、RFP、PZA 或 SM,2~3 个月后以 INH、RFP 或 EMB 巩固维持治疗。常用方案为 2HRZ/4HR。

三、急性粟粒性肺结核

急性粟粒性肺结核又称急性血行播散性肺结核,是结核分枝杆菌经血行播散而引起的肺结核。多见于婴幼儿,常是原发综合征恶化血行播散的结果,多在原发感染后 3~6 个月内发生。年幼、麻疹、百日咳、营养不良、机体免疫功能低下尤其是人类免疫缺陷病毒（HIV）感染可诱发本病。婴幼儿和儿童常并发结核性脑膜炎。

（一）临床表现

起病急骤,多突发高热,呈稽留热或弛张热,部分患儿体温可不太高,呈规则或不规则发热,常持续数周或数月,多伴有寒战、盗汗、面色苍白、食欲不振、咳嗽、气促及发绀等。约半数以上患儿在起病时就出现脑膜炎征象。肺部可闻及细湿啰音,易被误诊为肺炎。部分病例还伴有肝、脾、淋巴结肿大等,易与败血症、伤寒等混淆。少数患儿主要表现为发热、食欲不振、消瘦、乏力等,临床上易被误诊为营养不良。6 个月以下婴儿粟粒性结核的特点为发病急,症状重而不典型,累及器官多,特别是伴发结核性脑膜炎者居多,病程进展快,病死率高。

（二）辅助检查

1. 胸部 X 线检查　发病 2~3 周后胸片可见大小一致、分布均匀的粟粒状阴影,密布于两侧肺野。

2. CT 扫描　可见肺影显示大小、密度、分布一致的粟粒影,部分病灶有融合。

3. 其他　重症患儿结核菌素试验可呈假阴性,痰或胃液中可查到结核分枝杆菌。

（三）诊断与鉴别诊断

诊断主要根据结核接触史、临床表现、肝脾肿大及结核菌素试验阳性,可疑者应进行细菌学检查、血清抗结核分枝杆菌抗体检测与胸部 X 线检查。临床上应与肺炎、伤寒、败血症及特发性肺间质疾病等相鉴别。

（四）治疗

1. 抗结核药物　目前主张将化疗的全疗程分为两个阶段进行,即强化治疗阶段及维持治疗阶段,此方案可提高疗效。常采用强有力的四联杀菌药物如 INH、RFP、PZA 及 SM。

2. 糖皮质激素　有严重中毒症状及呼吸困难者,在应用有效抗结核药物的同时,可用泼尼松每日 1~2mg/kg,疗程 1~2 个月。

四、结核性脑膜炎

结核性脑膜炎简称结脑,是由结核杆菌侵入脑膜引起的炎症,属小儿结核病中最严重的类型,亦是小儿结核病死亡的主要原因,其死亡率和后遗症的发生率较高,存活者亦可遗留后遗症。常在结核原发感染后1年内发生,尤其在初染结核3~6个月内最容易发生。婴幼儿多见,四季均可发病,但以冬、春季为多。各种急性传染病,如麻疹、百日咳等常可诱发本病。早期诊断和合理治疗是改善本病预后的关键。

(一)发病机制

结核性脑膜炎常为全身粟粒性结核病的一部分,由于婴幼儿中枢神经系统发育不完善,血-脑屏障功能不完善,免疫功能低,入侵的结核分枝杆菌容易经血行播散透过血-脑屏障而形成结核性脑膜炎。结脑也可由脑实质或脑膜的结核病灶溃破,结核分枝杆菌侵入蛛网膜下腔和脑脊液中所致。

(二)临床表现

典型病例大多起病缓慢,婴幼儿可以骤起高热、以惊厥发病。典型临床表现分3期。

1. 早期(前驱期) 持续1~2周,主要表现为性格改变,如少言、懒动、易疲倦、烦躁、易怒等,可伴有低热、厌食、盗汗、消瘦、便秘及不明原因的呕吐等,年长儿可诉头痛,多轻微或非持续性;婴儿则表现为嗜睡、皱眉或发育迟滞等。

2. 中期(脑膜刺激期) 约1~2周,患儿体温逐渐增高,因颅内压增高而导致剧烈头痛、喷射性呕吐、感觉过敏、嗜睡或烦躁不安、惊厥等。脑膜刺激征阳性是结脑最主要的体征。小婴儿则表现为前囟膨隆、骨缝裂开。此期可出现颅神经障碍症状,最常见的是面神经瘫痪,其次为动眼神经和展神经麻痹。部分患儿可出现运动、语言障碍等脑炎的表现。

3. 晚期(昏迷期) 约1~3周,上述症状逐渐加重,由意识模糊、半昏迷进入完全昏迷。阵挛性或强直性惊厥频繁发作。患儿极度消瘦,呈舟状腹,常伴有水、电解质代谢紊乱。明显颅内高压及脑积水时,呼吸节律不规则。最终因颅内压急剧增高导致脑疝,致使呼吸及心血管运动中枢麻痹而死亡。

(三)辅助检查

1. 脑脊液检查 对本病的诊断极为重要。压力增高,外观无色透明或呈毛玻璃样,静置12~24小时后,脑脊液中可有蜘蛛网状薄膜形成,取之涂片检查,可查到结核分枝杆菌。白细胞总数多为(50~500)$\times 10^6$/L,分类以淋巴细胞为主;蛋白定量增加,一般

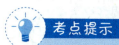

考点提示
结核性脑膜炎的脑脊液检查

多为1.0~3.0g/L;糖和氯化物均降低是结核性脑膜炎的典型改变。最可靠的诊断依据是脑脊液中检出结核分枝杆菌。对脑脊液改变不典型者,需重复化验,动态观察变化。

2. 结核菌素试验 部分患儿可呈假阴性。

3. X线检查、CT扫描或磁共振 约85%结脑患儿胸片有结核病改变,多为活动性结核,胸片证实有血行播散对确诊结脑很有意义。脑CT在早期可正常,随着病情进展可出现基底核阴影增强,脑池密度增高、模糊、钙化、脑室扩大、脑水肿或早期局灶性梗死症。

(四)诊断和鉴别诊断

询问患儿有无与开放性结核病患者的密切接触史,特别是家庭内开放性肺结核患者接触史;是否接种过卡介苗;曾经有无结核病史,尤其是1年内发现结核病又未正规治疗者;近期是否患过麻疹、百日咳等其他急性传染病。凡有上述病史的患儿,出现性格改变、头痛、不明原因的呕吐、嗜睡或烦躁不安交替出现及顽固性便秘时,即应考虑本病的可能。应与化脓性脑膜炎、病毒性脑膜炎、隐球菌脑膜炎、脑肿瘤等疾病相鉴别。

（五）并发症及后遗症

最常见的并发症为脑积水、脑实质损害、脑出血及颅神经障碍。其中前 3 种是导致结脑死亡的常见原因。严重后遗症为脑积水、肢体瘫痪、智力低下、失明、失语、癫痫及尿崩症等。

（六）治疗

主要抓住两个重点环节,一是抗结核治疗,二是降低颅内高压。

1. 一般疗法　应卧床休息,保持室内安静。提供高热量、高蛋白质及富含维生素、易消化的食物,进食宜少量多餐。对昏迷患儿,可用鼻饲或静脉补充营养,以保证营养和维持水、电解质平衡。经常变换体位,防止产生压疮和坠积性肺炎。做好眼睛、口腔、皮肤的护理。

2. 抗结核治疗　联合应用易透过血 - 脑屏障的抗结核杀菌药,分阶段治疗。

（1）强化治疗阶段:联合使用 INH、RFP、PZA 及 SM,疗程 3~4 个月。INH 每日 15~25mg/kg,RFP 每日 10~15mg/kg,PZA 20~30mg/kg,SM 每日 15~20mg/kg,开始治疗的 1~2 周,将 INH 全日量的一半加入 10% 葡萄糖液中静脉滴注,余量口服,待病情好转后改为全日量口服。

（2）巩固治疗阶段:继续应用 INH、RFP 或 EMB。RFP 或 EMB 9~12 个月。抗结核药物总疗程不少于 12 个月,或待脑脊液恢复正常后继续治疗 6 个月。早期患儿采用 9 个月短程治疗方案（3HRZS/6HR）有效。

3. 降低颅内压　最早于 10 天即可出现,故应及时控制颅内压。

（1）脱水剂:常用 20% 甘露醇,一般剂量为每次 0.5~1.0g/kg,应于 30 分钟内快速静脉注入,4~6 小时一次。脑疝时可加大剂量至每次 2g/kg。2~3 天后逐渐减量,7~10 天后停用。

（2）利尿剂:乙酰唑胺,一般于停用甘露醇前 1~2 天使用,每日 20~40mg/kg 口服,根据颅内压的情况,可服 1~3 个月或更长,每日服用或间歇服（服 4 日,停 3 日）。

（3）侧脑室穿刺引流:对急性脑积水或慢性脑积水急性发作者,用药物降颅压无效或疑有脑疝者,应行侧脑室引流术。引流量根据脑积水严重程度而定,一般每日 50~200ml,持续引流时间为 1~3 周。

4. 肾上腺糖皮质激素　早期使用可抑制炎症渗出从而降低颅内压,并可减少粘连,防止或减轻脑积水的发生,一般使用泼尼松,每日 1~2mg/kg,1 个月后逐渐减量,疗程 8~12 周。

5. 防治惊厥　惊厥发作时应置牙垫,防止舌咬伤。松解衣领,及时清除口鼻分泌物及呕吐物,保持呼吸道通畅,防误吸窒息或发生吸入性肺炎。必要时吸氧,或进行人工辅助呼吸。

6. 随访观察　复发病例均发生在停药后 4 年内,故停药后至少随访 2~3 年。凡临床症状消失,脑脊液正常,疗程结束后 2 年无复发者,方可认为治愈。

本章小结

传染病的基本特征:有病原体、有传染性、流行病学特征、有免疫性。传染病流行的环节:传染源、传播途径、人群易感性。病程发展分为四个阶段:潜伏期、前驱期、症状明显期及恢复期。

麻疹主要为呼吸道卡他症状、口腔麻疹黏膜斑（柯氏斑）及皮肤特殊斑丘疹,疹后遗留色素沉着伴糠麸样脱屑,合并肺炎、喉炎是引起麻疹死亡的主要原因,其无特效治疗,以对症治疗为主;水痘皮疹呈分批出现,皮肤斑疹、丘疹、疱疹和结痂并存,为自限性疾病；猩红热以草莓舌、全身弥漫性鲜红色皮疹和疹后脱屑为特征，抗感染治疗首选青霉素；流行性腮腺炎以腮腺肿大、疼痛为特征，常见并发症有脑膜脑炎和睾丸炎等，本病属于自限性疾病，无特殊治疗；脊髓灰质炎临床特征为分布不规则和轻重不等的迟缓性瘫痪，严重者会因呼吸肌麻痹而死亡，主要是对症处理和支持治疗；中毒型细菌性痢疾起病急骤，突发高热，反复惊厥，迅速发生休克及昏迷，病死率高，必须积极抢救，主要治疗措施有降温止惊、抗休克、防治脑水肿及呼吸衰竭、控制感染；手足口病以手、足、口腔等部位皮肤黏膜的皮疹、疱疹、溃疡为典型表现，目前本病没有特效治疗，以对症治疗为主；小儿结核病以原发型肺结核最常见，包括原发综合征和支气管淋巴结结核，原发综合征的典型胸片特征是哑铃型"双极影"，严重病例可引起粟粒性肺结核或结核性脑膜炎，结核性脑膜炎为小儿结核病中最严重的类型，其临床特点是颅内压增高和脑膜刺激征，脑脊液检查对本病的诊断极为重要，结核病的治疗原则是早期、适量、联合、规律、全程、分段。

（李　卓）

 目标测试

A1 题

1. 麻疹的隔离期是
   A. 隔离至起病后 1 周　　　　　　B. 隔离至出疹后 1 周
   C. 隔离至疹退后 1 周　　　　　　D. 隔离至疹退后 2 周
   E. 无并发症隔离至出疹后 5 天

2. 典型麻疹出疹的顺序是
   A. 四肢末端→躯干→头面→耳后发际
   B. 耳后发际→面部→躯干→四肢→手掌足底
   C. 四肢末端→头面→躯干→背部→胸廓
   D. 头面→耳后→躯干→四肢末端→全身
   E. 四肢末端→头面→耳后发际→前胸→后背

3. 关于水痘的叙述，以下**不正确**的是
   A. 水痘是由水痘 - 带状疱疹病毒引起的
   B. 水痘只通过飞沫传播
   C. 以全身水疱疹为特征
   D. 一年四季均可发病，以冬春季节为高
   E. 水痘为自限性疾病，病程 10 天左右

4. 下列**不符合**水痘皮疹的特点是
   A. 皮疹呈向心性分布　　B. 皮疹最初为斑丘疹　　C. 皮疹不伴瘙痒
   D. 皮疹分批出现　　　　E. 多种形态可同时存在

5. 猩红热的皮疹表现为
   A. 疹退后无脱屑　　　　B. 发热 4~5 天出疹　　　C. 皮肤皱褶处稀疏
   D. 皮疹呈向心性分布　　E. 在充血的皮肤上出现皮疹

6. 治疗猩红热的首选抗生素是

    A. 红霉素   B. 青霉素   C. 克林霉素

    D. 庆大霉素   E. 头孢菌素

7. 猩红热应隔离至

    A. 体温正常   B. 症状消失   C. 青霉素治疗后 10 天

    D. 症状消失后 1 周   E. 症状完全消失后 1 周,咽拭子连续培养 3 次阴性

8. 流行性腮腺炎患儿最常见的并发症是

    A. 喉炎   B. 肺炎   C. 心肌炎   D. 脑膜脑炎   E. 急性胰腺炎

9. 关于中毒型菌痢的说法**不正确**的是

    A. 高热   B. 反复惊厥   C. 病死率高

    D. 消化道传播   E. 常有里急后重

10. 中毒型细菌性痢疾的确诊依据是

    A. 黏液脓血便   B. 腹泻、呕吐   C. 惊厥、昏迷

    D. 夏秋季急性起病

    E. 大便检查发现痢疾杆菌

11. 脊髓灰质炎患儿的隔离期是

    A. 隔离患儿至病后 10 天   B. 隔离患儿至病后 20 天

    C. 隔离患儿至病后 30 天   D. 隔离患儿至病后 40 天

    E. 隔离患儿至病后 50 天

12. 手足口病普通病例表现**错误**的是

    A. 口腔黏膜疹丘疹致患儿拒食、流涎   B. 手、足斑丘疹疼痛瘙痒

    C. 躯干的丘疹呈离心性分布   D. 皮疹消退后不留瘢痕或色素沉着

    E. 1 周内痊愈,预后良好

13. 预防结核病最有效的措施是

    A. 隔离病人   B. 禁止随地吐痰   C. 接种卡介苗

    D. 口服抗结核药   E. 吃富含维生素的食物

14. 小儿时期结核病发病率最高的是

    A. 原发型肺结核   B. 急性粟粒性肺结核

    C. 结核性胸膜炎   D. 慢性纤维空洞型肺结核

    E. 结核性脑膜炎

15. 小儿结核性脑膜炎早期主要的临床表现是

    A. 性格改变   B. 脑膜刺激征明显   C. 喷射性呕吐

    D. 持续性头痛   E. 反复惊厥

16. 导致小儿结核病死亡的主要原因是

    A. 支气管淋巴结核   B. 粟粒性肺结核   C. 结核性脑膜炎

    D. 结核性胸膜炎   E. 原发综合征

17. 诊断结核性脑膜炎最可靠的依据是

    A. 脑膜刺激征阳性   B. 结核菌素试验阳性

    C. 脑脊液中找到抗酸杆菌   D. 胸部 X 线有原发结核病灶

    E. 脑脊液糖和氯化物含量同时降低

A2 型题

18. 患儿,男,8 岁。发热,出现皮疹,主要为红色斑丘疹,躯干居多,部分皮疹已形成疱疹。临床诊断为水痘,该患儿应隔离至

    A. 体温正常   B. 出疹后 5 天   C. 疱疹开始结痂

    D. 疱疹全部结痂   E. 痂皮完全脱落

19. 患儿,女,6 岁。发热 2 天,体温 39℃,咽痛,咽部有脓性分泌物,周身可见针尖大小的皮疹,压之褪色,触之有砂纸感,全身皮肤鲜红,该患儿应诊断为

    A. 麻疹   B. 水痘   C. 猩红热   D. 幼儿急疹   E. 风疹

20. 患儿,男,4 岁。突然出现发热、惊厥,经询问该患儿 1 天前曾在瓜地里吃了一个未清洗的瓜,该患儿可能患有

    A. 急性上呼吸道感染   B. 急性支气管炎   C. 急性喉炎

    D. 中毒型细菌性痢疾   E. 急性肾小球肾炎

21. 小儿,男,1 岁。其母患开放性肺结核,该患儿未接种过卡介苗,72 小时前做 PPD 试验,皮内注射,局部红肿、硬结,硬结直径为 10mm,医生恰当的处理是

    A. 加强营养   B. 预防性用药   C. 隔离小儿

    D. 接种卡介苗   E. 严密观察

22. 患儿,女,3 岁。接种过卡介苗,结核菌素试验呈强阳性提示

    A. 接种过卡介苗   B. 机体免疫力强

    C. 体内有活动性结核病灶   D. 自然感染后的正常免疫反应

    E. 3 周内与开放性肺结核患儿接触过

23. 患儿,男,6 个月。高热 10 天,伴食欲下降、面色苍白、气促和发绀,有结核接触史。体温 39.6℃,肝肋下 3.5cm,质地中等,脾肋下刚触及,颈部浅表淋巴结肿大。为明确诊断,应首先做的检查是

    A. X 线检查   B. 结核菌素试验   C. 血常规

    D. 脑脊液检查   E. 血沉测定

24. 患儿,女,3 岁。1 个月来消瘦、乏力,食欲减退,烦躁易哭,有时低热。查体:右颈部淋巴结肿大,肺部未闻及啰音,肝肋下 2cm,结核菌素试验硬结直径为 20mm。肺部 X 检查:右中上肺见双极阴影。该患儿诊断应为

    A. 支气管肺炎   B. 支气管淋巴结结核   C. 原发型肺结核

    D. 干酪性肺炎   E. 粟粒性肺结核

25. 患儿,男,5 岁。患有结核病,但结核菌素试验阴性,可能是

    A. 合并上呼吸道感染   B. 抗结核治疗 1 周

    C. 接种百白破三联疫苗后   D. 急性粟粒性肺结核

    E. 原发型肺结核

26. 患儿,男,2 岁。患原发型肺结核 4 个月后,因急性粟粒性肺结核入院治疗,其胸部 X 线改变是

    A. 哑铃型"双极影"

    B. 两肺密布云絮状或斑片状阴影

    C. 两肺下野可见散在的斑片状阴影

    D. 起病 2~3 周后可发现两侧肺野的粟粒状阴影

E. 以肺间质病变为主,常有肺气肿表现

27. 患儿,男,3岁。3个月前患原发型肺结核,近日出现少言、懒动、烦躁等症状。脑脊液检查:压力增高,白细胞总数为 $300 \times 10^6/L$,以淋巴细胞为主,糖和氯化物均降低。该患儿发生了

    A. 化脓性脑膜炎   B. 粟粒性肺结核   C. 结核性脑膜炎

    D. 败血症   E. 精神障碍

28. 患儿,男,6个月。1周前出现哭闹、盗汗,现神志不清、出现喷射性呕吐,PPD试验呈阳性,初步诊断为结核性脑膜炎。需行腰椎穿刺,该患儿的脑脊液改变的特点是

    A. 外观浑浊   B. 糖和氯化物均降低

    C. 压力降低   D. 白细胞数增加,以中性为主

    E. 静置24小时外观无改变

A3 型题

(29~31题共用题干)

患儿,女,3岁。发热1天后出现皮疹到医院就诊。查体:T39℃,P100次/分,R26次/分,精神委靡,耳后发际及躯干有散在的红色斑丘疹及疱疹,痒感重。咽部轻度充血,其他检查未发现异常。

29. 该小儿可能患有

    A. 麻疹   B. 猩红热   C. 幼儿   D. 风疹   E. 水痘

30. 治疗该病的首选药物是

    A. 青霉素   B. 红霉素   C. 阿昔洛韦   D. 利巴韦林   E. 头孢呋辛

31. 该小儿应避免使用的药物是

    A. 维生素C   B. 肾上腺糖皮质激素   C. 利巴韦林

    D. 对乙酰氨基酚   E. 维生素

(32~33题共用题干)

患儿,女,3岁。因患原发型肺结核入院,医生给予抗结核药物治疗。

32. **不属于**抗结核治疗用药的原则是

    A. 早期   B. 联合   C. 全程   D. 规律   E. 肌注

33. 可能引起第Ⅷ对颅神经受损的抗结核药物是

    A. 异烟肼   B. 利福平   C. 链霉素   D. 吡嗪酰胺   E. 乙胺丁醇

A4 型题

(34~38题共用题干)

患儿,男,2岁。4天前出现高热、流涕、畏光、流泪,在耳后发际等处出现红色的斑丘疹,疹间皮肤正常,2~3天后皮疹遍及全身。

34. 该患儿临床初步诊断为

    A. 水痘   B. 猩红热   C. 麻疹   D. 药物疹   E. 幼儿急疹

35. 早期诊断该病最有价值的依据是

    A. 发热、呼吸道卡他症状及结膜充血   B. 红色斑丘疹

    C. 口腔白色黏膜斑   D. 1周前有传染病接触史

    E. 颈部淋巴结肿大

36. 为了控制该病的进一步蔓延,村卫生室的医生对该患儿所在幼儿园采取的措施**不**

正确的是

    A. 暂不接受其他易感儿入托

    B. 整个幼儿园通风并用紫外线消毒

    C. 易感者接触后应隔离检疫 3 周

    D. 易感儿接触患儿 5 天内应注射免疫球蛋白

    E. 易感儿接触后 2 天内应急接种麻疹疫苗

37. 患儿住院治疗 3 天后,出现持续高热,咳嗽增多,今晨检查患儿发现大部分皮疹突然消失,且颜色暗紫,余下的稀疏散在,患儿口唇发绀,双肺可闻及较多湿啰音。该患儿可能并发了

    A. 心力衰竭　　B. 肺炎　　　　C. 支气管炎　　D. 心肌炎　　　E. 脑炎

38. 该患儿的隔离期是

    A. 隔离至起病后 5 天　　　B. 隔离至出疹后 5 天　　　　C. 隔离至疹退后 5 天

    D. 隔离至热退后 10 天　　E. 隔离至出疹后 10 天

B 型题

(39~40 题共用答案)

    A. 异烟肼　　B. 吡嗪酰胺　　C. 乙胺丁醇　　D. 氨硫脲　　E. 乙硫异烟胺

39. 半效杀菌抗结核药是

40. 全效杀菌抗结核药是

第十五章 儿科常见急症

学习目标

1. 掌握:单纯性热性惊厥与复杂性热性惊厥的鉴别,小儿惊厥、充血性心力衰竭、感染性休克的诊断,充血性心力衰竭的洋地黄药物的使用及感染性休克的液体复苏。
2. 熟悉:小儿惊厥、充血性心力衰竭、感染性休克的临床表现及治疗
3. 了解:小儿惊厥、充血性心力衰竭、感染性休克的病因与发病机制

第一节 小儿惊厥

病例

    患儿,男,2岁,发热、鼻塞、流涕1天,因"上呼吸道感染"门诊治疗。20分钟前患儿突然出现四肢抽搐,面肌颤动,两眼上翻,双拳紧握,持续约1分钟。9个月时感冒高热时曾有类似发作。体检:T39.5℃,神清,一般情况好,咽部充血,心肺无异常,神经系统检查阴性。

    请问: 1. 该患儿最可能的诊断是什么?诊断依据是什么?

             2. 该患儿应进一步做哪些检查?请写出治疗原则。

    惊厥俗称"惊风"或"抽风",是由于多种原因使脑功能暂时紊乱,神经元异常放电,引起全身或局部骨骼肌群突然发生不自主的强烈收缩,常伴意识障碍。惊厥是小儿常见的急症之一,儿童发生率为4%~6%,比成人高10~20倍,年龄越小发生率越高。

一、病因

(一)感染性疾病

1. 颅内感染　由细菌、病毒、寄生虫及真菌引起的脑炎、脑膜炎、脑脓肿、脑寄生虫病等。

2. 颅外感染　①各种感染所致的热性惊厥,是惊厥最常见的原因,其中以上呼吸道感染引起的热性惊厥最为常见。②中毒性脑病:大多并发于肺炎、败血症、细菌性痢疾等严重感染性疾病,与感染和毒素引起急性脑水肿有关。在原发病激期出现反复惊厥、意识障碍等颅内压增高的表现。脑脊液检查除发现压力增高外,常规和生化检查均正常。③其他如破伤风等。

（二）非感染性疾病

1. 颅内疾病 ①颅脑损伤与出血如产伤、颅脑外伤等。②先天发育畸形如颅脑发育异常等。③颅内占位性病变如脑肿瘤、脑囊肿等。④各种特发性癫痫。⑤其他如脑白质营养不良、脱髓鞘病等。

2. 颅外疾病 ①水电解质紊乱如重度脱水、水中毒、低血钙、低血镁、低血钠和高血钠等，电解质紊乱中只有低钾血症不会引起惊厥。②维生素（B_1、B_6、D）缺乏。③遗传代谢性疾病如苯丙酮尿症、半乳糖血症等。④全身性疾病：代谢性疾病如低血糖；心源性疾病如法洛四联症、阿斯综合征等；肾源性疾病如各种肾炎引起的高血压脑病或尿毒症等。⑤中毒如杀鼠药、农药、中枢神经兴奋药、植物（毒蕈、白果、桃仁、苦杏仁等）、一氧化碳中毒等。

二、临床表现

惊厥都有共同的临床表现，但病因不同者发作的诱因或过程有差异。

（一）典型表现

惊厥发作前少数可有先兆，如极度烦躁和神情惊恐。表现为突然意识丧失或跌倒，两眼上翻或凝神、斜视，头向后仰或转向一侧，牙关紧闭，面部、四肢呈强直性或阵挛性抽搐伴有屏气、发绀、口吐白沫、大小便失禁，经数秒、数分钟或十几分钟后惊厥停止。在发作时或发作后检查患儿，可见瞳孔散大、对光反应迟钝。部分患儿发作停止后不久意识恢复，年长儿多入睡，醒后常出现疲乏、头痛，对发作不能回忆。常见于癫痫大发作、热性惊厥、药物中毒、中毒性脑病及破伤风等。

（二）不典型发作

婴幼儿惊厥常无强直性发作，只有肢体阵挛性惊厥。小婴儿惊厥有时仅出现眼角、口角抽动，一侧肢体抽动或两侧肢体交替抽动。新生儿惊厥发作更不典型，常表现为呼吸暂停、双眼凝视、阵发性发绀、面肌抽动似咀嚼及四肢抖动等。

（三）热性惊厥

热性惊厥是小儿时期最常见的惊厥性疾病，儿童患病率 5%~6%，男孩多于女孩，首次发作年龄多在 6 个月至 3 岁间，绝大多数 5 岁后不再发作，常有热性惊厥家族史。由于有明显的发病诱因，国际抗癫痫联盟不主张把热性惊厥诊断为癫痫。

1. 单纯性热性惊厥（又称为典型热性惊厥） ①多见于 6 个月至 3 岁小儿，6 岁后发病罕见。②惊厥多发生在热性疾病初期体温骤升时，常超过 39℃。③多数呈全身性强直-阵挛性发作，少数为其他形式，如肌阵挛、失神等。持续数

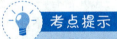

考点提示

单纯性热性惊厥与复杂性热性惊厥的鉴别

秒~10 分钟，发作后短暂嗜睡，除原发病表现外，一切如常，无神经系统的异常体征。④在一次热性疾病过程中，一般只有 1 次发作，个别有 2 次。约 50% 患儿会在今后发热时再次或多次热性惊厥发作，再次发作的时间 75% 发生在首次发作后 1 年内。⑤可有热性惊厥家族史。⑥预后良好。

2. 复杂性热性惊厥 占热性惊厥的 20%，呈不典型发作经过。主要特征有：①初发年龄 <6 个月或 >3 岁。②一次惊厥发作持续 15 分钟以上。③24 小时内发作 2 次及以上。④局灶性发作。⑤反复频繁的发作，累计发作总数 5 次以上。⑥初次发作为高热时惊厥，发作数次后低热甚至无热时也可发生惊厥。⑦可有癫痫家族史。

（四）惊厥持续状态

惊厥发作持续 30 分钟以上，或两次发作间歇期意识不能完全恢复的称为惊厥持续状态，是惊厥的危重型，多表现为全身性强直 - 阵挛性发作，由于惊厥发作时间过长可引起脑水肿、脑组织缺氧损伤，死亡率较高，预后差。

三、实验室检查

根据需要做三大常规检查、血清电解质测定及血气分析等；必要时作脑脊液、脑电图、头颅 X 线平片、超声波、CT 及磁共振等检查有助于诊断和鉴别诊断。

四、诊断及鉴别诊断

小儿惊厥只是一个症状诊断，关键是尽快找出病因，既要控制惊厥发作，也要进行正确有效的病因治疗，才能减少因惊厥导致的死亡及后遗症。

（一）有热惊厥

1. 中枢神经系统感染　惊厥伴有发热等感染中毒症状，常有意识障碍及颅内高压的表现，脑脊液检查可确诊。

2. 中毒性脑病　常在原发感染（肺炎、败血症和细菌性痢疾等）的基础上出现惊厥，也常伴严重感染中毒症状、意识障碍及颅高压表现，脑脊液特点为除颅内压增高外，常规及生化各项检查均正常。临床上与神经系统感染不易区别，须做脑脊液检查方可鉴别。

3. 热性惊厥　多发生于 6 个月至 3 岁小儿，发生在热性疾病初期体温骤然升高时，70% 以上与上呼吸道感染有关，也可见于出疹性疾病、中耳炎、下呼吸道感染等，但绝不包括颅内感染和各种颅脑病变引起的惊厥。

4. Reye 综合征　常有病毒感染前驱病史，也有发热、头痛、呕吐、惊厥和意识障碍等类似脑炎的表现，但同时伴有肝脏增大、肝功能异常但无黄疸、血氨升高、血糖降低、凝血酶原时间延长等。

（二）无热惊厥

1. 颅内出血　新生儿颅内出血常有窒息或产伤史，较大儿童常为颅脑外伤所致。颅脑 B 超、CT 等有诊断意义。

2. 电解质紊乱　患儿常有喂养不当或腹泻病史，血清电解质检查可确诊。

3. 低血糖　患儿常有营养不良、饥饿、腹泻或应用胰岛素的病史，常于清晨发生，表现为面色苍白、意识障碍、呼吸暂停、脉搏减慢、体温不升等，也可发生惊厥。血糖检查可确诊。

4. 中毒　常有毒物、药物接触史或不洁饮食史；幼儿和学龄儿童较多见，起病急，可伴其他中毒症状，仔细询问病史极为重要。

5. 高血压脑病　多见于急慢性肾炎患儿，在原发病基础上，血压急剧升高，出现视力模糊、惊厥、昏迷等表现。

6. 癫痫　多有反复无热惊厥发作史，发作形式多种多样，脑电图检查有助于诊断。

7. 遗传代谢性疾病　除惊厥表现外，患儿常伴有发育障碍或特殊外貌与体征。

8. 脑发育异常　反复发生惊厥，常伴有头小畸形、智力低下和体格发育障碍等。

（三）其他临床表现类似惊厥的疾病

1. 屏气发作　多见于 6~18 个月婴幼儿，5 岁前会逐渐自然消失。常于情绪急剧变化时发生，表现为换气过度或屏气，严重者口唇发绀、抽搐，甚至意识丧失。发作间期脑电图正常。

2. 抽动症 是由多种原因引起的、身体某部位的一种固定或游走性的单处或多处肌群的急速收缩动作,具有无先兆、不随意和反复发作的特点。可表现为运动性抽动、发声性抽动、感觉性抽动和抽动-秽语综合征。神经影像学对鉴别诊断有帮助。

3. 癔症 多见于 10 岁以上儿童,女童多见。发病前常有精神刺激等诱因。癔症性惊厥发作为常见的一种形式,发作时常突然倒地,双目紧闭,呼之不应,四肢不规则抖动,有时肢体僵直,屏气或过度换气,甚至出现角弓反张状态。发作次数及持续时间不等。但发作时无摔伤、无大小便失禁,瞳孔无变化,光反射存在。检查时无病理反射等阳性体征,脑电图检查正常。暗示治疗可终止发作。

4. 阿斯综合征 又称为心源性脑缺氧综合征。是由于各种心律失常导致心输出量急剧减少,急性脑缺氧所致。发作时紧急心电图检查可明确诊断。

五、治疗

治疗原则是控制惊厥、治疗脑水肿、防止脑损伤及病因治疗。

1. 控制惊厥 首选地西泮,每次 0.3~0.5mg/kg,最大剂量每次不超过 10mg,缓慢静脉注射,注射速度每分钟 1mg,必要时 20 分钟可重复使用 1 次,每日可重复使用 2~4 次。惊厥持续状态可用劳拉西泮,每次 0.05~0.1mg/kg,缓慢静脉注射;苯巴比妥钠每次 5~10ml/kg,肌肉注射。苯巴比妥钠为控制惊厥的基本药物,但起效较慢,注入后 20~60 分钟才能在脑内达到药物浓度的高峰,故不能使惊厥立即发作停止。但维持时间长,在用地西泮等控制发作后,可用作维持治疗,巩固疗效。控制惊厥也可用针刺疗法,常用穴位为人中、合谷、涌泉、百会和内关等,但针刺 2~3 分钟无效时必需应用镇静剂。

2. 降温 患儿伴有高热时,可用物理或药物降温。

3. 维持水电解质平衡,保证水分和能量的供给 患儿如处于昏迷状态,应静脉输液维持水电解质平衡,开始输液量维持在每日 60~100ml/kg,有脑水肿者,输液量为 30~60ml/kg,最好是量出为入。注意补充葡萄糖,避免低血糖的发生,血糖宜维持在 6.7mmol/L 左右。

4. 一般处理 ①保持安静,避免不必要的刺激。②保持呼吸道通畅:发作时松解衣领,头偏向一侧,及时清除呼吸道分泌物,必要时气管插管或气管切开。③防止舌咬伤,用纱布包裹压舌板置于上下磨牙之间。④氧气吸入,减少缺氧所致脑损伤。

5. 其他 反复惊厥患儿可出现脑水肿,可静脉注射地塞米松,每 6 小时用 1~4mg。颅内压增高较快时,首选甘露醇,每 6 小时用 0.5~1.0mg/kg,用药期间,可加用利尿剂如呋塞米等。

6. 病因治疗 是控制惊厥的关键。如高热惊厥患儿,应积极控制体温和感染;低钙血症患儿应用钙剂治疗;低血糖患儿应静脉注射葡萄糖;高血压脑病应用快速降压药硝普钠;脑肿瘤、脑脓肿等应手术治疗。

第二节 充血性心力衰竭

病例

患儿,女,2 岁,因发热,咳嗽 4 天,加重伴呼吸急促半天而入院。4 天前因受凉后而出现发热,T38.5℃,咳嗽呈刺激性干咳,经服用"小儿止咳糖浆"和消炎药(药名不详),

未见好转,入院前半天症状突然加重,呼吸急促,烦躁不安。体检:T39℃,R52次/分,P180次/分,急性重病容,唇周发绀,鼻扇,三凹征(+),咽充血,心率180次/分,律齐,心音低钝,呈奔马律,未闻及杂音,双肺布满细小湿啰音,腹软,肝右肋缘下3.5cm,质软,无压痛,其余检查无异常。

请问:1. 该患儿最可能的诊断是什么?诊断依据是什么?

2. 该患儿应进一步做哪些检查?请写出治疗原则。

充血性心力衰竭简称心衰,是指由于各种原因引起心脏的泵功能障碍,使心血排出量不能满足全身组织代谢的需要,并导致静脉回流受阻、脏器淤血等一系列病理生理改变。是小儿时期常见的危重症之一。

一、病因及发病机制

(一)病因

1. 心源性 婴儿期以先天性心脏病引起的最常见,其次有病毒性心肌炎、心肌病、心包炎、川崎病、心内膜弹力纤维增生症等。儿童时期以风湿性心脏病所致心衰最为常见。

2. 肺源性 支气管肺炎、毛细支气管炎及哮喘的持续状态等。

3. 肾源性 急性肾炎所致的严重循环充血是儿童期心衰的常见原因。

4. 诱发因素 贫血、营养不良、电解质紊乱、心律失常、输液过多或过快等。

(二)发病机制

引起心衰的病因不同,心衰的发病机制有差异。原发性心脏病如心肌病变、心内膜弹力纤维增生症等,引起心肌收缩功能障碍,导致心排血量减少;先天性心脏病、肺源性疾病、肾源性疾病等导致心室负荷过重而致心排血量减少;缩窄性心包炎、心包积液等导致心室充盈受限而致心排血量减少。早期为满足机体需要通过加快心率、心肌肥厚、心脏扩大来进行代偿,随着病情进一步加重,心排血量最终不能满足机体需要而出现静脉回流受阻、组织间液过多、脏器淤血等。

二、临床表现

由于病因、年龄、病程不同,小儿心力衰竭临床表现各有差异,主要表现在以下三个方面:

1. 交感神经兴奋和心脏功能减退的表现 ①心动过速:婴儿心率>160次/分、幼儿心率>140次/分,学期期儿童心率>100次/分,是较早出现的代偿现象。②烦躁不安,经常哭闹。③多汗是交感神经兴奋的表现,尿少是肾血流灌注不足的表现。④心脏扩大与奔马律,提示严重的心功能不良。⑤末梢循环障碍:患儿脉搏细弱,血压偏低,脉压变小,可有奇脉或交替脉,四肢末梢发凉及皮肤发花等表现。

2. 肺循环淤血表现(左心衰竭表现) ①呼吸增快,婴儿可高达60~100次/分。②哮鸣音:是小气道阻力增大所致,是婴儿左心衰的体征。③湿啰音:肺泡腔内有一定量的液体渗出所致,有时可见血性泡沫痰,年长儿明显、婴儿期多数不能闻及湿啰音。④发绀:因肺泡内液体积聚导致气体交换障碍,引起发绀。⑤呼吸困难:劳力性呼吸困难是左心衰的早期表现,夜间阵发性呼吸困难是左心衰的典型表现,严重者呈端坐呼吸伴有发绀、三凹征。

3. 体循环静脉淤血表现（右心衰表现） ①肝大：肝脏进行性增大，是体循环静脉淤血最早、最常见的体征，年长儿可诉肝区疼痛或压痛。②颈静脉怒张、肝 - 颈静脉回流征阳性。③水肿：呈上行性，从身体下垂部位开始。④腹痛：以上腹部胀痛为主，是内脏淤血所致。

三、实验室检查

1. 心电图 不能判断有无心衰，但对心衰的病因诊断及指导洋地黄的使用有重要价值。

2. 胸部 X 线检查 可见心影扩大，心尖搏动减弱，肺纹理增多和肺淤血征象。

3. 超声心电图 可见心室和心房内径增大，心室收缩时间延长及射血分数降低。

4. 动脉血气分析 用于判断酸碱平衡及氧分压和二氧化碳分压。

四、诊断

临床诊断依据是：①安静时心率增快，婴儿 >180 次 / 分，幼儿 >160 次 / 分，不能用发热或缺氧解释。②呼吸困难，发绀突然加重，婴儿安静时呼吸 >60 次 / 分，幼儿 >40 次 / 分。③肝大（进行性）达肋下 3.0cm 以上，或短时间内较前增大超过 1.5cm 以上。④心音明显低钝或出现奔马律。⑤突然烦躁不安，面色苍白或发灰，而不能用原有疾病解释者。⑥尿少、下肢水肿，除外营养不良、肾炎、维生素 B_1 缺乏等原因所致者。上述前四项为心衰临床诊断的主要依据，达不到前四项者可结合后两项及实验室检查综合判断。

五、治疗

心力衰竭的治疗措施主要是减轻心脏负荷、增强心肌收缩力和祛除病因，其中祛除病因是关键。

1. 一般治疗 ①休息：应平卧或半卧位休息，目的是减轻心脏负担、减少心肌耗氧量。②镇静：尽量减少患儿烦躁、哭闹，必要时可适当应用镇静剂，如地西泮、苯巴比妥、氯丙嗪等。③吸氧：有气急和发绀者应给予吸氧，用 40%~50% 氧气湿化后吸入。④饮食：应给予易消化和富有营养的食物，进食宜少量多次，同时适当限制钠盐。⑤限制每日进液量：每日总液量不应超过 60ml/kg，以 10% 葡萄糖液为主，电解质入量应根据生理需要及血液中电解质浓度而定，于 24 小时内均匀滴入。心力衰竭时常合并有酸中毒应及时纠正，一般用计算量的一半。

2. 洋地黄类药物应用

（1）剂型选择及用法：洋地黄类药物是迄今为止儿科临床广泛应用的强心药物之一，最常用的是地高辛，口服、肌肉或静脉注射均可，应用方便，作用迅速，排泄也较快，且剂量容易调节，中毒时比较容易处理。如急需洋地黄化，除地高辛静脉注射外，还可应用毛花苷 C（西地兰）或毒毛花苷 K。常用洋地黄类药物的剂量及用法见表 15-1。

洋地黄类药物用药的基本原则是首先达到洋地黄化量，即心肌收缩达到最大疗效所必需的剂量，然后根据病情需要用维持量来维持疗效。①洋地黄化阶段：小儿心力衰竭大多急而重，一般采用快速饱和量法，即首次给洋地黄化总量的 1/2，余量分成两次，每隔 4~6 小时给药 1 次，多数患儿在 8~12 小时内达到洋地黄化。②维持阶段：通常从首次给药 24 小时后（或洋地黄化后 12 小时）开始给维持量，维持量为饱和量的 1/4。对轻度或慢性心力衰竭患儿,也可直接用地高辛每日维持量,经 5~7 天后缓慢洋地黄化。维持阶段的疗程视病情而定。

表 15-1 常用洋地黄类药物的剂量及用法

洋地黄 类制剂	给药 途径	洋地黄化总量 （mg/kg）	每日维持量	起效时间	药物维 持时间	毒性消 失时间	药效消 失时间
地高辛	口服	<2 岁（0.04~0.06） >2 岁（0.03~0.05） 总量不超过 1.5mg	1/5 洋地黄化, 分 2 次	120 分钟	4~8 小时	1~2 天	4~7 天
	静脉	口服量的 1/2~2/3		10 分钟	1~2 小时		
毛花苷 C （西地兰）	静脉	<2 岁（0.03~0.04） >2 岁（0.02~0.03）	1/4 化量	10~30 分钟	1~2 小时	1 天	2~4 天

（2）使用洋地黄的注意事项:①用药前应详细询问患儿近 2~3 天内洋地黄使用的情况,避免药物过量引起中毒。②洋地黄的使用剂量应个体化。③心肌炎、电解质紊乱、肝肾功能障碍及大量利尿后可使患儿对洋地黄的耐受性差,应酌情减量 1/3,且饱和不宜过快。④钙剂可加重洋地黄的毒副作用,故用药过程中不应与钙剂同用。⑤未成熟儿及 <2 周的新生儿,因肝肾功能发育尚未成熟,洋地黄剂量应酌情减量 1/3~1/2。⑥低血钾时易促进洋地黄中毒,应注意补钾。⑦使用洋地黄前后需做心电图对照检查。

（3）洋地黄中毒:小儿洋地黄中毒最常见的表现为心律失常,如阵发性心动过速、房室传导阻滞、室性期前收缩等;其次为恶心、呕吐等胃肠道症状;嗜睡、头晕、色弱等神经系统症状较少见。发现洋地黄中毒时应立即停用洋地黄及利尿剂,同时补充钾盐。

3. 利尿剂 合理使用利尿剂是治疗充血性心力衰竭的重要措施之一。特别是应用洋地黄类药物后心力衰竭仍未完全控制或伴有明显水肿的患儿,宜加用利尿剂有助于心衰的纠正。一般急性心力衰竭或肺水肿者宜选用呋塞米每次 1~2mg/kg 或依他尼酸每次 0.5~1mg/kg 静脉注射。慢性心力衰竭宜联合使用氢氯噻嗪与保钾利尿剂（螺内酯等）,并用间歇疗法维持治疗,防止水电解质、酸碱平衡紊乱。

4. 血管扩张剂 近年来应用血管扩张剂治疗顽固性心力衰竭取得一定的疗效。常用的血管扩张剂有:①酚妥拉明:剂量为 2~6μg/kg,用 5% 葡萄糖液稀释后静脉滴注。②卡托普利（巯甲丙脯酸）:初始剂量为每日 0.5mg/kg,以后根据病情逐渐加量,每周递增 1 次,每次增加 0.3mg/（kg·d）,最大耐受量为 5mg/（kg·d）,分 3~4 次口服。③硝普钠:硝普钠对急性心衰尤其是急性左心衰伴周围血管阻力明显增加者效果显著。剂量为每分钟 0.2μg/kg,用 5% 葡萄糖稀释后静脉滴注,以后每隔 5 分钟,可每分钟增加 0.1~0.2μg/kg,直至获得疗效或血压有所降低。最大剂量不超过每分钟 3~8μg/kg。

5. 其他药物治疗 心力衰竭伴低血压时可用 β 受体激动剂,如多巴胺（每分钟 5~10μg/kg 静脉滴注）、多巴酚丁胺（每分钟 2.5~7.5μg/kg 静脉滴注）。也可选用改善心肌代谢的药物,如能量合剂、极化液等。

6. 病因治疗 在纠正心力衰竭的同时,应积极寻找导致心力衰竭的原因和诱因,并给予相应的治疗。如心力衰竭为肺炎所致,应给予抗生素控制感染,先天性心脏病应尽早择期手术。

第三节　感染性休克

病例

　　患儿,男,2 岁,体重 11kg,因发热、吐泻 3 天加重 1 天入院。 3 天前因进食不洁饮食后出现腹痛,发热,体温未测,无抽搐。继而出现腹泻,每日十余次,每次量少,为黏液脓血便,伴里急后重;呕吐 3~4 次 / 日,量少,为胃内容物及咖啡样物,精神差、气促、面色苍白、四肢冷、尿少。体查:T40℃,R40 次 / 分,P180 次 / 分。 精神萎靡,面色灰暗,皮肤弹性差,可见花纹,四肢厥冷,呼吸急促,双肺未闻及啰音,心率 180 次 / 分,心音低钝,未闻及杂音,腹胀,肝脾未扪及,腹轻压痛,神经系统检查阴性。大便常规:脓细胞成堆,潜血试验阳性。

　　请问: 1. 分析该患儿临床诊断,其诊断依据是什么?
　　　　　2. 该患儿应进一步做哪些检查? 请写出治疗原则。

　　感染性休克又称中毒性休克,是由于严重感染所致的全身急性微循环障碍,导致有效循环血容量减少、组织细胞血流灌注不足而致的一组临床综合征。主要表现为在原发感染的基础上伴有休克表现,如血压降低,脉搏细速,尿少,面色苍白、四肢湿冷、皮肤花纹或发绀等。感染性休克起病急、变化快,如不及时抢救,常危及生命,是儿科常见的危重症之一。

一、病因及发病机制

(一)病因

　　1. 易患因素　全身免疫功能低下时易发生,如长期使用免疫抑制剂、肾上腺糖皮质激素、抗癌药物、重度营养不良等。

　　2. 病原　多种病原微生物感染均可引起休克,但临床上以革兰阴性细菌最常见,如痢疾杆菌、大肠埃希菌、脑膜炎双球菌、沙门菌等,其次为金黄色葡萄球菌,溶血性链球菌、肺炎链球菌等。

　　3. 常见原发感染　中毒型细菌性痢疾,流行性脑脊髓膜炎、败血症、肺炎等。

(二)发病机制

　　感染性休克的发病机制至今尚未完全阐明,目前有以下几种学说:

　　1. 微循环障碍　是感染性休克主要的病理生理改变。感染发生后,致病微生物及其毒素激活体内某些体液和细胞介导的反应系统,产生多种生物活性物质,使微循环相继发生痉挛、扩张和麻痹等一系列变化,导致组织细胞缺血缺氧,代谢紊乱,最终诱发 DIC 和多脏器功能衰竭。

　　2. 炎症免疫反应失控　全身或局部感染时,病原体刺激机体产生多种促炎和抗炎介质,由于促炎 / 抗炎平衡失衡,发生全身炎症反应综合征或代偿性抗炎反应综合征。

　　3. 神经体液、内分泌机制和其他体液介质紊乱的共同作用。

二、临床表现

(一) 感染中毒表现

起病常有寒战、高热达 40℃ 以上或体温不升;烦躁或嗜睡,重者惊厥、昏迷,;心音低钝、心率快;有时呕吐、腹胀。患儿可有感染灶及相应临床表现。如肺炎常伴明显呼吸困难、发绀及肺部湿啰音;中毒型菌痢可有脓血便等。

(二) 感染性休克的临床分期

1. 休克代偿期(早期) 以脏器低灌注为主要表现。患儿意识清醒,但烦躁焦虑,皮肤苍白,口唇和甲床轻度发绀,肢端湿冷。呼吸、心率代偿性增快,毛细血管再充盈时间 1~3 秒(正常 <1 秒),血压正常或略低但脉压缩小。

2. 休克失代偿期(晚期) 脏器低灌注进一步加重,患者反应迟钝、嗜睡或昏迷,面色灰暗,四肢厥冷,唇、指(趾)端明显发绀,皮肤毛细血管再充盈时间 >3 秒,心率明显增快,心音低钝,呼吸深长或浅慢、不规则,少尿,血压明显下降。

3. 休克不可逆期 表现为血压明显下降,心音极度低钝,常合并肺水肿或急性呼吸窘迫综合征、肾衰竭、脑水肿、DIC 等多脏器功能衰竭。

(三) 临床分型

1. 病情分型 根据病情常分为轻型和重型两种,轻型感染性休克临床表现应符合下列 6 项中的 3 项:①烦躁不安或委靡,表情淡漠,意识模糊,甚至昏迷、惊厥。②面色苍白发灰,唇周、指趾发绀,皮肤发花,四肢凉。③外周动脉搏动细弱,心率、脉搏增快。④毛细血管再充盈时间 ≥3 秒(除外环境因素影响)。⑤尿量 <1ml/(kg·h)。⑥代谢性酸中毒(除外其他缺血缺氧及代谢因素)。

重型感染性休克患儿除轻型表现加重外伴血压下降,收缩压降低标准为:1~12 月 <70mmHg,1~10 岁 <70mmHg+[2 × 年龄(岁)],≥10 岁 <90mmHg;而且常伴多脏器功能衰竭,如心力衰竭、呼吸窘迫综合征、急性肾衰竭及 DIC 等。

2. 血流动力学分型 根据血流动力学变化特点,将休克分为低动力性(低排高阻型)和高动力性(高排低阻型)两种,实质上两种类型均有组织灌流不足和缺氧。①高动力性:心排出量不减少,总外周阻力低,面色潮红、四肢温暖、脉搏无明显减弱,毛细血管再充盈时间无明显延长,称为温休克。如不及时治疗可很快转变为冷休克。②低动力性:心排出量减少,总外周阻力增高,皮肤苍白、花纹,四肢凉,脉搏细弱,毛细血管再充盈时间延长,称为冷休克。儿科患者此型居多。

三、诊断

凡在感染性疾病的基础上出现面色苍白或灰暗,四肢湿冷,皮肤发绀、明显花纹,血压下降、脉压缩小、脉搏细速,尿量减少等休克表现即应考虑感染性休克。应进行临床分型,同时注意原发疾病和并发症的诊断。

四、治疗

感染性休克的治疗要采取综合治疗措施,主要是控制感染、积极改善微循环。

(一) 液体复苏

有效循环血量不足是休克的特征,抢救时应首先尽快补充血容量(液体复苏),以保证微循环的正常灌注,因此,充分的液体复苏是扭转病情、降低死亡率最关键的措施。

1. 扩容阶段 常用 0.9% 氯化钠,首剂按 20ml/kg 计算,最大量≤300ml/ 次,10~20 分钟内注入,注入后循环无明显改善可再给予第 2 剂、第 3 剂,用量同前。重症者常联合应用低分子右旋糖酐,它既可提高血浆胶体渗透压且扩容作用强,又可降低血液黏稠度,改善微循环,防止 DIC 的发生。

2. 继续输液和维持输液阶段 由于血液重新分配及毛细血管渗漏等因素,感染性休克的液体丢失和低血容量可持续数日,因此应继续和维持输液。继续输液阶段输液量按 30~50ml/kg 计算,用 1/2~2/3 张的含钠液(2:3:1 或 4:3:2 液),也可根据血电解质测定结果进行调整,在 6~8 小时内输入。维持输液用 1/3 张的含钠液(1:2 液),输液速度按每小时 2~4ml/kg 计算,在剩余的时间内输入。输液过程中密切观察病情变化,必要时调整输液方案(参见第六章第四节液体疗法)。

(二)血管活性药物

在液体复苏基础上休克难以纠正,血压仍低或仍有明显灌流不良表现,可考虑使用血管活性药物提高血压、改善脏器灌注。

1. 多巴胺 每分钟 5~10μg/kg 持续静脉泵注,根据血压监测调整剂量,最大量不宜超过每分钟 20μg/kg。

2. 肾上腺素 每分钟 0.05~2μg/kg 持续静脉泵注,冷休克或有多巴胺抵抗时首选。

3. 去甲肾上腺素 每分钟 0.05~0.3μg/kg 持续静脉泵注,暖休克或有多巴胺抵抗时首选。

4. 莨菪类药物 主要有阿托品、山莨菪碱(654-2)、东莨菪碱。

5. 正性肌力药物 伴有心功能障碍,疗效不佳时可使用正性肌力药物。常用多巴酚丁胺每分钟 5~10μg/kg 持续静脉泵注,根据血压调整剂量,最大量不宜超过每分钟 20μg/kg。对多巴酚丁胺抵抗,可用肾上腺素。

6. 硝普钠 心功能障碍严重且又存在高外周阻力的患儿,在液体复苏及应用正性肌力药物的基础上可使用半衰期短的血管扩张剂,如硝普钠每分钟按 0.5~8μg/kg 输入,从小剂量开始,避光使用。

在治疗过程中进行动态评估,适时调整药物剂量及药物种类,使血流动力学指标达到治疗目标。切勿突然停药,应逐渐减少用药剂量,必要时可小剂量维持数天。

(三)控制感染和清除病灶

病原未明确前联合使用广谱高效抗生素静脉滴入,同时注意保护肾脏功能并及时清除病灶。

(四)肾上腺皮质激素

对重症休克疑有肾上腺皮质功能低下(如流脑)、急性呼吸窘迫综合征、长期使用肾上腺皮质激素或出现儿茶酚胺抵抗性休克时可以使用。目前主张小剂量、中疗程。一般用氢化可的松每天 3~5mg/kg 或甲泼尼龙每天 2~3mg/kg,分 2~3 次给予,一般用 1~3 天。

(五)纠正凝血障碍

早期可给予小剂量肝素 5~10U/kg 皮下或静脉输注(肝素钠不能皮下注射),每 6 小时 1 次。若已明确有 DIC,则应按 DIC 常规治疗。

(六)其他治疗

保持呼吸道通畅和氧气吸入,充分发挥呼吸代偿作用;注意各脏器功能支持,维持内环境稳定;保证能量营养供给,注意监测血糖和血电解质。

本章小结

　　儿科常见急症是临床可能危及患儿生命的疾病,需要临床医生在最短时间内对患儿病情做出准确的判断和及时恰当的处理,确保患儿获得最好的救治效果和预后。对于惊厥患儿应掌握惊厥的治疗原则,难点是对惊厥原发疾病的诊断。对于充血性心力衰竭患儿,主要依靠临床表现来做出诊断和制定抢救措施,应了解充血性心力衰竭常见的病因和预防措施,难点是洋地黄中毒的判断和处理措施。对于感染性休克患儿的治疗效果,关键在于早期诊断休克,掌握休克的治疗措施,在抢救过程中准确扩容,合理使用各种药物,及时监测血压变化和微循环状况,对评估休克治疗的效果至关重要。

（黄力毅）

 目标测试

A1 型题

1. 小儿惊厥的原因不包括

　　A. 体温过高　　B. 颅脑损伤　　C. 低钾血症　　D. 低钙血症　　E. 低血糖

2. 男,6岁,因发热、反复抽搐5年,诊断为复杂型高热惊厥,不应有哪种情况

　　A. 持续抽搐40分钟　　　　B. 体温38.2℃即出现抽搐　　C. 1日内抽搐多次

　　D. 脑电图见高峰节律紊乱　　E. 发作前有神经系统异常

3. 因颅外感染引起惊厥,最常见的是

　　A. 中毒性菌痢　　　　　　B. 肺炎　　　　　　　　　C. 败血症

　　D. 新生儿破伤风　　　　　E. 高热惊厥

4. 小儿充血性心力衰竭发病率最高的年龄段是

　　A. 1月内　　B. 1岁内　　C. 1~2岁　　　D. 2~3岁　　E. 3~6岁

5. 不符合右心衰竭患儿表现的是

　　A. 颈静脉怒张　　　　　　　　　　B. 肝脏进行性增大

　　C. 咳嗽及咳粉红色泡沫样痰　　　　D. 食欲减退、恶心、呕吐

　　E. 肝颈静脉回流征阳性

6. 使用洋地黄治疗应食用

　　A. 含钾高的食物　　　　B. 含钠高的食物　　　　C. 含钙高的食物

　　D. 含碘高的食物　　　　E. 含锌高的食物

7. 充血性心力衰竭治疗中,洋地黄化后几小时可用维持量

　　A. 8h　　　　B. 12h　　　　C. 16h　　　　D. 24h　　　　E. 以上都不是

8. 婴儿时期引起心衰最常见的病因是

　　A. 支气管肺炎　　　　　B. 急性肾炎　　　　　C. 先天性心脏病

　　D. 重度贫血　　　　　　E. 心包炎

9. 休克的本质是

　　A. 血压下降　　　　　　B. 尿量减少　　　　　C. 微循环灌流不足

　　D. 机体的应激反应降低　　E. 心排血量下降

10. 休克扩容后血压仍低,四肢发绀厥冷,治疗时宜用

A. 激素　　　　　　　　B. 5% 碳酸氢钠　　　　　　C. 血管收缩剂

D. 血管扩张剂　　　　　E. 输血

11. 冷休克的临床表现不包括哪一项

A. 皮肤苍白　　　　　　B. 四肢冷厥　　　　　　　C. 脉细弱

D. 心排血量不低　　　　E. 外周阻力高

12. 抗休克初次扩容的液体首选：

A. 干冻血浆　　　　　　B. 2：1 等张含钠液　　　　C. 2：3：1 液

D. 生理盐水　　　　　　E. 中分子右旋糖酐

13. 下列哪项提示存在重度休克

A. 面色苍白　　　　　　　　　　　　B. 血压低于正常

C. 毛细血管再充盈时间超过 3 秒　　　D. 指端轻度发绀

E. 呼吸急促

14. 感染性休克最常见的病原菌是

A. 金黄色葡萄球菌　　　B. 大肠杆菌　　　　　　　C. 溶血性链球菌

D. 肺炎链球菌　　　　　E. 脑膜炎双球菌

A2 型题

15. 7 个月患儿，因重症肺炎入院，在治疗中，突然烦躁不安，呼吸困难加重，呼吸 60 次 / 分，心率 170 次 / 分，心音低钝，肝在短期内增大 2cm，疑并发急性心力衰竭，下列应急处理哪项最为重要

A. 立即更换体位以减轻肺部淤血　　　B. 镇静，吸氧

C. 吸痰、通畅呼吸道　　　　　　　　D. 使用快速洋地黄制剂

E. 使用强力利尿剂

16. 患儿，女，5 个月，因支气管肺炎入院，现出现烦躁不安，呼吸急促，心率 180 次 / 分，心音低钝。对该患儿的处理下列哪项不妥

A. 用镇静剂　　　　　　B. 将头抬高 15°~30°　　　C. 放慢输液速度

D. 吸氧　　　　　　　　E. 立即使用洋地黄加钙剂

A3/A4 型题

(17~19 题共用题干)

男，1 岁。咳嗽 1 天，发热 3 小时，体温 39.3℃，就诊过程中突然双眼上翻，肢体强直，持续 1 分钟。查体：咽充血，扁桃体Ⅱ°肿大，心肺及神经系统无异常，半年前也有相同病史

17. 最可能的诊断是

A. 癫痫　　　　　　　　B. 低钙惊厥　　　　　　　C. 中毒性脑病

D. 化脓性脑膜炎　　　　E. 热性惊厥

18. 控制惊厥的首选药物是

A. 水合氯醛　　　　　　B. 冬眠灵　　　　　　　　C. 地西泮

D. 苯巴比妥钠　　　　　E. 副醛

19. 控制惊厥的关键是：

A. 一般处理　　　　　　B. 止痉药物　　　　　　　C. 降压

D. 纠正电解质紊乱　　　E. 病因治疗

（20~21题共用题干）

女孩，8个月，突然发生呼吸困难，肝脏肿大、肺部无细湿啰音。X线示心脏左心房室增大明显，左心缘搏动减弱。诊断为心内膜弹力纤维增生症。

20. 考虑该患儿合并：

    A. 心源性休克   B. 充血性心力衰竭   C. 严重的心律失常

    D. 脑血栓   E. 支气管肺炎

21. 该患儿最突出的症状是

    A. 咳嗽   B. 咯血   C. 乏力   D. 烦躁不安   E. 呼吸困难

实 训 指 导

实训一　小儿体格指标的测量方法

【实训目的】

1. 掌握小儿体重、身高、坐高、头围、胸围的测量方法。
2. 学会通过测量来评估小儿的营养和发育状况。

【实训准备】

1. 物品：皮尺，儿童磅秤，身高测量仪，婴儿模型等。测量不同年龄、不同性别小朋友的体重、身高、坐高、头围、胸围。
2. 学生：按见习医生的要求做好准备；课前复习，服装、鞋帽整洁，态度和蔼温和；操作时动作轻柔、准确，富有爱心。

【学时】2学时。

【实训方法与结果】

（一）方法

1. 选择当地中等以上规模幼儿园。按测量内容抽取不同年龄小朋友，男女各10名。
2. 由带教老师集中讲解和演示体重、身高、坐高、头围、胸围的测量方法和注意事项。
3. 以6~10人为一组，每组对5~10名儿童进行测量并记录。组长负责协调本组成员所用物品，协调分工。

（二）结果

1. 统计每组所测量的小朋友体重、身高、坐高、头围、胸围，计算出平均值。
2. 对不同年龄段小儿的营养和发育状况进行评价。

实训二　儿科病史采集及体格检查

【实训目的】

1. 运用问诊的方法和技巧采集病史，内容系统、完整。
2. 学会并能正确运用视、触、叩、听、嗅诊等方法对患儿进行体格检查。
3. 能对所收集的资料加以分析，并按正确病历记录格式记录下来。
4. 通过问诊、体格检查和患者建立良好的医患关系。

5. 在见习过程中着装规范、态度严肃认真、爱护患儿。

【实训准备】

各级医院儿科病房或门诊见习。

（1）患儿:联系好当地医院患儿,向患儿及家长说明进行见习的目的,取得配合。

（2）学生:按见习医生的要求做好准备;课前复习,服装、鞋帽整洁,态度和蔼温和;操作时动作轻柔、准确,富有爱心。

【学时】2 学时。

【实训方法与结果】

（一）方法

1. 实习医院儿科病房或门诊。

2. 带教老师介绍本次见习的具体安排,进入病房见习要求和注意事项。

3. 分组由带教老师带进病房,在教师指导下进行病史询问及体格检查。

4. 写出一份病历,交带教老师批阅。

5. 注意事项

1）询问病史注意事项

（1）病儿大多需由家长或抚育人代述病史。所述资料的可靠性与他们观察了解病情的能力,与病儿接触的密切程度有关。

（2）一般可让家长自己叙述,医生以耐心、同情的态度听取,不宜轻易打断,必要时,加以追问及引导,但切忌带有成见的暗示引诱,避免主观地下结论造成错误。

（3）年长儿自诉病史,但为了逃避打针吃药或住院而不准确或因表达能力而误说病情,要注意分析。

（4）病情危急时可先重点简单的询问病史,边检查,边询问,以便及时抢救,待病情稳定后再详细询问。

2）体格检查注意事项

（1）态度和蔼,动作轻柔,尽量取得小儿合作,用鼓励表扬语句获得其信任与合作,并观察小儿一般反应,精神状态,智力情况。

（2）检查室要光线充足,室温适宜,婴幼儿可由父母抱着检查。

（3）检查前要清洗双手,检查用具要清洁,注意安全。

（4）检查顺序不一定从头顶到足底,趁小儿安静时先进行心肺听诊,口腔、咽部等对小儿刺激大,应留在最后检查。

3）病历记录格式

入 院 病 历

姓名		性别	年龄	职业		婚姻	民族
籍贯				现住址			
入院日期				记录日期			
病史叙述者				可靠程度			

病　史

主诉　主要症状或体征及经过时间（几小时或几天）。

现病史　按先后顺序记录症状发生的时间、经过、部位及性质，以及发病的特征，时间须写年月日或入院前几日。凡有关的其他病史及意义的阴性病史均应写入。如曾接受治疗，须询问所有药物、方法、剂量、效果、除主要症状外，一般情况均应询问。

个人史　询问时根据不同年龄及不同疾病各有侧重，主要包括以下几点：

（1）出生史：问清第几胎、第几产、是否足月顺产、母孕期情况、分娩时情况、出生体重、有无窒息产伤等，对新生儿和小婴儿尤应详细了解（两周以内的新生儿这些资料可作为现病史）。

（2）喂养史：婴幼儿以及营养性疾病和消化系统疾病者要详细询问喂养史，问清是母乳喂养还是人工喂养，添加辅食及奶情况，年长儿了解有无挑食等习惯。

（3）生长发育史：具体记录体格、动作及智力发育情况。

既往史

（1）既往患病史：需详细询问既往患过的疾病、患病时间和治疗结果。了解有无传染病史、药物或食物过敏史，并详细记录，便于治疗时参考。

（2）预防接种史：常规接种的疫苗要逐一询问，接种时间、次数、有无反应。接种非常规的疫苗也应记录。

家族史　家族中有无遗传性、过敏性或急、慢性传染病患者。父母是否近亲结婚、同胞的健康状况（死亡者应了解原因和死亡年龄）。必要时要询问家庭经济情况、居住环境等。

传染病接触史　疑为传染性疾病者，应详细了解可疑的接触史，包括患儿与疑诊或确诊传染病者的关系、该患者的治疗经过和转归、患儿与该患者的接触方式和时间等。

体　格　检　查

体温、P、R、血压、身长、体重、头围、胸围。

一般状况　发育、营养、体位、神态、哭声、语言应答、面色。

皮肤和皮下组织　最好在明亮的自然光线下观察皮肤有无颜色苍白、黄疸、发绀、皮疹、淤点、脱屑、毛发异常等变化。触摸皮肤弹性，皮下脂肪厚度。

淋巴结　部位、大小、活动度、有无红肿、压痛。

头部及器官

头颅：形态、大小、有无乒乓感，枕秃，囟门大小，紧张度，头发分布，颜色，光泽，新生儿注意有无产瘤，血肿。注意有无特殊面容。

眼：注意分泌物、眼球（凹陷、运动、斜视），瞳孔（大小、对称、光反射），巩膜有无黄疸、结合膜（充血、出血、干燥）。角膜（混浊、溃疡）。

耳：外耳道有无溢液，乳突有无压痛。

鼻：鼻黏膜情况，鼻窦有无压痛、有无鼻翼扇动。

口腔：气味、口唇颜色、口腔黏膜、牙齿、舌；扁桃体是否肿大，有无疱疹、溃疡，咽后壁有无脓肿。

颈部　运动，甲状腺有无肿大，气管位置，颈静脉充盈及搏动。

胸部　形状对称度、呼吸动度、胸廓畸形。

肺脏

视诊:呼吸频率、节律、呼吸类型,有无三凹征。

触诊:语颤、胸膜摩擦感。

叩诊:呼吸音(清音,过清音,浊音,鼓音,实音)。

听诊:呼吸音性质、强弱,干、湿性啰音,胸膜摩擦音,语音传导。

心脏

视诊:心前区隆起,心尖搏动(位置、范围、强度)。

触诊:心尖搏动、震颤、摩擦感。

叩诊:心界(大小、部位)。

听诊:心率、心律、心音(强度、分裂、额外心音、奔马律)、杂音(性质、部位、强度、传导、时期)、心包摩擦音。

腹部

视诊:大小、形状、胃肠蠕动、脐部(出血、分泌物、脐疝)。

触诊:紧张、压痛、包块、肝、脾(大小、硬度、压痛、表面光滑度)。

叩诊:移动性浊音,肝浊音界,肝区、肾区有无叩击痛。

听诊:肠鸣音(正常、活跃、亢进、减弱、消失)。

脊柱和四肢　畸形、运动、压痛、肌张力、关节情况。

会阴肛门及外生殖器　肛门有无畸形、肛裂、女孩阴道有无分泌物、畸形,男孩有无包皮过长、隐睾及畸形。

神经系统　一般检查(神志、精神状态、反应、动作、肢体动作能力等)、脑膜刺激征及锥体束征、神经反射。

(上述体检结果不论检查实施早晚,均按上述顺序系统书写,不仅阳性结果不可遗漏,重要阴性结果也要记录)

(二) 结果

根据问诊和体格检查的内容,完成一份病历。

实训三　营养不良、维生素 D 缺乏性 佝偻病的诊治

【实训目的和要求】

1. 掌握营养不良、维生素 D 缺乏性佝偻病的临床表现及诊治要点。

2. 能对上述疾病患儿进行健康教育。

3. 培养学生的逻辑思维能力,提高学生分析问题、解决问题的能力。

4. 培养学生认真负责、严谨求实、团结协作的态度和意识。

【实训准备】

1. 各级医院儿科病房或门诊见习

(1)患儿:联系好当地医院患儿,向患儿及家长说明进行见习的目的,取得配合。

(2)学生:按见习医生的要求做好准备;课前复习,服装、鞋帽整洁,态度和蔼温和;操作

时动作轻柔、准确,富有爱心。

2. 儿科实训室见习

(1)多媒体:准备营养不良、佝偻病的光盘或录像带,调试好播放设备

(2)病例:选择 1~2 份病例进行讨论

【学时】 2 学时。

【实训方法与结果】

(一) 方法

1. 各级医院儿科病房或门诊见习

(1)带教教师集中讲解营养不良、佝偻病的临床表现及诊治要点。

(2)每 6~10 人为一组,每组在带教教师的带领下对一名营养不良、一名佝偻病患儿进行病史采集、体格检查的过程进行演示,组织学生讨论该患儿的诊断、诊断依据及治疗要点。根据见习所见,书写简要病史、体格检查及实验室检查资料,提出诊断、诊断依据、鉴别诊断、进一步检查及治疗要点。

(3)每组派一名学生代表对患儿家长进行健康教育。

2. 实训室见习

(1)若无条件到医院见习,在学校儿科实训室进行营养不良、佝偻病的案例讨论。

(2)用多媒体向学生演示具体案例,分为几个小组,每组 6~10 人,由组长组织讨论并派专人记录,带教教师进行巡视,必要时参与讨论。讨论完毕由组长汇报讨论结果,带教教师最后总结。

病例 1:

患儿,女,9 个月。因厌食、消瘦 2 个多月入院。2 个月前,因母亲到外地打工突然断奶,人工喂养,开始少食、哭闹不安,逐渐消瘦,每日大便 4~6 次,量不多,蛋花汤样,无脓血,添加肉类或蛋类即恶心、呕吐,反复感冒。曾在当地医院治疗未见好转。

体格检查:T37.5℃,P110 次 / 分,R32 次 / 分,体重 5kg,身长 60cm。精神萎靡,皮肤苍白,皮下脂肪减少,心率 110 次 / 分,心音稍低钝,腹部皮褶厚度 0.3cm,四肢及臀部皮下脂肪减少,余正常。

要求写出:诊断、诊断依据、进一步检查及治疗要点。

病例 2:

患儿,男,11 个月。因烦躁、夜惊、多汗 3 个多月入院。患儿系人工喂养,3 个多月前开始出现烦躁,夜间惊醒,汗多,常摇头擦枕,至今不能站立,尚未出牙。

体格检查:T37℃,P110 次 / 分,R34 次 / 分,体重 8.5kg,身长 68cm。神清,枕秃,轻度方颅,明显鸡胸,心肺正常,腹软,肝脏右肋缘下 1cm,质软,肌张力低,余正常。

实验室检查:血生化:血钙 2.0mmol/L,血磷 0.9mmol/L,碱性磷酸酶增高。骨 X 线:干骺端增宽,临时钙化带消失,骨质疏松。

要求写出:诊断、诊断依据、鉴别诊断、进一步检查及治疗要点。

(二) 结果

完成实训报告。

实训四　常见新生儿疾病的诊治

【实训目的】

1. 掌握常见新生儿疾病的临床表现及诊治要点。
2. 培养学生对上述疾病初步诊断和防治的能力。

【实训准备】

1. 各级医院儿科病房或门诊见习
(1)患儿:联系好当地医院患儿,向患儿及家长说明进行见习的目的,取得配合。
(2)学生:按见习医生的要求做好准备;课前复习,服装、鞋帽整洁,态度和蔼温和;操作时动作轻柔、准确,富有爱心。
2. 儿科实训室见习
(1)多媒体:准备常见新生儿疾病的光盘或录像带,调试好播放设备。
(2)病例:选择1~2份病例进行讨论。

【学时】2学时。

【实训方法与结果】

(一)方法

1. 各级医院儿科病房或门诊见习
(1)带教教师集中讲解常见新生儿疾病的临床表现及诊治要点。
(2)每6~10人为一组,每组在带教教师的带领下对1名患儿采集病史、演示体格检查,组织学生讨论该患儿的诊断、诊断依据及治疗要点。根据见习情况,简要书写病史、体格检查及实验室检查资料,提出诊断、诊断依据、鉴别诊断、进一步检查及治疗要点。
(3)每组派一名学生代表对患儿家长讲解疾病要点。

2. 实训室见习
在学校儿科实训室进行常见新生儿疾病的病例讨论。
病例1:
患儿,男,20小时,足月顺产,母亲O型血,患儿B型血。体温36.8℃,体重3200g,头颈部皮肤呈黄色,测血清胆红素137μmol/L,间接胆红素为主。呼吸40次/分,心率130次/分,心肺听诊无异常。腹软。抗体释放试验阳性。
病例2:
足月儿,有窒息史,生后第二天嗜睡,面色发绀,呼吸32次/分,心率95次/分,前囟紧张,心音低钝,四肢肌张力低下,拥抱反射消失。
讨论问题:该病案的诊断、诊断依据、鉴别诊断、进一步检查及治疗要点。
(1)用多媒体向学生演示具体案例,每6~10人为1小组,由组长组织讨论并派专人记录,讨论完毕由组长汇报讨论结果。
(2)带教教师进行巡视、指导,必要时参与讨论,并与学生汇报后做最后总结。

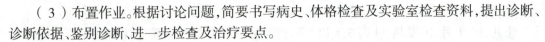

（3）布置作业。根据讨论问题,简要书写病史、体格检查及实验室检查资料,提出诊断、诊断依据、鉴别诊断、进一步检查及治疗要点。

（二）结果

完成实训报告。

实训五　小儿腹泻的诊治

【实训目的和要求】

1. 掌握小儿腹泻的临床表现及诊治要点。
2. 熟悉小儿腹泻的病因及液体疗法的具体方法。
3. 能对腹泻患儿进行健康教育。
4. 培养学生的逻辑思维能力,提高学生分析问题、解决问题的能力。培养学生认真负责、严谨求实、团结协作的态度和意识。

【实训准备】

1. 各级医院儿科病房或门诊见习

（1）患儿:联系好当地医院患儿,向患儿及家长说明进行见习的目的,取得配合。

（2）学生:按见习医生的要求做好准备;课前复习,服装、鞋帽整洁,态度和蔼温和;操作时动作轻柔、准确,富有爱心。

2. 实训室见习

（1）多媒体:准备常见小儿腹泻的光盘或录像带,调试好播放设备。

（2）病例:选择 1~2 份病例进行讨论。

【学时】2 学时。

【实训方法与结果】

（一）方法

1. 各级医院儿科病房或门诊见习

（1）带教教师集中讲解小儿腹泻的临床表现及诊治要点。

（2）每 6~10 人为一组,每组在带教教师的带领下对一腹泻患儿进行病史采集、体格检查的过程进行演示,组织学生讨论该患儿的诊断、诊断依据及治疗要点。根据见习所见,书写简要病史、体格检查及实验室检查资料,提出诊断、诊断依据、鉴别诊断、进一步检查及治疗要点。

（3）每组派一名学生代表对患儿家长进行健康教育。

2. 实训室见习

（1）若无条件到医院见习,在学校儿科实训室进行小儿腹泻的病例讨论。

（2）用多媒体向学生演示具体病例,分为几个小组,每组 6~10 人,由组长组织讨论并派专人记录,带教教师进行巡视,必要时参与讨论。讨论完毕由组长汇报讨论结果,带教教师最后总结。

病例：

患儿，10 个月，因发热、吐泻 3 天以"急性感染性腹泻"收住入院。评估发现患儿每日大便十多次，黄色稀水样，量较多，进食水即吐，近一日加重，已 8 小时无尿。查体：T38.8℃，P120次 / 分，R40 次 / 分，体重 10kg，精神萎靡，皮肤弹性极差，口唇樱红色、干燥，前囟、眼窝明显凹陷。双肺呼吸音清，心音有力，律齐。肝右肋下 2cm，无压痛，脾未触及，肠鸣音活跃。手足冷凉，肌张力正常。化验：血钠 128mmol/L，二氧化碳结合力 11mmol/L，大便镜检可见少量白细胞。

要求写出：

（1）诊断、诊断依据、进一步检查及治疗要点。

（2）请对患儿家长进行健康教育。

（二）结果

完成实训报告。

实训六 呼吸系统疾病的诊治

【实训目的和要求】

1. 掌握急性上呼吸道感染、急性支气管炎、支气管哮喘与肺炎的临床表现及诊治要点。

2. 培养学生对上述疾病初步诊断和防治的能力。

3. 能对上述疾病患儿进行健康教育。

4. 培养学生认真、严谨的工作态度及同情和关爱患儿的基本素质，建立与他人配合协作的团队意识。

【实训准备】

1. 各级医院儿科病房或门诊见习

（1）患儿：联系好当地医院患儿，向患儿及家长说明进行见习的目的，取得配合。

（2）学生：按见习医生的要求做好准备；课前复习，服装、鞋帽整洁，态度和蔼温和；操作时动作轻柔、准确，富有爱心。

2. 实训室见习

（1）多媒体：准备急性上呼吸道感染、急性支气管炎、支气管哮喘与肺炎的光盘或录像带，调试好播放设备。

（2）病例：选择 1~2 份病例进行讨论。

【学时】2 学时。

【实训方法与结果】

（一）方法

1. 各级医院儿科病房或门诊见习

（1）带教教师集中讲解急性上呼吸道感染、急性支气管炎、支气管哮喘与肺炎的临床表现及诊治要点。

（2）每 6~10 人为一组，每组在带教教师的带领下对急性上呼吸道感染、急性支气管炎、支气管哮喘与肺炎各 1 名患儿采集病史、演示体格检查,组织学生讨论该患儿的诊断、诊断依据及治疗要点。根据见习情况,简要书写病史、体格检查及实验室检查资料,提出诊断、诊断依据、鉴别诊断、进一步检查及治疗要点。

（3）每组派一名学生代表对患儿家长进行健康教育。

2. 实训室见习:在学校儿科实训室进行急性上呼吸道感染、急性支气管炎、支气管哮喘与肺炎的病例讨论。

（1）用多媒体向学生演示具体病例,每 6~10 人为一小组,由组长组织讨论并派专人记录,讨论完毕由组长汇报讨论结果。

（2）带教教师进行巡视、指导,必要时参与讨论,并与学生汇报后做最后总结。

病例 1:

患儿,女,1.5 岁,因发热,流涕 3 天来就诊。3 天前因"受凉",出现发热,自测体温 38~39℃,鼻塞、流涕,服用"小儿感冒冲剂"治疗,效果尚不明显。

体格检查:体温 38.7℃,咽部充血,扁桃体Ⅱ°肿大,颌下淋巴结肿大,心肺（—）。

要求写出:诊断、诊断依据、鉴别诊断、进一步检查及治疗要点。

病例 2:

患儿,女,2 岁,因咳嗽 5 天来就诊。2 天前因"受凉",出现发热,体温 38℃左右,流涕、咳嗽,服用"小儿感冒冲剂"治疗后,体温正常,流涕减轻,但咳嗽仍然明显,初为干咳,现有痰。

体格检查:双肺呼吸音粗,有不固定的干啰音,余正常。

要求写出:诊断、诊断依据、进一步检查及治疗要点。

病例 3:

患儿,女,12 岁,因反复发作喘憋 10 年,加重 2 小时入院。患者 10 年前因受凉出现咳嗽、喘憋,呼吸急促,于当地医院就诊,诊断为"哮喘性支气管炎",经治疗好转,具体治疗不详。之后每年间断发作 5~6 次。此次发作表现为感冒后出现喘憋、口唇发绀、伴大汗入院。既往患过湿疹,对花粉、尘螨等过敏。其母亲为支气管哮喘患者。

体格检查:T37.3℃,P140 次／分,R26 次／分,BP110/70mmHg。神志清楚,言语不能连贯,焦虑、大汗、端坐呼吸。口唇发绀,三凹征明显,双肺满布哮鸣音。心（—）,腹平软,肝脾未触及。

要求写出:诊断、诊断依据、进一步检查及治疗要点。

病例 4:

患儿,女,5 个月。患儿 3 天前无明显诱因发热,体温 38~39℃,无寒战,伴咳嗽,喉中有痰不易咳出。1 天前咳嗽加重,气喘、呼吸困难,精神欠佳,自服"急支糖浆"、"再林"后,体温下降,气喘,咳嗽无明显缓解,自发病以来精神、食纳欠佳,大小便正常。

体格检查:T38℃,P150 次／分,R60 次／分,体重 6kg。发育正常,营养中等,神志清,精神欠佳,全身黏膜无黄染及出血点,浅表淋巴结未能触及肿大,头颅无畸形,前囟 1.0cm×1.0cm,饱满,鼻翼扇动,咽稍发红,唇红,扁桃体不大,胸廓对称无畸形,三凹征（+）,双肺呼吸音粗,可闻及广泛喘鸣音,痰鸣音及双肺底部细湿啰音。心界不大,心音有力,律齐,未闻及病理性杂音。腹软,肝肋下 3cm,质软。神经系统检查未见异常。

实验室检查:血常规 WBC5.58×10^9/L,N38%、L49.1%,RBC3.69×10^{12}/L,Hb103g/L,PLT329×10^9/L;呼吸道合胞病毒 IgM（+）。

要求写出:诊断、诊断依据、进一步检查及治疗要点。

（二）结果

完成实训报告

实训七　循环系统疾病的诊治

【实习目的和要求】

1. 掌握先天性心脏病、病毒性心肌炎的临床表现及诊治要点。
2. 培养学生对上述疾病初步诊断和防治的能力。
3. 能对上述疾病患儿进行健康教育。
4. 培养学生认真、严禁的工作态度及同情和关爱患儿的基本素质,建立与他人配合协作的团队意识。

【实训准备】

1. 各级医院儿科病房或门诊见习

（1）患儿:联系好当地医院患儿,向患儿及家长说明进行见习的目的,取得配合。

（2）学生:按见习医生的要求做好准备;课前复习,服装、鞋帽整洁,态度和蔼温和;操作时动作轻柔、准确富有爱心。

2. 儿科实训室见习

（1）多媒体:准备先天性心脏病、病毒性心肌炎的光盘或录像带,调试好播放设备。

（2）病例:选择 1~2 份病例进行讨论。

【学时】2 学时。

【实训方法与结果】

（一）方法

1. 各级医院儿科病房或门诊见习

（1）带教教师集中讲解先天性心脏病、病毒性心肌炎临床表现及诊治要点。

（2）每 6~10 人为一组,每组在带教教师的带领下对先天性心脏病、病毒性心肌炎各 1 名患儿采集病史、演示体格检查,组织学生讨论该患儿的诊断、诊断依据及治疗要点。根据见习情况,简要书写病史、体格检查及实验室检查资料,提出诊断、诊断依据、鉴别诊断、进一步检查及治疗要点。

（3）每组派一名学生代表对患儿家长进行健康教育。

2. 实训室见习:在学校儿科实训室进行先天性心脏病、病毒性心肌炎的病例讨论。

（1）用多媒体向学生演示具体病例,每 6~10 人为一小组,由组长组织讨论并派专人记录,讨论完毕由组长汇报讨论结果。

（2）带教教师进行巡视、指导,必要时参与讨论,并在学生汇报后做最后总结。

病例 1:

患者,男,4 岁。生后反复呼吸道感染,2 岁以内患肺炎 5 次。平日易感乏力,活动后有气促,但无发绀,体重增长缓慢。体格检查:发育较差,体格瘦小。双肺呼吸音粗糙,未闻及干、湿啰音。胸骨左缘第3、4肋间闻及Ⅳ级响亮粗糙的收缩期杂音,肺动脉第二心音较亢进,心尖区闻及隆隆样舒张期杂音。实验室检查:心电图显示左右心室肥大。胸部 X 线片:示左右心室均有增大,以左心室显著,肺动脉段突出,肺血管影增粗,搏动增强,可见肺门舞蹈征,主动脉弓影缩小。

要求写出:诊断、诊断依据、鉴别诊断、进一步检查及治疗要点。

病例 2:

患儿,男,7 岁,因发热、水样腹泻 1 周,感胸闷不适 2 天就诊。

体格检查:面色苍白,气促,心律 140 次 / 分,心律不齐。

实验室检查:ECG 示频发室性期前收缩伴二联律,胸部 X 线显示心脏扩大。

要求写出:诊断、诊断依据、进一步检查及治疗要点。

(二)结果

完成实训报告。

实训八　血液系统疾病的诊治

【实训目的和要求】

1. 掌握营养性缺铁性贫血、营养性巨幼细胞性贫血的临床表现及诊治要点。
2. 培养学生对上述疾病初步诊断和防治的能力。
3. 能对上述疾病患儿进行健康教育。
4. 培养学生认真、严禁的工作态度及同情和关爱患儿的基本素质,建立与他人配合协作的团队意识。

【实训准备】

1. 各级医院儿科病房或门诊见习

(1)患儿:联系好当地医院患儿,向患儿及家长说明进行见习的目的,取得配合。

(2)学生:按见习医生的要求做好准备;课前复习,服装、鞋帽整洁,态度和蔼温和;操作时动作轻柔、准确,富有爱心。

2. 儿科实训室见习

(1)多媒体:准备营养性缺铁性贫血、营养性巨幼细胞性贫血的光盘或录像带,调试好播放设备。

(2)病例:选择 1~2 份病例进行讨论。

【学时】2 学时。

【实训方法与结果】

(一)方法

1. 各级医院儿科病房或门诊见习

(1)带教教师集中讲解营养性缺铁性贫血、营养性巨幼细胞性贫血的临床表现及诊治要点。

（2）每 6~10 人为一组,每组在带教教师的带领下对 1 名营养性缺铁性贫血、1 名营养性巨幼细胞性贫血患儿采集病史、演示体格检查,组织学生讨论该患儿的诊断、诊断依据及治疗要点。

（3）每组派一名学生代表对患儿家长进行健康教育。

2. 实训室见习:在学校儿科实训室进行营养性缺铁性贫血、营养性巨幼细胞性贫血的病例讨论。

（1）用多媒体向学生演示具体病例,每 6~10 人为 1 小组,由组长组织讨论并派专人记录,讨论完毕由组长汇报讨论结果。

（2）带教教师进行巡视、指导,必要时参与讨论,并在学生汇报后做最后总结。

病例 1:

患儿,男,2 岁。家属主诉患儿平素食欲不振,反复口腔溃疡,活动无力。

体格检查:体温 37.1℃,P140 次 / 分。面色苍白,消瘦,精神萎靡。心前区可闻及Ⅱ级收缩期杂音,肝肋下 3cm,脾左肋下刚及。

血常规:血红蛋白 40g/L,红细胞 2×10^{12}/ L,红细胞大小不均,以小细胞为主,中央淡染区扩大。骨髓象以红系增生活跃,各期红细胞均较小,粒系、巨核系无明显异常。

讨论问题:该病案的诊断、诊断依据、鉴别诊断、进一步检查及治疗要点。

病例 2:

患儿,女,1 岁 2 个月。长期人工喂养,10 个月添加辅食。其母发现患儿近期表情淡漠、站立不稳,随到医院就诊。

体格检查:T36.2℃。皮肤黄,口唇、甲床苍白,舌及唇时有震颤。

实验室检查:红细胞 3.0×10^{12}/ L,血红蛋白 102g/L,外周血涂片示红细胞大小不等,以大细胞为主,中央淡染区不明显;白细胞计数减少、细胞体积增大;血小板减少、体积增大。

要求写出:诊断、诊断依据、进一步检查及治疗要点。

（二）结果

完成实训报告。

实训九　泌尿系统疾病的诊治

【实习目的和要求】

1. 掌握急性肾小球肾炎、肾病综合征的临床表现及诊治要点。

2. 能对上述疾病患儿进行健康教育。

3. 培养学生的逻辑思维能力,提高学生分析问题、解决问题的能力。

4. 培养学生认真负责、严谨求实、团结协作的态度和意识。

【实训准备】

1. 各级医院儿科病房或门诊见习

（1）患儿:联系好当地医院患儿,向患儿及家长说明进行见习的目的,取得配合。

（2）学生:按见习医生的要求做好准备;课前复习,服装、鞋帽整洁,态度和蔼温和;操作时动作轻柔、准确,富有爱心。

2. 儿科实训室见习

（1）多媒体：准备急性肾小球肾炎、肾病综合征的光盘或录像带，调试好播放设备。

（2）病例：选择 1~2 份病例进行讨论。

【学时】2 学时。

【实训方法与结果】

（一）方法

1. 各级医院儿科病房或门诊见习

（1）带教教师集中讲解急性肾小球肾炎、肾病综合征的临床表现及诊治要点。

（2）每 6~10 人为一组，每组在带教教师的带领下对一名急性肾小球肾炎、一名肾病综合征患儿进行病史采集、体格检查的过程进行演示，组织学生讨论该患儿的诊断、诊断依据及治疗要点。根据见习所见，书写简要病史、体格检查及实验室检查资料，提出诊断、诊断依据、鉴别诊断、进一步检查及治疗要点。

（3）每组派一名学生代表对患儿家长进行健康教育。

2. 实训室见习

（1）若无条件到医院见习，在学校儿科实训室进行急性肾小球肾炎、肾病综合征的病例讨论。

（2）用多媒体向学生演示具体病例，分为几个小组，每组 6~10 人，由组长组织讨论并派专人记录，带教教师进行巡视，必要时参与讨论。讨论完毕由组长汇报讨论结果，带教教师最后总结。

病例 1：

患儿，男，9 岁，因尿少眼睑水肿 4 天，病情加重，伴咳嗽，气急 1 天入院。4 天前患儿家长发现患儿出现眼睑水肿且尿量减少，此后少尿持续，水肿渐及全身，伴疲乏、头晕、头痛、恶心、尿少、尿色呈洗肉水样，曾在当地诊所就诊服用中药未见好转，今晨患儿诉上腹部不适，频繁咳嗽，传有气急。

体格检查：T37.5℃，P116 次 / 分，R34 次 / 分，BP150/100mmHg，眼睑及下肢明显水肿，压陷性不明显，心率 116 次 / 分，心音低钝。心律整齐，两肺可闻及水泡音，肝肋下 2cm。

实验室检查：尿常规，尿蛋白（++），红细胞 20~30 个 /HP。血尿素氮 6mmol/L。

要求写出：诊断、诊断依据，进一步检查及治疗要点。

病例 2：

患儿，男，3 岁，眼睑及双下肢水肿、少尿一周。

体格检查：T36.5℃，P110 次 / 分，R30 次 / 分，P12/8kPa（90/60mmHg）精神状态尚好，眼睑水肿，下肢呈凹陷性水肿，心肺正常。余（—）。

实验室检查：尿常规，尿蛋白（+++），红细胞 0~3 个 /HP。血生化，血浆总蛋白 45g/L，清蛋白 22g/L，抗 "O" 正常，血补体 C_3 正常，胆固醇 11.2mmol/L。

要求写出：诊断、诊断依据，进一步检查及治疗要点。

（二）结果

完成实训报告。

实训十　神经系统疾病的诊治

【实习目的和要求】

1. 掌握化脓性脑膜炎、病毒性脑膜脑炎的临床表现及诊治要点。
2. 能对上述疾病患儿进行健康教育。
3. 培养学生的逻辑思维能力，提高学生分析问题、解决问题的能力。
4. 培养学生认真负责、严谨求实、团结协作的态度和意识。

【实训准备】

1. 各级医院儿科病房或门诊见习
（1）患儿：联系好当地医院患儿，向患儿及家长说明进行见习的目的，取得配合。
（2）学生：按见习医生的要求做好准备；课前复习，服装、鞋帽整洁，态度和蔼温和；操作时动作轻柔、准确，富有爱心。

2. 儿科实训室见习
（1）多媒体：准备化脓性脑膜炎、病毒性脑膜脑炎的光盘或录像带，调试好播放设备。
（2）病例：选择 1~2 份病例进行讨论。

【学时】2 学时。

【实训方法与结果】

（一）方法

1. 各级医院儿科病房或门诊见习
（1）带教教师集中讲解化脓性脑膜炎、病毒性脑膜脑炎的临床表现及诊治要点。
（2）每 6~10 人为一组，每组在带教教师的带领下对一名化脓性脑膜炎、一名病毒性脑膜脑炎患儿进行病史采集、体格检查的过程进行演示，组织学生讨论该患儿的诊断、诊断依据及治疗要点。根据见习所见，书写简要病史、体格检查及实验室检查资料，提出诊断、诊断依据、鉴别诊断、进一步检查及治疗要点。
（3）每组派一名学生代表对患儿家长进行健康教育。

2. 实训室见习
（1）若无条件到医院见习，在学校儿科实训室进行化脓性脑膜炎、病毒性脑膜脑炎的病例讨论。
（2）用多媒体向学生演示具体病例，分为几个小组，每组 6~10 人，由组长组织讨论并派专人记录，带教教师进行巡视，必要时参与讨论。讨论完毕由组长汇报讨论结果，带教教师最后总结。

病例 1：
患儿，男，9 岁，因发热、头痛 2 天，病情加重，伴鼻塞、流涕 4 天入院。4 天前患儿家长发现患儿出现鼻塞、流涕，此后出现发热头痛，伴疲乏、头晕、恶心，曾在当地诊所就诊服药未见好转，今晨患儿发热头痛加重，伴精神委靡、呕吐。

体格检查：T39.5℃，P116次/分，R34次/分，BP120/80mmHg，面色苍白，心率116次/分，心律整齐，两肺无异常。

实验室检查：尿常规(-)，血常规：白细胞 15×10^9/L，中性 0.56，淋巴 0.37；脑脊液：外观呈微混浊，白细胞 1700×10^6/L，中性 0.7，淋巴 0.3，蛋白质 1000mg/L，糖 2.3mmol/L，氯化物105mmol/L。

要求写出：诊断、诊断依据，进一步检查及治疗要点。

（二）结果

完成实训报告。

实训十一　感染性疾病的诊治

【实训目的和要求】

1. 掌握麻疹、原发型肺结核的临床表现及诊断。
2. 掌握麻疹、原发型肺结核的预防措施。
3. 培养学生的逻辑思维能力，提高学生分析问题、解决问题的能力。
4. 培养学生认真负责、严谨求实、团结协作的态度和意识。

【实训准备】

1. 各级医院儿科病房或门诊见习

（1）患儿：联系好当地医院患儿，向患儿及家长说明进行见习的目的，取得配合。

（2）学生：按见习医生的要求做好准备；课前复习，服装、鞋帽整洁，态度和蔼温和；操作时动作轻柔、准确，富有爱心。

2. 儿科实训室见习

（1）多媒体：准备麻疹、原发型肺结核的光盘或录像带，调试好播放设备。

（2）病例：选择 1~2 份病例进行讨论。

【学时】2 学时。

【实训方法与结果】

（一）方法

1. 各级医院感染科病房见习

（1）带教教师集中讲解麻疹、原发型肺结核的临床表现及诊治要点。

（2）每 6~10 人为一组，每组在带教教师的带领下对一名麻疹、原发型肺结核患儿进行病史采集、体格检查的过程进行演示，组织学生讨论该患儿的诊断、诊断依据及治疗护理要点。根据见习所见，书写简要病史、体格检查及实验室检查资料，提出诊断、诊断依据、鉴别诊断、进一步检查及治疗要点。

（3）每组派一名学生代表对患儿家长进行健康教育。

2. 实训室见习

（1）若无条件到医院见习，在学校儿科实训室进行麻疹、原发型肺结核的病例讨论。

（2）用多媒体向学生演示具体病例，分为几个小组，每组 6~10 人，由组长组织讨论并派专人记录，带教教师进行巡视，必要时参与讨论。讨论完毕由组长汇报讨论结果，带教教师最后总结。

病例 1：

瑶瑶，女，9 个月。因发热 3 天、皮疹 1 天入院。入院 4 天前因受凉出现发热，为低热，当时测体温 38.2℃，伴流涕、流泪、轻咳、乏力、食欲不振等，无呕吐、腹泻、抽搐。在当地医院治疗未见好转，上述症状加重，体温逐渐增高，精神较差。入院前 1 天家人发现患儿颜面部散在红色斑丘疹，为进一步诊治而入院。

体格检查：T39.6℃，P135 次 / 分，R38 次 / 分，体重 9kg。精神萎靡，耳后、颜面部、颈部较多红色斑丘疹，胸腹部散在斑丘疹，疹间皮肤正常，双眼睑结膜明显充血，右侧下磨牙旁颊黏膜上可见数个针尖大小成团状分布的黄白色小点，双肺呼吸音粗糙，可闻及少量干、湿啰音，心率 135 次 / 分，心音有力，腹平软，肝脾不肿大，余正常。

要求写出：诊断、诊断依据、进一步检查及治疗与预防要点。

病例 2：

蹦蹦，男，3 岁。因反复低热、咳嗽 1 个月余入院。近 1 个月患儿出现低热、咳嗽，烦躁易哭，食欲下降，乏力，盗汗。病后精神不振，食欲差，二便正常。

体格检查：T38.5℃，R24 次 / 分，P122 次 / 分。精神差，消瘦，双侧颈部淋巴结成串肿大，黄豆、蚕豆大小，质软，无压痛，活动度好。心率 120 次 / 分，未闻及杂音，两肺呼吸音增粗，腹软，无压痛及反跳痛，生理反射存在，病理反射未引出。

实验室检查：PPD 试验 +++，胸片提示右侧肺门淋巴结肿大。

要求写出：诊断、诊断依据、进一步检查及治疗与预防要点。

（二）结果

完成实训报告。

参 考 文 献

1. 王卫平.儿科学.第 8 版.北京:人民卫生出版社,2014.
2. 郑惠,黄华.儿科学.第 7 版.北京.人民卫生出版社,2014.
3. 陈忠英.儿科学.西安:第四军医大学出版社,2014.
4. 胡亚美,江载芳.实用儿科学.第 7 版.北京:人民卫生出版社,2002.
5. 医师资格考试指导用书专家编写组.国家医师资格考试模拟试题解析.2012 修订版.北京:人民卫生出版社,2012.

目标测试参考答案

第九章

1. E	2. C	3. A	4. C	5. E	6. E	7. D	8. C	9. E	10. D
11. C	12. C	13. D	14. B	15. D	16. C	17. C	18. B		

第十章

1. C	2. E	3. D	4. E	5. D	6. A	7. A	8. C	9. C	10. C
11. E	12. B	13. D	14. C	15. B	16. B	17. C	18. C	19. B	20. D
21. C	22. B	23. C	24. A	25. B	26. D				

第十一章

1. C	2. E	3. B	4. E	5. E	6. D	7. A	8. E	9. C	10. E
11. D	12. B	13. E							

第十二章

1. A	2. C	3. A	4. E	5. C	6. D	7. B	8. D	9. E	10. B
11. B	12. A	13. C	14. A	15. B	16. C				

第十三章

1. E	2. C	3. C	4. B	5. C	6. C	7. A	8. C	9. C	10. D
11. C	12. C	13. B	14. C	15. D	16. B	17. A	18. B		

第十四章

1. E	2. B	3. B	4. C	5. E	6. B	7. E	8. D	9. E	10. E
11. D	12. B	13. C	14. A	15. A	16. C	17. C	18. D	19. C	20. D
21. B	22. C	23. A	24. C	25. D	26. D	27. C	28. B	29. E	30. C
31. B	32. E	33. C	34. C	35. C	36. E	37. B	38. E	39. B	40. A

第十五章

1. C	2. E	3. E	4. B	5. C	6. A	7. B	8. C	9. C	10. D
11. D	12. B	13. C	14. E	15. D	16. E	17. E	18. C	19. E	20. B
21. E									

教 学 大 纲

一、课程性质

《儿科疾病防治》是中等卫生职业教育农村医学专业一门重要的专业核心课程。本课程主要内容包括小儿生长发育的规律、小儿营养与喂养、儿童保健和疾病预防、儿科常见疾病的诊治等基本理论、基本知识和基本技能。

本课程的主要任务是使学生获得较为系统的儿科学理论知识及防治儿科常见病的能力，能在农村乡、镇、村各级医疗卫生和社区服务机构从事医疗、预防及保健等工作。

二、课程目标

（一）职业素养目标

1. 具有为人民服务及为发展农村医药卫生事业的责任感和献身精神。

2. 具有良好的思想修养、职业道德和严谨求实的科学态度。

3. 具有良好的学习态度，学习认真、刻苦和勤奋。

4. 通过实习，培养认真负责、任劳任怨的工作作风，建立与他人配合与协作的精神和团队意识。

（二）专业知识和技能目标

1. 具备运用所学知识进行生长发育评估、营养与喂养指导及健康教育的能力。

2. 具备对儿科常见病、多发病进行初步诊断及防治的能力。

3. 具有初步处理儿科常见急症的能力。

4. 具有一定的在农村、基层开展儿童保健工作的能力。

三、学时安排

教学内容	学时		
	理论	实习	小计
1. 绪论	2	0	2
2. 生长发育	4	2	6
3. 儿童保健和儿科疾病诊治原则	4	2	6
4. 营养与营养障碍性疾病	4	2	6
5. 新生儿与新生儿疾病	8	2	10
6. 消化系统疾病	6	2	8
7. 呼吸系统疾病	4	2	6

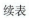

续表

教学内容	学时		
	理论	实习	小计
8. 循环系统疾病	6	2	8
9. 造血系统疾病	4	2	6
10. 泌尿系统疾病	4	2	6
11. 神经系统疾病	2	2	4
12. 免疫性疾病	4	0	4
13. 遗传代谢内分泌疾病	4	0	4
14. 感染性疾病	6	2	8
15. 儿科常见急症	4	2	6
合计	66	24	90

四、课程内容和要求

单元	教学内容	教学目标		教学活动参考	参考学时	
		知识目标	技能目标		理论	实践
一、绪论	（一）儿科学范围 （二）儿科学特点 （三）小儿年龄分期及各期特点 （四）我国儿科学的发展与展望	掌握小儿的年龄分期及各期特点；熟悉儿科学的特点。了解儿科学的研究内容		理论讲授	0.5 0.5 0.5 0.5	
二、生长发育	（一）生长发育规律及影响因素 （二）体格发育及评价 （三）神经心理发育及评价 （四）青春期发育及健康问题	掌握体重、身高、头围、骨骼、牙齿、运动、语言；熟悉生长发育的规律；了解体格发育评价、神经心理发育评价和青春期发育	能熟练应用生长发育的评价方法	理论讲授技能实践	1.0 2.0 0.5 0.5	2
三、儿童保健及儿科疾病诊治原则	（一）各年龄期儿童的保健 （二）儿科病史与体格检查 （三）儿科疾病诊疗原则 （四）计划免疫与预防接种 （五）与小儿沟通的技巧	掌握儿科病史与体格检查、儿科疾病诊疗原则、计划免疫种类；熟悉预防接种实施程序及小儿用药特点；了解儿童保健的基本原则	能熟练掌握儿科病史采集与体格检查方法	理论讲授技能实践教学录像	0.5 1.0 1.0 1.0 0.5	2
四、营养与营养障碍性疾病	（一）能量与营养素的需要 （二）小儿喂养与膳食安排 （三）蛋白质–能量营养不良 （四）单纯性肥胖 （五）维生素 D 缺乏性佝偻病	掌握母乳喂养、蛋白质–能量营养不良、单纯性肥胖、维生素 D 缺乏性佝偻病、维生素 D 缺乏性手足搐搦症的诊断、预防	能应用母乳喂养、人工喂养、辅食添加的方法。能应用所学知识对营养性疾病进行初步诊断和治疗	理论讲授教学见习案例教学技能实践教学录像	0.5 0.5 1.0 0.5 1.0	2

续表

单元	教学内容	教学目标		教学活动参考	参考学时	
		知识目标	技能目标		理论	实践
四、营养与营养障碍性疾病	（六）维生素D缺乏性手足搐搦症	与治疗；熟悉人工喂养、辅食添加原则，佝偻病和低钙惊厥的病因；了解营养不良的病因、佝偻病和低钙惊厥的病因和发病机制			0.5	
五、新生儿与新生儿疾病	（一）新生儿分类 （二）正常足月儿和早产儿的特点 （三）新生儿窒息 （四）新生儿缺氧缺血性脑病 （五）新生儿颅内出血 （六）新生儿肺透明膜病 （七）新生儿寒冷损伤综合征 （八）新生儿败血症 （九）新生儿黄疸	掌握分类、特点，窒息、败血症、黄疸的诊断与治疗；熟悉缺氧缺血性脑病、颅内出血、寒冷损伤综合征的诊断与治疗；了解常见新生儿疾病的致病因素	能应用所学知识对常见的新生儿疾病进行初步诊断和治疗	理论讲授教学见习案例教学教学录像	0.5 1.0 1.0 1.0 0.5 1.0 1.0 1.0 1.0	2
六、消化系统疾病	（一）小儿消化系统解剖生理特点 （二）口炎 （三）腹泻病 （四）小儿体液平衡的特点和液体疗法	掌握口炎、腹泻病的诊断、预防与治疗、补液方法；熟悉腹泻的实验室检查；了解病因与发病机制	能应用所学知识对口炎和腹泻进行初步诊断和治疗	理论讲授教学见习讨论教学案例教学	1.0 1.0 2.0 2.0	2
七、呼吸系统疾病	（一）小儿呼吸系统解剖、生理特点 （二）急性上呼吸道感染 （三）急性支气管炎 （四）支气管哮喘 （五）肺炎	掌握上感、支炎、哮喘、肺炎的诊断和治疗；熟悉临床表现和实验室检查；了解病因和发病机制	能应用所学知识对上感、支炎、哮喘和肺炎进行初步诊断和治疗	理论讲授教学见习讨论教学案例教学	0.5 1.0 0.5 0.5 1.5	2
八、循环系统疾病	（一）小儿循环系统解剖、生理特点 （二）先天性心脏病 （三）病毒性心肌炎	掌握先心的诊断、心肌炎的预防和治疗；熟悉循环系统解剖特点，心肌炎的诊断；了解先心的治疗	能应用所学知识对先心和病毒性心肌炎进行初步诊断	理论讲授教学见习讨论教学案例教学	1.0 4.0 1.0	2
九、造血系统疾病	（一）小儿造血和血液的特点 （二）贫血概述 （三）营养性缺铁性贫血 （四）营养性巨幼红细胞性贫血	掌握缺铁性贫血、巨幼红细胞性贫血的诊断、预防和治疗；熟悉血液特点、实验室检查	能应用所学知识对缺铁性贫血、巨幼红细胞性贫血进行初步诊断和治疗	理论讲授教学见习讨论教学案例教学	1.0 1.0 1.0 1.0	2

续表

单元	教学内容	教学目标		教学活动参考	参考学时	
		知识目标	技能目标		理论	实践
十、泌尿系统疾病	（一）小儿泌尿系统解剖、生理特点 （二）急性肾小球肾炎 （三）肾病综合征 （四）泌尿道感染	掌握肾炎、肾病、的诊断及治疗；熟悉肾炎、肾病的预防，尿路感染的诊断与治疗；了解实验室检查和发病机制	能应用所学知识对肾炎、肾病、尿路感染进行初步诊断和治疗	理论讲授 教学见习 讨论教学 案例教学	1.0 1.0 1.0 1.0	2
十一、神经系统疾病	（一）小儿神经系统解剖生理特点及常用检查方法 （二）化脓性脑膜炎 （三）病毒性脑膜炎、脑炎	掌握神经系统的常用检查、化脑、病脑的诊断和治疗；熟悉化脑、病脑的临床表现、实验室检查；了解二病的发病机制。	能应用所学知识对化脑、病脑进行初步诊断和治疗	理论讲授 教学见习 讨论教学 案例教学	0.5 1.0 0.5	2
十二、免疫性疾病	（一）概述 （二）免疫缺陷病 （三）风湿热 （四）过敏性紫癜 （五）川崎病	掌握风湿热的诊断及治疗；熟悉过敏性紫癜、川崎病的诊断及治疗；了解三病的实验室检查和发病机制		理论讲授 案例教学	0.5 0.5 1.0 1.0 1.0	
十三、遗传代谢内分泌疾病	（一）唐氏综合征 （二）苯丙酮尿症 （三）先天性甲状腺功能减低症 （四）儿童糖尿病	熟悉本系统疾病的临床表现、诊断、预防及治疗；了解本系统疾病的病因及实验室检查		理论讲授 案例教学	1.0 1.0 1.0 1.0	
十四、感染性疾病	（一）概述 （二）麻疹 （三）水痘 （四）猩红热 （五）流行性腮腺炎 （六）脊髓灰质炎 （七）中毒型细菌性痢疾 （八）手足口病 （九）结核病	掌握感染性疾病的诊断、预防及治疗；熟悉感染性疾病的临床表现和流行病学特点；了解感染性疾病的病因及发病机制	能应用所学知识对常见感染性疾病进行初步诊断和治疗	理论讲授 教学见习 讨论教学 案例教学	0.5 1.0 0.5 0.5 0.5 0.5 1.0 0.5 1.0	2
十五、儿科常见急症	（一）惊厥 （二）充血性心力衰竭 （三）感染性休克	掌握三种急症的急救措施；熟悉三种急症的临床表现；了解惊厥的鉴别	能应用所学知识对三种急症进行初步诊断和急救。	理论讲授 教学见习 讨论教学 案例教学	1.0 1.5 1.5	2

五、说明

(一)教学安排

本课程标准主要供中等卫生职业教育农村医学专业教学使用,第六学期开设,总学时为90学时,其中理论教学66学时,实践教学24学时,机动0学时。学分为5学分。

(二)教学要求

1. 本课程对知识部分教学目标分为掌握、熟悉、了解三个层次。掌握:指对基本知识、基本理论有较深刻的认识,并能综合、灵活地运用所学的知识解决实际问题。熟悉:指能够领会概念、原理的基本含义,解释现象。了解:指对基本知识、基本理论能有一定的认识,能够记忆所学的知识要点。

2. 本课程重点突出以岗位胜任力为导向的教学理念,在技能目标分为能和会两个层次。能:指能独立、规范地解决实践技能问题,完成实践技能操作。会:指在教师的指导下能初步实施实践技能操作。

(三)教学建议

1. 本课程依据农村医学岗位的工作任务、职业能力要求,强化理论实践一体化,突出"做中学、学中做"的职业教育特色,根据培养目标、教学内容和学生的学习特点以及执业资格考试要求,提倡项目教学、案例教学、任务教学、角色扮演、情境教学等方法,利用校内外实训基地,将学生的自主学习、合作学习和教师引导教学等教学组织形式有机结合。

2. 教学过程中,可通过测验、观察记录、技能考核和理论考试等多种形式对学生的职业素养、专业知识和技能进行综合考评。应体现评价主体的多元化,评价过程的多元化,评价方式的多元化。评价内容不仅关注学生对知识的理解和技能的掌握,更要关注知识在临床实践中运用与解决实际问题的能力水平,重视职业素质的形成。

40检